Atlas of Ultrasound-Guided Regional Anesthesia

超声引导下区域疼痛阻滞图谱

（第 2 版）

Atlas of Ultrasound-Guided Regional Anesthesia

超声引导下区域疼痛阻滞图谱

（第 2 版）

原　著　Andrew T. Gray
主　译　崔立刚　李志强

北京大学医学出版社

CHAOSHENG YINDAOXIA QUYU TENGTONG ZUZHI TUPU（DI 2 BAN）

图书在版编目（CIP）数据

超声引导下区域疼痛阻滞图谱：第2版/（美）安德鲁·T.格雷（Andrew T. Gray）原著；崔立刚，李志强主译. —北京：北京大学医学出版社，2018.4（2019.7重印）

书名原文：Atlas of Ultrasound-guided Regional Anesthesia，2/e

ISBN 978-7-5659-1770-7

Ⅰ. ①超… Ⅱ. ①安… ②崔… ③李… Ⅲ. ①超声应用—神经阻滞麻醉—图解 Ⅳ. ①R614.4-64

中国版本图书馆CIP数据核字（2018）第048383号

北京市版权局著作权合同登记号：图字：01-2018-1671

ELSEVIER
Elsevier（Singapore）Pte Ltd.
3 Killiney Road，#08-01 Winsland House I，Singapore 239519
Tel：（65）6349-0200；Fax：（65）6733-1817

Atlas of Ultrasound-Guided Regional Anesthesia，2/E
Andrew T. Gray

ISBN：978-1-4557-2818-3

This translation of Atlas of Ultrasound-Guided Regional Anesthesia，2/E by Andrew T. Gray was undertaken by Peking University Medical Press and is published by arrangement with Elsevier（Singapore）Pte Ltd.

Atlas of Ultrasound-Guided Regional Anesthesia，2/E by Andrew T. Gray由北京大学医学出版社进行翻译，并根据北京大学医学出版社与爱思唯尔（新加坡）私人有限公司的协议约定出版。

《超声引导下区域疼痛阻滞图谱》（第2版）（崔立刚　李志强　主译）
ISBN：978-7-5659-1770-7

超声引导下区域疼痛阻滞图谱（第2版）

主　　译： 崔立刚　李志强
出版发行： 北京大学医学出版社
地　　址：（100191）北京市海淀区学院路38号　北京大学医学部院内
电　　话： 发行部 010-82802230；图书邮购 010-82802495
网　　址： http://www.pumpress.com.cn
E - mail： booksale@bjmu.edu.cn
印　　刷： 北京信彩瑞禾印刷厂
经　　销： 新华书店
责任编辑： 张李娜　**责任校对：** 金彤文　**责任印制：** 李　啸
开　　本： 889mm×1194mm　1/16　**印张：** 21.25　**字数：** 500千字
版　　次： 2018年4月第1版　2019年7月第2次印刷
书　　号： ISBN 978-7-5659-1770-7
定　　价： 129.00元

中文版序

随着人们生活质量的不断提高以及医疗技术的不断进步，"疼痛"作为独立的病症越来越受到重视。疼痛医学已经成为一门新兴且迅速发展的临床学科，而神经阻滞技术作为一项可以有效缓解疼痛的方法，已经从过去主要用于区域阻滞麻醉，拓展为当下疼痛医学的主要治疗技术之一。其应用越来越广泛，地位越来越重要，而引爆其近年飞速进展的重要原因就是高分辨率超声引导下穿刺的应用。

早在1992年，我们就预感到超声引导下介入技术具有潜在应用前景。超声的便捷、无创、无辐射、实时断面解剖成像，有可能改进某些诊疗技术，或催生更为有效的诊疗手段，甚至彻底改变某些诊疗方法。因此我们急切地将国外刚开始报道的超声在肌肉骨骼系统和介入方面应用的部分文献率先编译成书，以《肌肉骨骼系统超声诊断》出版，其中就有实时超声监视神经阻滞的内容，遗憾的是，之后的几年并未引起充分重视，这当然也与当时超声仪器的分辨率还不够高有关。

近年来，肌肉骨骼系统超声进展迅速，随着高频超声探头及成像技术的发展，神经的超声成像取得巨大进步，周围神经已成为肌肉骨骼超声的常规检查项目并获得良好的临床效果。有此高分辨率超声成像基础，超声引导下神经阻滞迅速被应用于局部麻醉和疼痛治疗，以致许多未经过超声基础培训的医师进行超声引导下的介入操作。必须指出，如果没有娴熟的神经断面解剖知识和熟练的超声介入技能，不仅会因为引导不当而使这一原本精准安全的技术大打折扣，而且可能引发并发症。我不敢说这是违规的，但是肯定存在较大的医疗风险。

很高兴看到北京大学第三医院（北医三院）超声科抓住疼痛医学发展的契机，依托北医三院肌肉骨骼系统超声的雄厚实力，与麻醉科和疼痛科紧密合作，不但开展超声引导下周围神经疼痛阻滞治疗，还开设了国内首个超声微创介入和疼痛治疗门诊，直接参与患者的诊疗。崔立刚、李志强两位医师根据他们在超声引导下疼痛治疗工作中的成长经历和临床经验，敏锐地发现 Andrew T. Gray 的专著 *Atlas of Ultrasound-Guided Regional Anesthesia* 对学习和应用超声引导下神经阻滞很有帮助，并将其翻译成中文出版。全书以图喻意，深入浅出，掌握其精要，对提高超声引导下神经阻滞的精准性、安全性和有效性并减少并发症必有很大补益。此书的出版正逢其时，特推荐给从事超声引导下神经阻滞治疗的超声科医师，特别是未经过正规超声医学培训的疼痛科、麻醉科、康复科、免疫风湿科以及中医骨科等相关科室医师作为速成教材阅读参考。

王金锐 教授

译者前言

神经阻滞通常是指通过药物阻断神经传导功能实施临床麻醉和疼痛治疗的一项技术，既往阻滞多依赖操作者的经验并存在一定的风险。超声成像于 1978 年首次应用于神经阻滞领域，但当时是使用离线技术标记锁骨上动脉的位置作为臂丛的代替标志，间接完成了锁骨上臂丛神经阻滞；直到 1994 年，随着超声仪器的进步，才真正在超声引导下完成锁骨上臂丛神经阻滞。现在超声引导下技术已在疼痛治疗领域取得广泛的应用。

随着肌肉骨骼系统超声在国内的迅速推广和诊断水平的不断提高，超声引导下肌肉骨骼系统疾病介入治疗在国内也得到了迅猛发展。熟悉周围神经结构声像图表现的超声科医师已不满足于单纯地作出诊断，而是开始关注周围神经阻滞技术，超声科医师也成为疼痛治疗领域的一股重要力量，而如果能够进一步掌握区域疼痛阻滞所需的穿刺技术、理想的注射位置以及成功阻滞所需的药物剂量等麻醉学知识，就能更好地开展神经阻滞并达到最佳的疼痛治疗目的。

我们作为开展超声引导下疼痛治疗的超声科医师，发现 *Atlas of Ultrasound-Guided Regional Anesthesia* 一书言简意赅，图文并茂，注重规范、安全和实用性，非常适合初学者。虽然该书为麻醉医师所著，重点偏于临床区域阻滞，但书中所描述的操作技术、注意要点完全符合疼痛治疗的需要，特别适合没有麻醉学基础的疼痛治疗医师阅读学习，因此，我们最终决定把这本书介绍给更多对周围神经阻滞及疼痛治疗感兴趣的医师。本书可作为各级麻醉医师、疼痛治疗医师，特别是开展超声引导下疼痛治疗的超声科医师的参考用书。

在本书即将出版之际，衷心感谢超声科各位领导和同事的大力支持，感谢北京大学第三医院疼痛科李水清主任、贾东林主任和麻醉科李民主任等在专业上的指导，特别感谢北京大学医学出版社以及张李娜编辑的大力帮助和耐心鼓励，有了各位的帮助，此书才能有机会与大家见面。

虽然我们在翻译和审读过程中尽了最大努力，但因能力和时间有限，或许存在一些纰漏和专业术语的翻译不准确，敬请各位读者谅解和指正。

北京大学第三医院超声科　崔立刚　李志强

原著前言

本书第 2 版高度重视超声引导下区域疼痛阻滞领域的快速发展。我们希望能够简要回顾一下这些将改善我们临床实践的技术以及形成这些方法的基础背景，包括常见的区域阻滞的总结表，以及便于迅速上手的分步指导。不可否认，某种程度上用超声引导下进行区域阻滞有些武断，但是寻找一个好的切入点并给出超声引导下更加安全有效的原因则是这种方法最好的教学。本版对产生干扰的图标进行了修改，以避免其遮挡深方图像的细节。学习超声引导下区域阻滞最大的挑战之一是了解邻近但在成像平面之外的结构，本版提供了长轴切面和三维图像用于显示更大范围的周围结构。

第 1 版的章节已被广泛修订，其中几章被重写（锁骨下阻滞、椎管内阻滞和颈丛阻滞），以反映过去 3 年重要文献中取得的进展。增加了四个阻滞技术新章节（髂筋膜阻滞、前路坐骨神经阻滞、腹横平面阻滞和星状神经节阻滞），这四项阻滞技术正在逐渐普及，可在超声成像提供的软组织信息引导下进行。超声是探索引导区域阻滞很好的工具，而本书则力求传达安全、有效的区域阻滞的要点。

特别感谢负责阻滞摄影的 Robin Stackhouse（医学博士）、负责视频制作的 Susan Yoo（医学博士）、组织印刷材料的 Armando Leiva 和操作直接神经成像设备的 Tanya Domingo。

Andrew T. Gray，MD，PhD

目 录

第一部分 超声成像导论

第二部分 常见结构

第三部分　上肢阻滞

第四部分　下肢阻滞

第五部分　躯干阻滞

第六部分　头颈部阻滞

第七部分　安全问题

第一部分

超声成像导论

1 超 声

超声波是一种可穿透组织的特定频率范围的高频声波[1]。声波穿透组织的能力依赖于产生的频率范围。低频超声穿透的深度大于高频超声。用于临床成像的声波频率（1 ～ 50 MHz）远超过正常人类听力（15 ～ 20 KHz）的上限。波动将能量和动量在空间中从一点传播到另一点并非介质的移动。机械波（如水波、沿绳子传导的波和声波）的能量和动量通过介质的振动传播，因为介质具有弹性特征。振动方向平行于传播方向的波均称为纵波。声波在介质（如空气和软组织）中是疏密相间的纵波。密是指高压力区，疏是指低压力区（这些区域随位置交替改变）。

声束在组织中传播时，可被吸收、反射或进一步传播，依赖于组织的密度。含水量高的物质（例如血液、脑脊液）传导性强而反射少，因此称为无回声区。它们对声波的反射非常少，所以表现为暗区。含水量少或实质成分多的物质不利于声波传播（例如空气、骨骼），几乎反射了所有的声波，表现为亮区。声束传导特性介于两者之间者表现为由暗到亮，取决于它们反射声波能量的多少。

可听声波向各个方向传播，而超声波具有很好的指向性。声波的频率在传导时并不改变，除非声波遇到移动的物体，这种情况下的频率改变很小。声波频率和波长的乘积即为波速。软组织内声速几乎是恒定的，因此高频声波具有更短的波长。两个相邻结构的间距如果小于一个波长，在超声扫查时将不能被识别。因此，超声波的频率是超声扫查时空间分辨率的主要决定因素之一。

参考文献

1. Aldrich JE. Basic physics of ultrasound imaging. *Crit Care Med* 2007;**35**:S131–7.

2 声　速

声速由传导介质的性质决定。声速等于$\sqrt{(B/rho)}$，B 为介质的体积弹性模量，rho 为介质密度。体积弹性模量与硬度成正比，因此介质硬度（形变）和声速相关。密度（单位体积重量）和声速成负相关。在确定介质中声速与频率无关。

在软组织中声速是 1540 m/s，所以声波在组织中传播 1 cm 需要 13 μs（往返传播时间）。声速相关伪像与发生在不同声速的组织界面的实际传播时间和折射相关[1-3]。

参考文献

1. Scanlan KA. Sonographic artifacts and their origins. *AJR Am J Roentgenol* 1991;**156**:1267–72.
2. Fornage BD. Sonographically guided core-needle biopsy of breast masses: the “bayonet artifact”. *AJR Am J Roentgenol* 1995;**164**:1022–3.
3. Gray AT, Schafhalter-Zoppoth I. “Bayonet artifact” during ultrasound-guided transarterial axillary block. *Anesthesiology* 2005;**102**:1291–2.

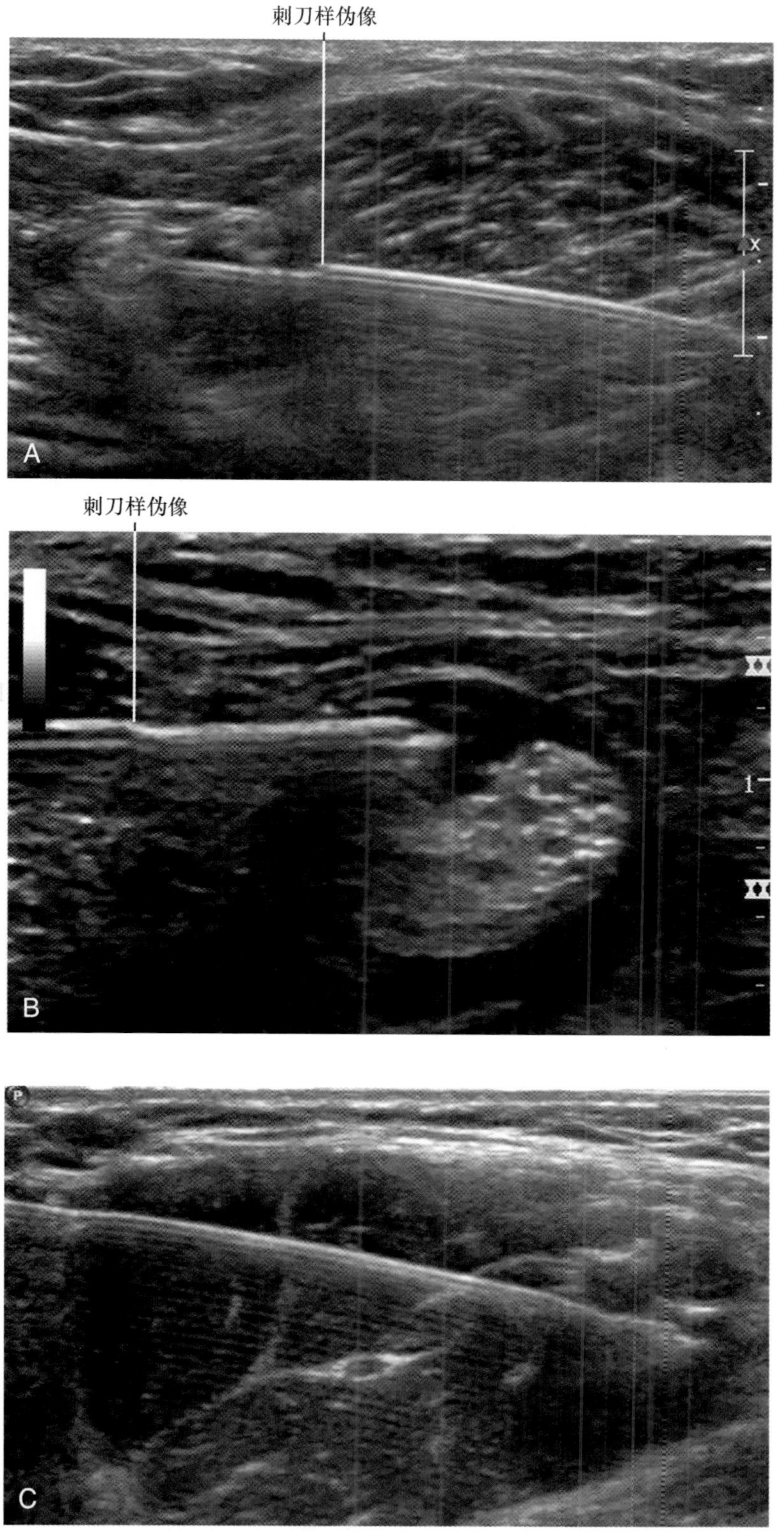

图 2-1 腘窝阻滞时的刺刀样伪像（**A** 和 **B**）。因为软组织内声速并非完全一致，穿刺针有时可能表现为形状弯曲，类似刺刀。真正机械性弯曲的针通常表现为弓形（**C**）

3 衰 减

衰减是指声波通过介质传播时波幅逐渐减小。超声波在软组织中的衰减系数大约是 0.8 dB/（MHz · cm），提示衰减的程度依赖于传播的距离和声波的频率。衰减系数的单位直观显示出高频超声波的衰减更快。在软组织中，80% 或更多的衰减由超声波的吸收引起，因此产生热量。

时间增益补偿（time gain compensation，TGC）根据深度调节超声波的衰减。适当调节 TGC 后，相似反射介质的声像图表现相同而与深度无关。

当局部物体反射或声波衰减而阻碍声波传播时就会产生声影。骨骼是一种强烈的超声波吸收体，因此声影发生于骨骼结构的深方（“骨声影”）。

不引起衰减的液体（例如，血液或注射的局部麻醉药）位于衰减区域（如软组织）内时，液体深方会出现回声增强。这一现象被称为后方回声增强（也称为透声性增强），这是液体不吸收声波所致[1]。衰减伪像可能是某些临床问题的潜在原因，尤其是在神经邻近血管处进行区域阻滞时。

临床要点

- 一般来说，应使用能充分穿透到感兴趣区域的最高频率超声波进行成像。
- 分贝（dB）是对声波强度的一种相对对数测量。

参考文献

1. Filly RA, Sommer FG, Minton MJ. Characterization of biological fluids by ultrasound and computed tomography. *Radiology* 1980;**134**:167–71.

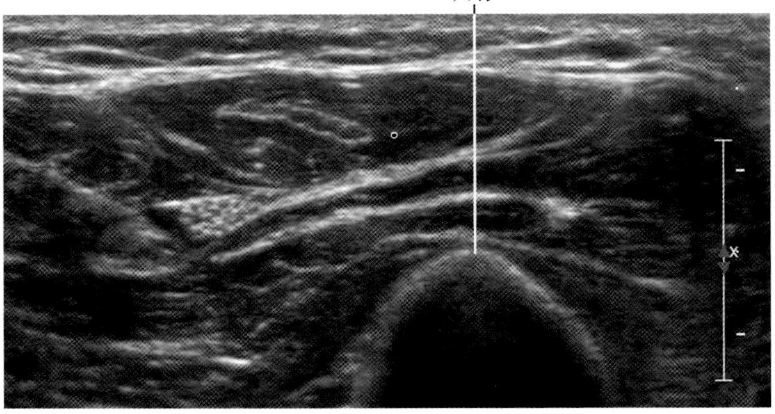

图 3-1 骨的声影。在这张前臂超声图像中，尺骨的后方声影明显。骨表面明亮的骨皮质线后方声波消失

4 反 射

超声检查按与时间的关系测量反射波的振幅[1]。声波在不同声阻抗的组织界面发生反射。声阻抗［kg/（$m^2 \cdot s$）］是密度（kg/m^3）和速度（m/s）的乘积。反射的程度由反射系数决定：R ＝（Z1 − Z2）/（Z1 ＋ Z2）。假如 Z1 ＝ Z2，就不发生反射[2]。表 4-1 总结了多种生物组织和介入材料的超声特性。

光滑界面处的反射称为镜面反射。假如两个镜面反射体非常接近，声场内就会导致混响伪像，显示为反射体深方多发平行、等距的反射线。彗星尾伪像是混响伪像的一种形式，是由小的、高反射界面的多发内部反射引起[3-4]。

临床要点

- 正常胸膜线声像图表现为纤细、光滑的线样强回声，后方可出现彗星尾伪像（平均每个肋间 1 ～ 6 个）。当出现肺实质病变时，胸膜线变得不规则、增厚，产生更多的彗星尾伪像[5]。
- 当出现气胸时，观察不到彗星尾伪像。
- 金属异物，如阻滞针后方会显示强回声的混响伪像。

表 4-1 生物组织和介入材料的超声特性

物质	速度（m/s）	衰减［dB/（MHz · cm）］	声阻抗（mrayls × 10^{-}[illegible]）
空气	330	7.5	0.0001
水	1480	0.0022	1.5
软组织	1540	0.75	1.7
血液	1575	0.15	1.6
骨	4080	15	8
不锈钢	5790	0.2	47

Data from Ziskin MC. Fundamental physics of ultrasound and its propagation in tissue. Radiographics 1993；13：705-9；Ziskin MC, Thickman DI, Goldenberg NJ, et al. The comet tail artifact. *J Ultrasound Med* 1982；1：1-7；Gawdzinska K. Investigation into the propagation of acoustic waves in metal. *Metalurgija* 2005；44：125-8；Smith SW, Booi RC, Light ED, et al. Guidance of cardiac pacemaker leads using real time 3D ultrasound：feasibility studies. *Ultrason Imaging* 2002；24：119-28

参考文献

1. Ziskin MC. Fundamental physics of ultrasound and its propagation in tissue. *Radiographics* 1993;**13**:705–9.
2. Ziskin MC. Equation governing the transmission of ultrasound. *J Clin Ultrasound* 1982;**10**:A21.
3. Ziskin MC, Thickman DI, Goldenberg NJ, et al. The comet tail artifact. *J Ultrasound Med* 1982;**1**:1–7.
4. Thickman DI, Ziskin MC, Goldenberg NJ, et al. Clinical manifestations of the comet tail artifact. *J Ultrasound Med* 1983;**2**:225–30.
5. Reissig A, Kroegel C. Transthoracic sonography of diffuse parenchymal lung disease: the role of comet tail artifacts. *J Ultrasound Med* 2003;**22**:173–80.

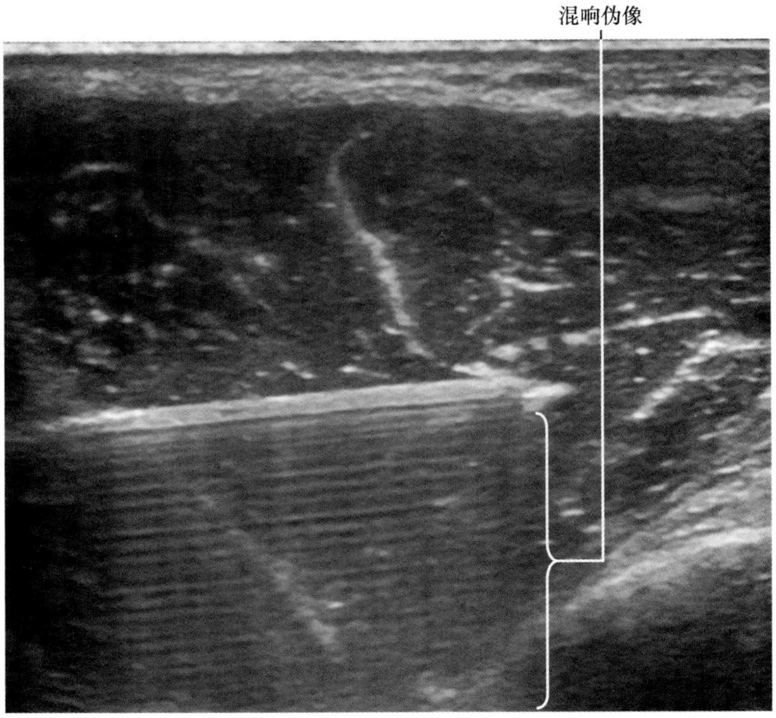

图 4-1　与探头表面几乎平行的阻滞针后方出现混响伪像

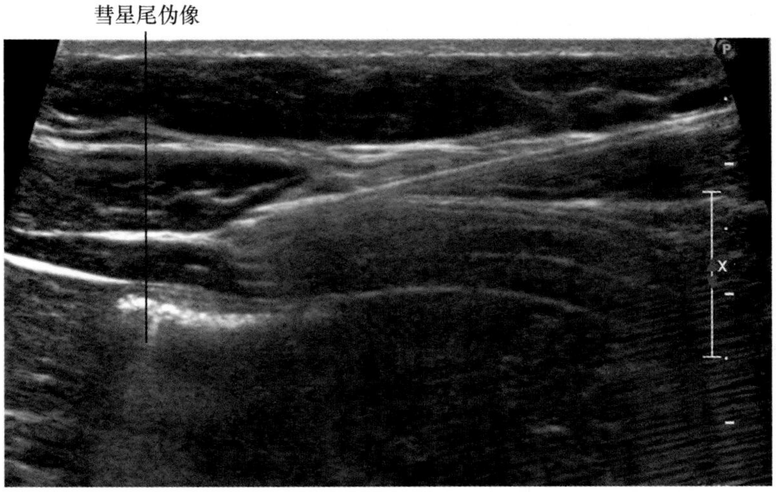

图 4-2　腹直肌鞘阻滞时腹膜产生的彗星尾伪像。超声扫查腹膜和胸膜时具有相似表现

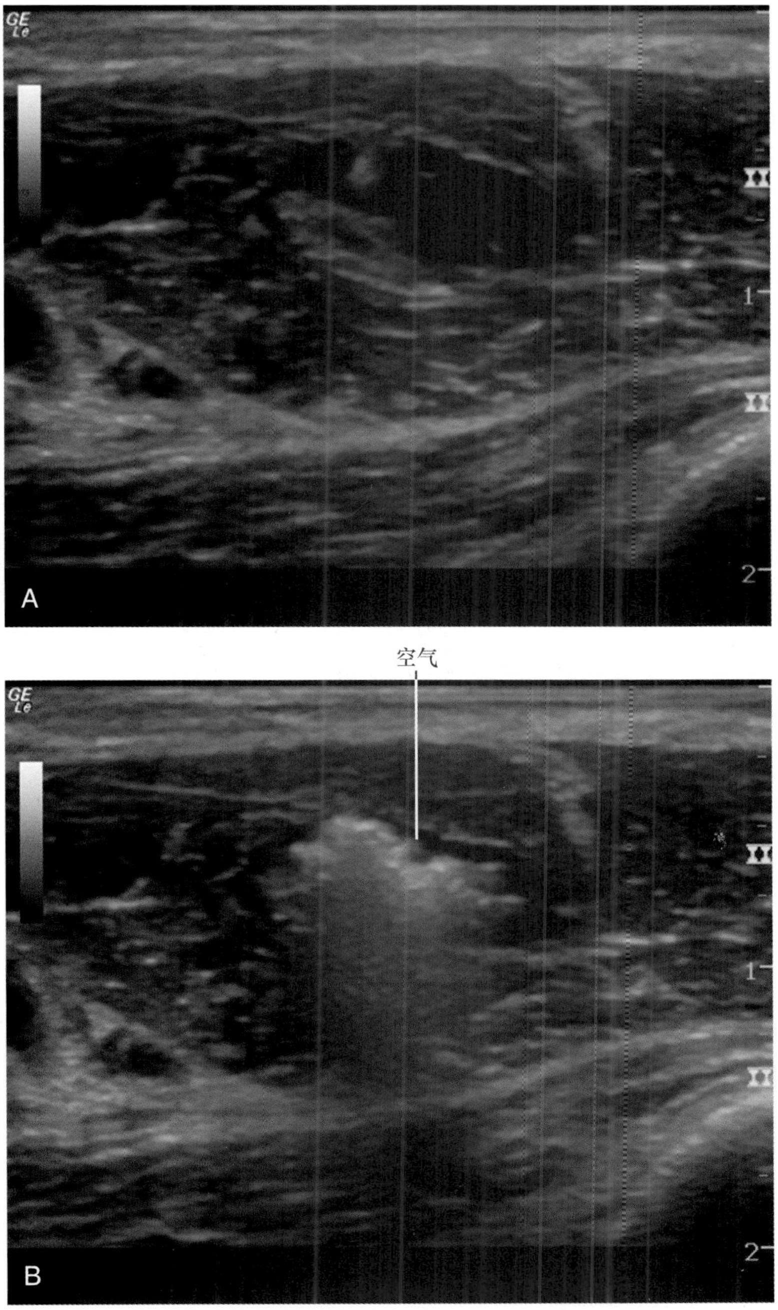

图 4-3 腋窝肌皮神经阻滞时，不小心注入空气可观察到强回声和后方声影。图中显示的是注射前（**A**）和注射后（**B**）的超声图像

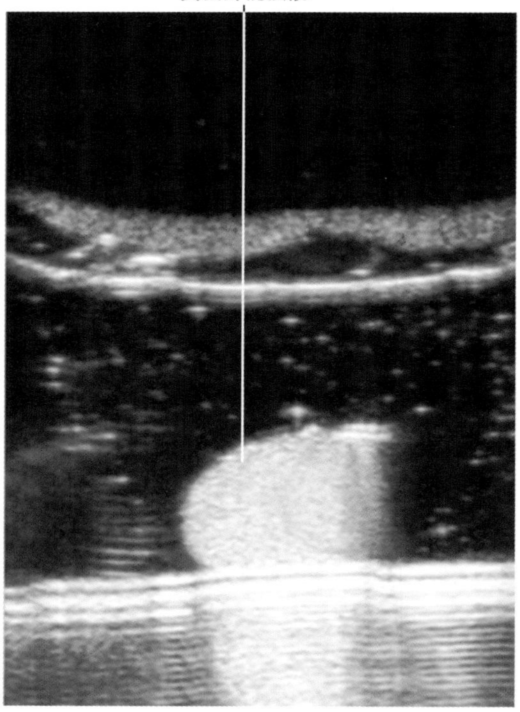

图 4-4　类固醇混浊液的声学特性。尽管大多数区域阻滞注射的局部麻醉药是无回声的，但类固醇混浊液内的细小颗粒足可产生强回声

5 声束宽度（切面厚度）

超声系统假定所有的反射体都位于超声束的主轴方向（即声轴或中心线）[1]，然而，超声波束具有一定的宽度。平面外的声束宽度（切面厚度）可以用弥漫散射平面测量[2]。弥漫散射平面与声束角度设定为 45°，此时显示的回声相当于平面外的回声。超声束可以通过聚焦缩窄平面外的声束宽度并因此提高图像质量。

参考文献

1. Goldstein A, Madrazo BL. Slice-thickness artifacts in gray-scale ultrasound. *J Clin Ultrasound* 1981;**9**:365–75.
2. Goldstein A. Slice thickness measurements. *J Ultrasound Med* 1988;**7**:487–98.

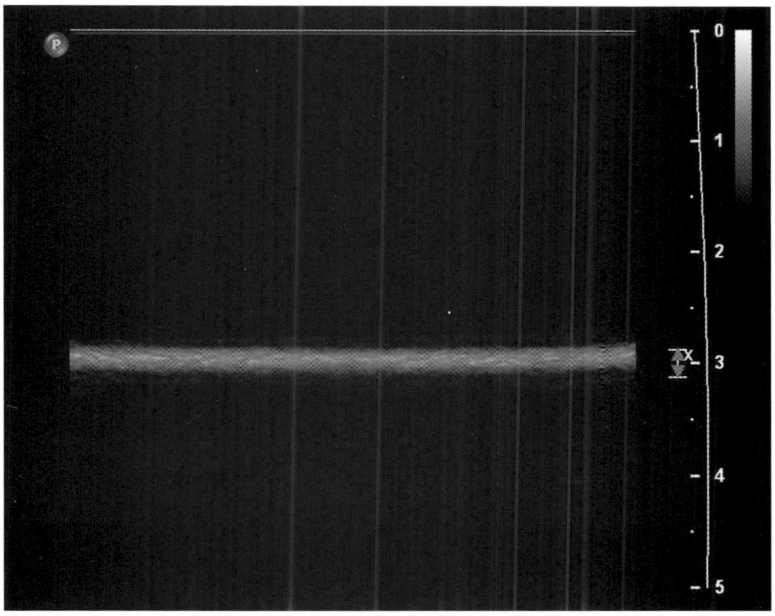

图 5-1 平面外切面厚度。超声扫查弥漫散射平面（一张砂纸）

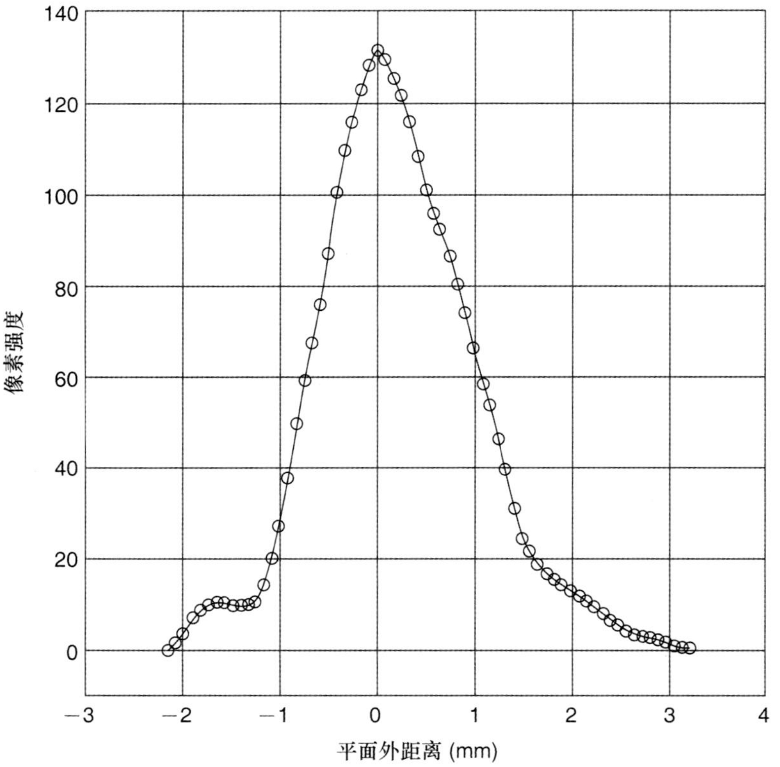

图 5-2　图中显示声束轮廓与中央轴的位置关系。因为穿刺针的直径基本上小于切面厚度，所以穿刺针直径和显示程度密切相关

6 各向异性伪像

各向同性指在各个方向上性质一致。各向异性意味着角度依赖性。各向异性一词用于表明，当入射角度改变时，从一个结构反射回波的幅度发生改变。各向异性是神经与肌腱的鉴别特征。肌腱比神经更具有各向异性，即引起肌腱回声改变的入射角度变化（大约 2°）小于引起神经回声改变的入射角度变化（大约 10°）。神经的各向异性也非常重要，因为在介入治疗时，保持探头显示阻滞针的同时维持神经的显像可能具有挑战性[1]。经过训练，操作者学会自然操控探头以获取神经的回声。当声束垂直于神经路径时，周围神经的回声幅度通常达到最大。其他结构，如肌肉也存在各向异性[2]。

临床要点

- 各向异性意味着来自目标的背向散射回声依赖于声场内的声束方向。
- 各向异性可以利用特定探头频率，通过垂直和平行于目标的方向测定背向散射回声的分贝变化来定量。
- 神经、肌腱和肌肉都存在各向异性。在这些结构中，肌腱回声对探头操作最敏感。

参考文献

1. Soong J, Schafhalter-Zoppoth I, Gray AT. The importance of transducer angle to ultrasound visibility of the femoral nerve. *Reg Anesth Pain Med* 2005;**30**:505.
2. Rubin JM, Carson PL, Meyer CR. Anisotropic ultrasonic backscatter from the renal cortex. *Ultrasound Med Biol* 1988;**14**:507–11.

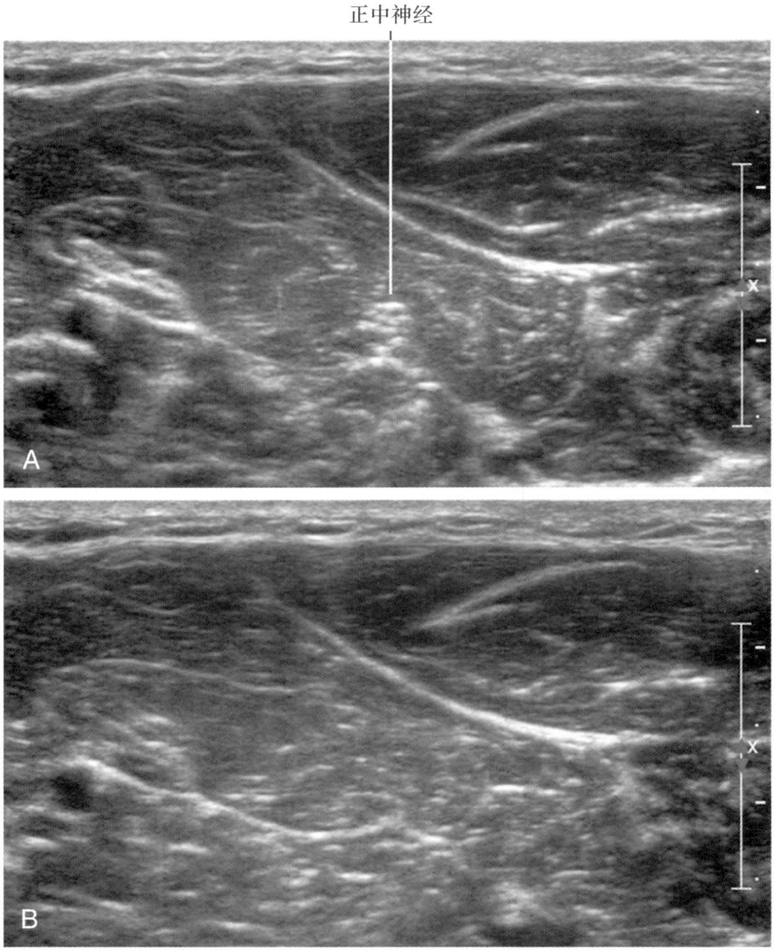

图 6-1　正中神经的各向异性伪像（**A** 和 **B**）。探头倾斜扫查，正中神经的回声消失

7 空间复合成像

在传统超声成像中，组织从一个方向受到超声波作用。空间复合成像结合多个方向的声束，在实时帧频形成单一综合图像。超声束按一组不同的预定角度偏转，通常在垂直方向偏转 20° 以内。

空间复合成像的优点之一是减少了角度依赖性伪像（表 7-1）。斑点噪声表现为超声图像上的颗粒样回声，是来自小的组织反射体对超声束的散射。这种斑点伪像导致了超声图像上观察到的颗粒样外观，代表图像中的噪声。通过使用空间复合成像可以降低斑点噪声，提高图像质量。

空间复合成像时，声场中存在一个重叠的中心三角形区域，在这里，所有偏转角度的回声充分复合。而图像的边缘只接受了一部分偏转声束的回声，因此不是复合成像的所有优点都可显示。有些机器允许偏离的声束（远离矩形声场）形成一个梯形的图像格式，有时这样有利于观察平面内法的穿刺针路径。

空间复合成像最初设计用于去除角度依赖伪像。这可以通过较小范围内的声束角度偏转来实现。空间复合成像偏转角度的范围越大，接受所有声束的成像区域越小（即完全复合成像区域）。

接近骨骼处的超声图像质量可以通过空间复合成像提高。这与某些阻滞（如椎管内、椎旁、腰丛、肋间、骶髂关节）的成像有关。尽管超声波不能穿透成熟的骨组织（即使使用低频超声），但空间复合成像可以更好地显示骨表面。

线性测试工具成像可以用来显示空间复合成像中使用的声束数量。这些图像在光滑的金属（如回形针、固体金属针或镍币）表面产生。使用金属是因为其相对不易衰减并可产生回声，使用光滑金属可使测试工具不损伤探头。进行上述测量时，使用高的接收增益和接近表面的单一聚焦区。只要测试工具的接触范围小于接收孔径，显示的回波宽度将不会改变。

表 7-1　空间复合成像的优缺点

优点	缺点
减少角度依赖性伪像（如后方回声增强和斑点噪声）	帧频平均（持续或移动模糊效应）
针尖成像	角度限制影响（通常＜ 20°）
神经边界清晰	
筋膜轮廓	
骨周围成像	
偏转声束获得更宽的成像区域	

临床要点

- 使用空间复合成像可以改善神经边界和阻滞针尖的成像。
- 空间复合成像的一个潜在缺点是在较大的扫查角度范围内存在穿刺针后方混响伪像，可能干扰深方结构成像。
- 目前正在开发可用于线阵和凸阵探头的复合成像。
- 沿着已知神经的走行方向滑动探头扫查是改善细小神经成像的成熟技术，但是空间复合成像帧频减少可能会影响这一技术。
- 当复合成像在特定成像环境不是优点时，可以关掉。

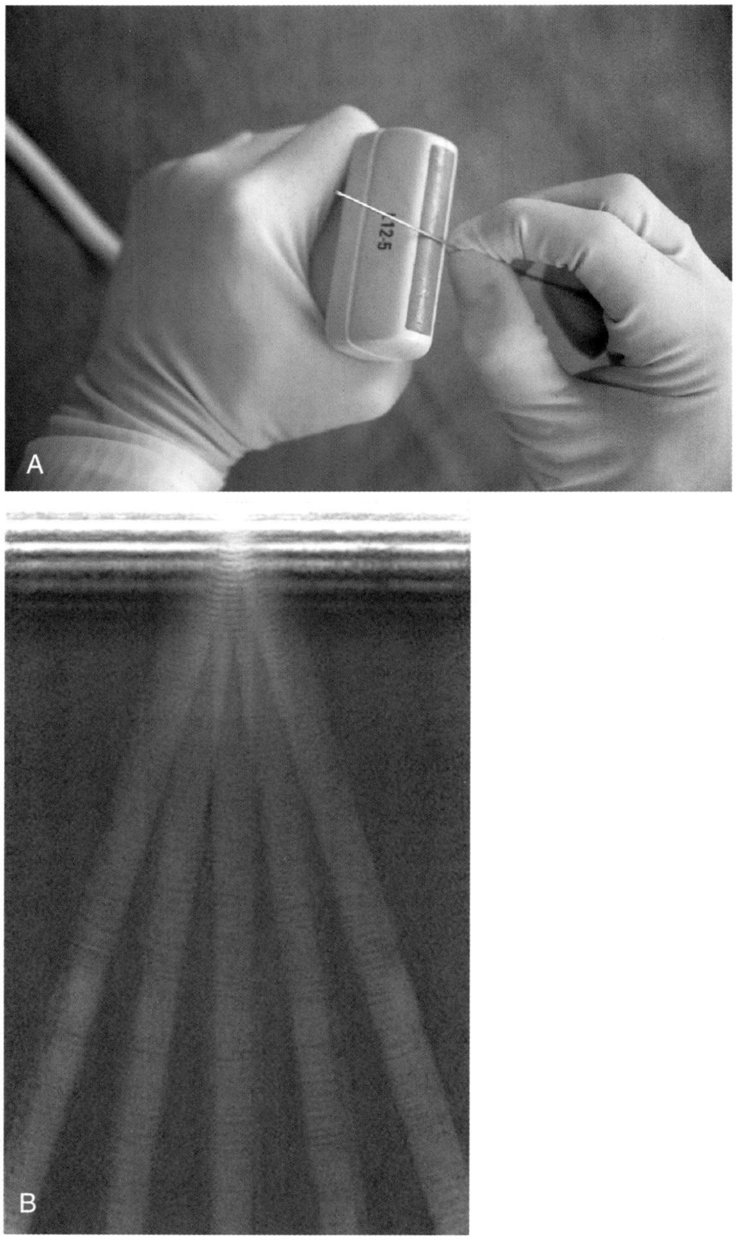

图 7-1　空间复合成像。一些超声图像通过电子偏转不同角度发射多条声束。本例超声图像通过在探头表面放置一个线阵探头测试器（17 G 硬膜外实性金属针），利用单一振元成像获取（**A** 和 **B**）。显示的测试工具图像包含了数个探头接收孔径。在此例中，5 条不同角度的声束用来形成复合图像

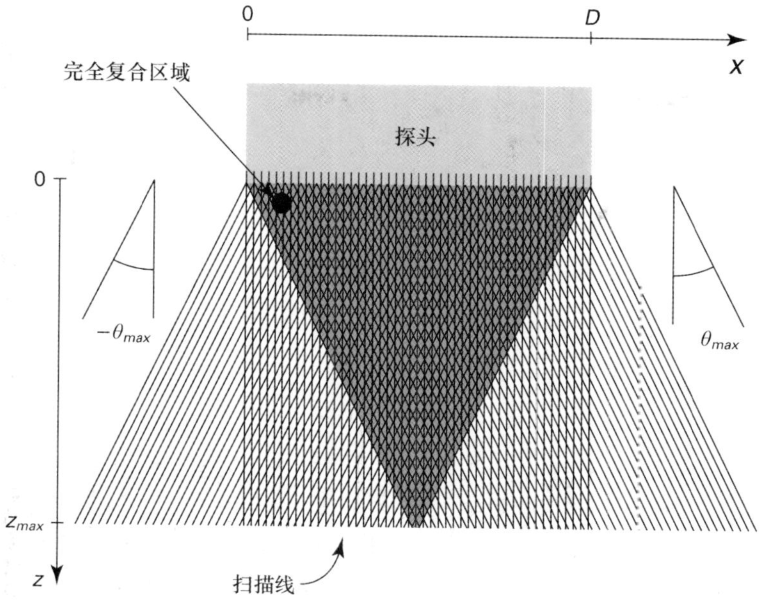

图 7-2 记录三个偏转角度成像时的探头和相应扫描线的概念图（Adapted from Jespersen SK，Wilhjelm JE，Sillesen H. In vitro spatial compound scanning for improved visualization of atherosclerosis. Ultrasound Med Biol 2000；26：1357-62.）

8 多普勒成像

多普勒频移指超声波遇到移动物体时超声频率的改变。这意味着发射和反射的超声波频率不一样。临床成像时的多普勒频移在可听范围内（ ± 10KHz）。红细胞是产生多普勒频移的主要反射体。超声仪器可以彩色编码显示平均速度（彩色多普勒）、取样容积内的多普勒频移方差（多普勒方差显像）和频移的能量频谱（能量多普勒成像）[1]。

理想的频谱多普勒成像角度为 30° ～ 60° 。多普勒成像角度大于 60° 引起的频移较小，角度小于 30° 则会出现折射引起信号丢失。

当速度标尺设置远小于真实速度时会发生混叠伪像（不正确或不明确的速度评估）。频谱多普勒描记显示正向速度与负向速度围绕基线交替转变时提示混叠，此时，峰值流速超出量程范围，从而不能精确评估。这是因为相对于多普勒频移信号，脉冲重复频率不足（取样定理或 Nyquist 定理的结果）。

彩色多普勒超声成像一般容易受 Nyquist 速度限制。彩色混叠显示为血管层流区域内出现反向血流，但反向血流与正向血流之间没有间隔黑色条纹。真正出现反流时，正向血流与反向血流间的过渡区域间隔一个黑色条纹，表示局部未评估到血流信号。当血流垂直于入射角度时，因为多普勒频移缺失，出现无彩色显示的狭窄黑色条纹区域。

临床要点

- 血液的超声衰减系数低。红细胞是血液内的主要反射体。
- 能量多普勒成像时，增益阈值可以调整到骨骼中没有多普勒信号显示[2]。
- 在低流速状态（如心力衰竭或房性心律失常），红细胞聚集可引起血管内自发显影。

参考文献

1. Bude RO, Rubin JM. Power Doppler sonography. *Radiology* 1996;**200**:21–3.
2. Rubin JM. Musculoskeletal power Doppler. *Eur Radiol* 1999;**9**(Suppl 3):S403–6.

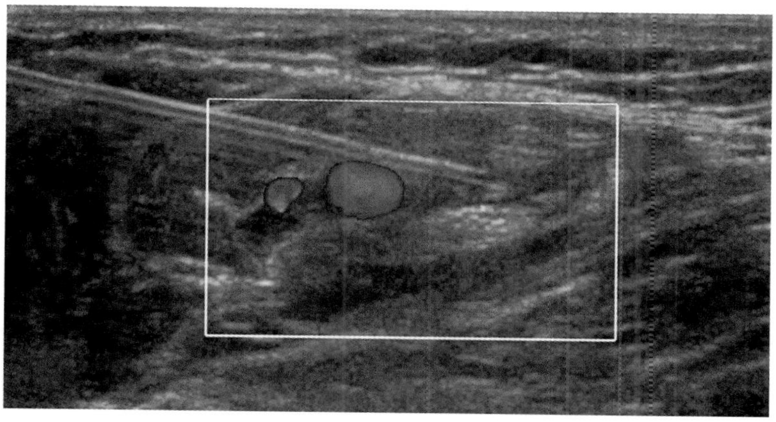

图 8-1 腋神经阻滞时的彩色多普勒图像。图中显示血管神经束的短轴切面（见彩图）

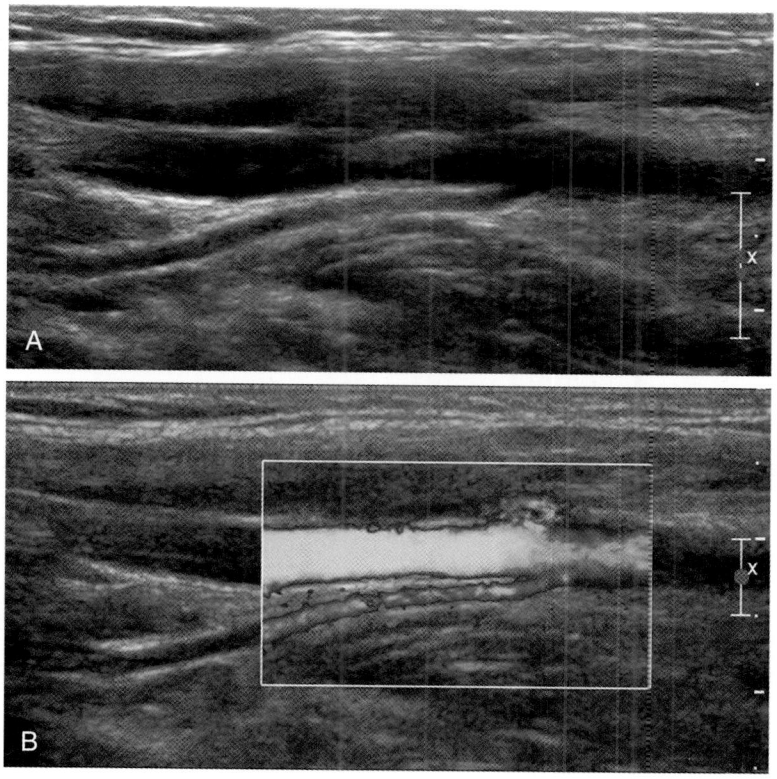

图 8-2 常规 B 型超声图像（**A**）及能量多普勒图像（**B**）中的腋动脉及其深支的长轴切面（见彩图）

9 超声探头

超声探头由压电晶体排列组成，压电晶体响应电信号，激发产生高频超声。这些晶体能够将电能和机械能相互转化，因而可产生和接收超声波。压电振元振动产生超声。压电晶体在电场的作用下发生形变，晶体厚度和内部传导速度决定了超声频率。利用某些探头，操作者可选择不同的晶体组合，从而产生不同的频率。

早期的超声探头使用自然压电晶体（石英、Rochelle 盐、电气石）组成。现代超声探头使用具有高密度、高速度和高声阻抗特点的人工晶体，如 PZT（锆钛酸铅）。

线阵探头通常产生矩形图像格式。压电晶体排列成直线。凸阵探头产生扇形图像格式（并非发自一个单独的点）。凸阵探头的扫查角度范围（通常是 0～60°）通常大于空间复合成像的声束偏转角度（通常是 0 ～ 20°）。

大部分区域阻滞都使用线阵探头，因为探头扫描线密度高，产生的图像分辨率才能够满足直接显示神经的需要。小凸阵探头适用于锁骨下和肩胛上神经阻滞，因为操作空间有限。使用凸阵探头，即使从不同的角度超声束与穿刺针完全位于同一平面，穿刺针尖定位可能还是不够精确。

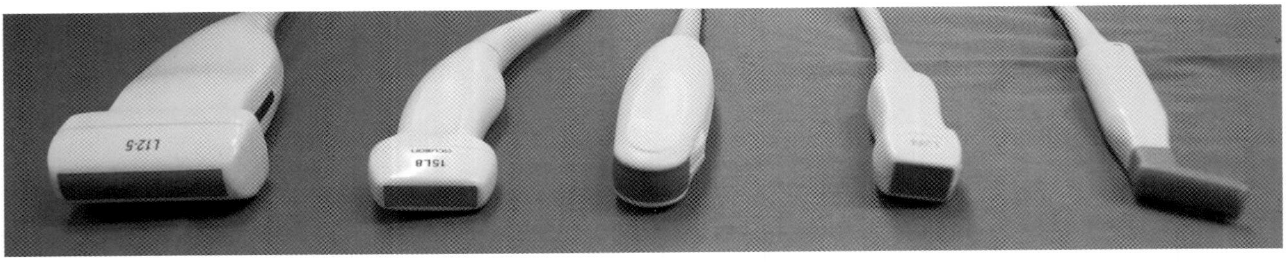

图 9-1 用于区域阻滞的各种超声探头。图中从左到右依次为宽频线阵、小接触面线阵、凸阵、扇形和曲棍球棒探头

10 探头操作

探头操作的各种术语已经确立[1]。但这些术语并未详述探头运动方向（如向后摆动、顺时针旋转、向近端倾斜）。为在介入操作过程中控制探头，操作者的手必须非常贴近皮肤表面，持探头手的尺侧应该置于患者皮肤上。

参考文献

1. AIUM Technical Bulletin. Transducer manipulation. American Institute of Ultrasound in Medicine. *J Ultrasound Med* 1999;**18**:169–75.

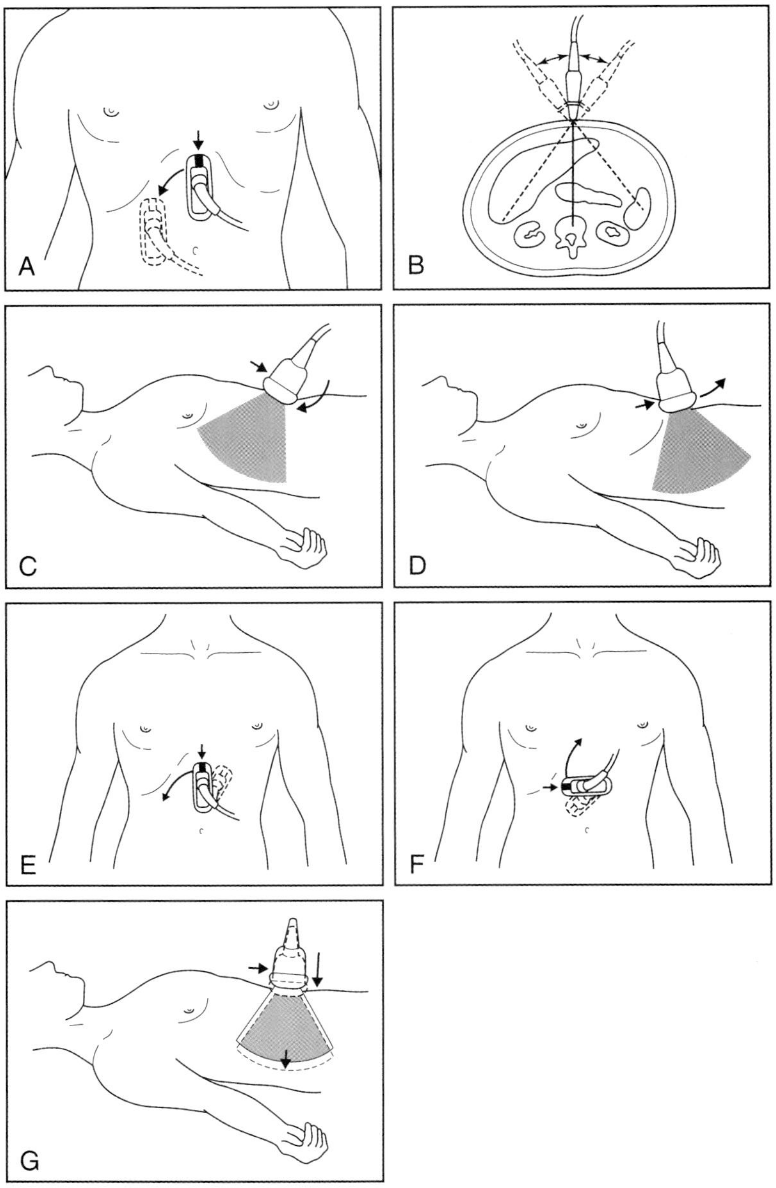

图 10-1　为了优化显示图像呈现的解剖结构，必须熟练操作探头。探头操作可以分解成五个基本动作：滑动（**A**）、倾斜（**B**）、摇摆（**C** 和 **D**）、旋转（**E** 和 **F**）和按压（**G**）。综合这些动作可以顺利完成扫描并清晰显示解剖结构（Adapted from AIUM Technical Bulletin. Transducer manipulation. American Institute of Ultrasound in Medicine. J Ultrasound Med 1999；18：169-75.）

11 穿刺针成像

穿刺针尖的可视化是区域阻滞介入操作成功和安全的关键。在进针前识别针尖是必需的步骤。对于斜面针头而言，穿刺针尖的斜切面最易识别。对于平面内技术，声束与穿刺针的部分平行（即针尖不在成像平面内，只显示部分针柄）是误判针尖位置的主要原因。据报道，临床超声影像引导操作中，有很多因素可以影响穿刺针尖的显示（表 11-1）。

插入角度（声束与穿刺针的成像角度）

当穿刺针与探头活动面平行进针时，穿刺针尖成像最佳。传统穿刺针的最佳显示是平行进针或接近平行进针。一项研究发现，入射角度（0 ～ 75°）与平均针尖亮度成线性相关[1]。

穿刺针大小

区域阻滞时，使用较粗穿刺针有很多优点。区域阻滞中可使用 17 G 粗针穿刺以提高针尖的显示[2]。平面内技术进针时，粗针的调整更快。粗针的额外优点是在扫查平面内可以改变穿刺针方向。进一步进针前，粗针的穿刺针尖可以用来推移周围的结构（如动脉或神经）。粗针的缺点是会给患者带来不适和意外的穿刺后果（如刺中血管、神经），通常比较严重。另外，使用粗针穿刺时，更易感知软组织的特性（局部隆起和反弹穿刺针）。使用细针时手的操作和针尖的移动更加匹配，更易于刺入纤细的筋膜平面。

表 11-1	已知影响穿刺针尖显示的因素
入射角度	
穿刺针大小	
穿刺针尖斜面方向	
接收增益	
穿刺针移动和试验性注射	
回声增强调节	
空间复合成像	

斜面方向

穿刺针尖的斜面方向对于针尖显示非常重要[3]（表 11-2）。斜面应朝向探头，以增强针尖显像。

表 11-2　穿刺针尖斜面方向对针尖显示的影响

角度（°）	差	一般	好
0	0.14	0.45	0.41
90	0.33	0.51	0.17
180	0.14	0.45	0.41
270	0.25	0.52	0.23

From Hopkins RE，Bradley M. In-vitro visualization of biopsy needles with ultrasound：a comparative study of standard and echogenic needles using an ultrasound phantom. *Clin Radiol* 2001；56：499-502.

接收增益

应减少整体二维图像的接收增益，以提高针尖的显示。然而，一个权衡的考虑是其他结构，如局部麻醉药注射和血管结构的可见性。

穿刺针移动和试验性注射

一些医师通过轻微移动穿刺针或使用少量试验性注射（＜ 1 ml）来提高针尖的显示[4]。因为局部麻醉介入操作邻近敏感结构，假如移动针，一定要轻微和缓慢（避免猛刺的动作，否则可能会刺中神经或引起感觉异常）。

回声增强调节

McGahan 使用 11 号手术刀片摩擦穿刺针的表面，以提高针尖的显示[5]。历史上，这是最早增加针回声的设计之一。当入针角度大于 30° 时，有回声增强设计的针特别有用，因为粗糙的表面反射更多回声到探头[6]。

空间复合成像

随着入针角度增大，单一扫描线的超声成像方法较复合成像穿刺针显示率明显降低。但是当角度大于 30° 时，无论哪种方法穿刺针都很难显示[7]。

临床要点

- 对于区域阻滞的各种专用针具而言，Hustead 针尖超声显示更好。
- 侧端开口的区域阻滞针不出现各向同性衍射，据报道这可以提高相似口径针的超声显示[8]。
- 大口径的针可以作为神经牵引器，推拉神经，避开针的前进方向。
- 斜面方向应朝向神经（这样针会经过神经而不是刺中它）。
- 当穿刺针位于两个神经之间时，斜面应旋转朝向两者中更近的一个。这样可以使穿刺针通过神经之间的间隙，当穿刺针前进时，更近的神经会移向一边。当穿刺针位于神经和动脉之间时，也可以采用同样的方法。

参考文献

1. Bondestam S, Kreula J. Needle tip echogenicity: a study with real-time ultrasound. *Invest Radiol* 1989;**24**:555–60.
2. Sandhu NS, Capan LM. Ultrasound-guided infraclavicular brachial plexus block. *Br J Anaesth* 2002;**89**:254–9.
3. Hopkins RE, Bradley M. In-vitro visualization of biopsy needles with ultrasound: a comparative study of standard and echogenic needles using an ultrasound phantom. *Clin Radiol* 2001;**56**:499–502.
4. Feller-Kopman D. Ultrasound-guided internal jugular access: a proposed standardized approach and implications for training and practice. *Chest* 2007;**132**:302–9.
5. McGahan JP. Laboratory assessment of ultrasonic needle and catheter visualization. *J Ultrasound Med* 1986;**5**:373–7.
6. Deam RK, Kluger R, Barrington MJ, et al. Investigation of a new echogenic needle for use with ultrasound peripheral nerve blocks. *Anaesth Intensive Care* 2007;**35**:582–6.
7. Cohnen M, Saleh A, Luthen R, et al. Improvement of sonographic needle visibility in cirrhotic livers during transjugular intrahepatic portosystemic stent-shunt procedures with use of real-time compound imaging. *J Vasc Interv Radiol* 2003;**14**:103–6.
8. Hurwitz SR, Nageotte MP. Amniocentesis needle with improved sonographic visibility. *Radiology* 1989;**171**:576–7.

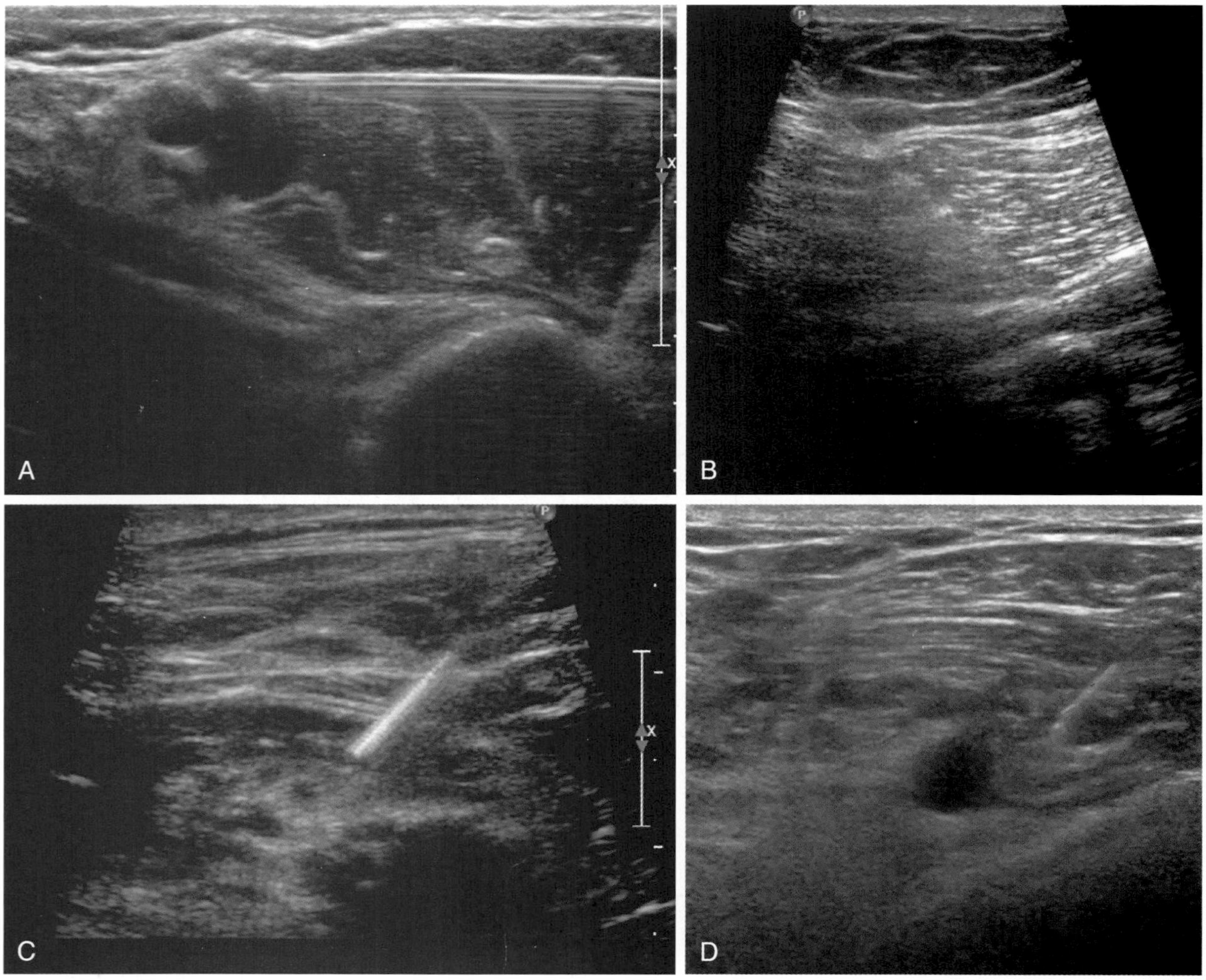

图 11-1　穿刺角度对针尖显示的影响。当穿刺针几乎平行时，针尖很容易显示（**A**）；当穿刺针有一定角度时，针尖显示困难（**B**）。某些情况下，当角度较大时，有回声增强设计的针可以帮助提高针尖显示（**C** 和 **D**）

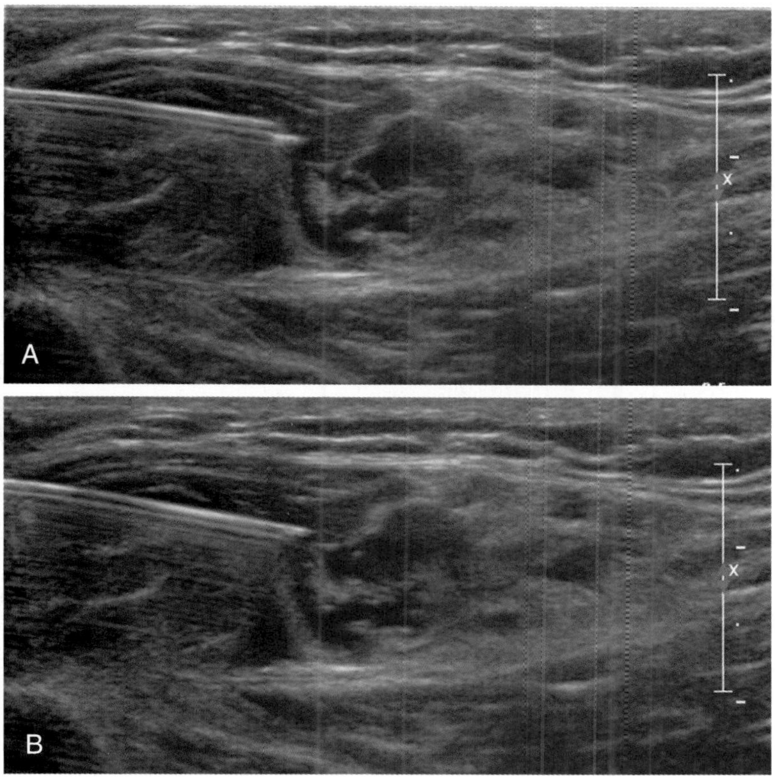

图 11-2 斜面方向对针尖显示的影响：斜面朝上（**A**）和斜面朝下（**B**）

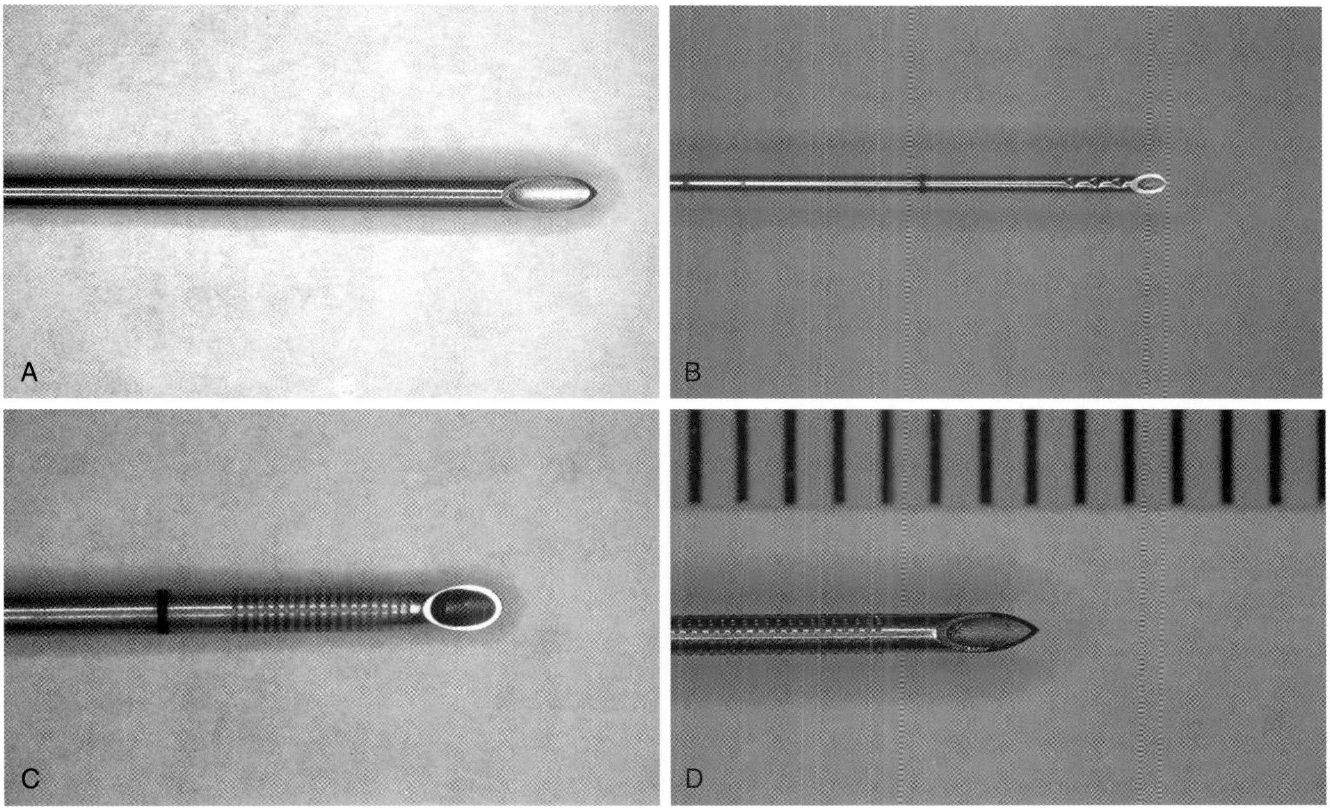

图 11-3 用于区域阻滞的穿刺针照片。图中显示传统简单的针（**A**）和有回声增强设计的针（**B**、**C** 和 **D**）。光滑的针可能不会产生可记录的回声，因为其圆柄将大部分入射声波反射远离了声源。穿刺针表面已制作各种纹理并投入市场，以提高针尖的超声显示

12 方法与穿刺技术

超声引导下有两种基本方法：一种是平面外法，穿刺针尖穿过成像平面为点状强回声；另一种是平面内法，穿刺针前进时整个针尖和针干都可显示。

平面外法

对于区域阻滞来说，平面外法有几个优点（表 12-1）。这种方法与传统的由神经刺激器或触诊引导的区域阻滞相似。因此，平面外法提供了从一种形式引导到另一种形式引导的自然过渡。平面外法比平面内法使用更短的穿刺针路径。如果使用神经短轴切面成像，平面外法引导的导管置入会沿着神经走行。平面外法的一个缺点是无法显示穿刺针路径全貌（某些结构可能不在或超出扫查平面）。假如穿刺针尖穿过扫查平面而没有被识别，它就可能超出扫查平面而进入不希望被穿刺的组织。

平面内法

平面内法有几个优点。它可以直接显示穿刺针尖和注射。未显示的穿刺针路径通常很少。穿刺针尖在推进前可见。平面内法的缺点是穿刺路径较长，穿刺针需要穿过更多的组织。平面内法经常使用大口径穿刺针以便于调整。部分显示（在扫查平面内可见针干但未见针尖）会产生安全的错觉，而损害这项技术的安全性。

表 12-1　平面外法和平面内法的对比

方法	优点	缺点
平面外法（OOP）	与其他区域阻滞方法相似（神经刺激或触诊） 比平面内法针道更短 沿神经走行（置管）	有未显示的穿刺针路径，可能出现穿刺针穿过扫查平面而没有被识别
平面内法（IP）	大部分直接显示	部分显示（当穿刺针尖不能正确识别时会产生安全的错觉） 平面内法也会发生部分穿刺针路径不显示，但少于平面外法 路径更长，因此穿刺针穿过更多结构

使用平面内法时，探头上的外部标记可以用来引导穿刺针的放置。然而，探头本身的机械轴和探头产生的声束轴并不能总是精准对齐[1]。

离线标记

离线技术包括超声扫查后体表皮肤标记，在穿刺针放置时无需成像引导。患者体位改变、支肤的移动性，以及穿刺针放置和注射的动态变化都限制了这一方法的使用。可以在邻近探头边缘的皮肤标记。同时，也可以用回形针或实性金属针（最好有钝端）产生的伪像来标记物体的位置。使用这一技术应关闭空间复合成像，以增强伪像[2]。M 型中心线置于图像中心可以月来帮助离线标记。

徒手持针法为平面内技术提供了更好的进针控制。这对于锁骨上区域阻滞注射手稳定是非常重要的。手持注射器使操作者能够独立完成控制进针和药物注射。

操作技术比单独的穿刺方法更重要。可能永远不会有一个好的研究来比较两种方法的优劣（平面外法和平面内法），因为关于如何进行区域阻滞在不同单位存在严重的差异。

根据肌肉骨骼超声成像惯例，长轴图像一般近侧端成像在屏幕左侧，远侧端在右侧。长轴图像有利于在一幅图像显示局部麻醉药沿神经走行的长轴分布。然而在临床实践，通常易于在短轴图像显示神经，并沿神经走行方向滑动扫查。右利手的操作者更喜欢显示屏幕位于右手侧，以便他们同时看到手的操作和操作过程的显示。

参考文献

1. Goldstein A, Parks JA, Osborne B. Visualization of B-scan transducer transverse cross-sectional beam patterns. *J Ultrasound Med* 1982;**1**:23–35.
2. Gabriel H, Shulman L, Marko J, et al. Compound versus fundamental imaging in the detection of subdermal contraceptive implants. *J Ultrasound Med* 2007;**26**:355–9.

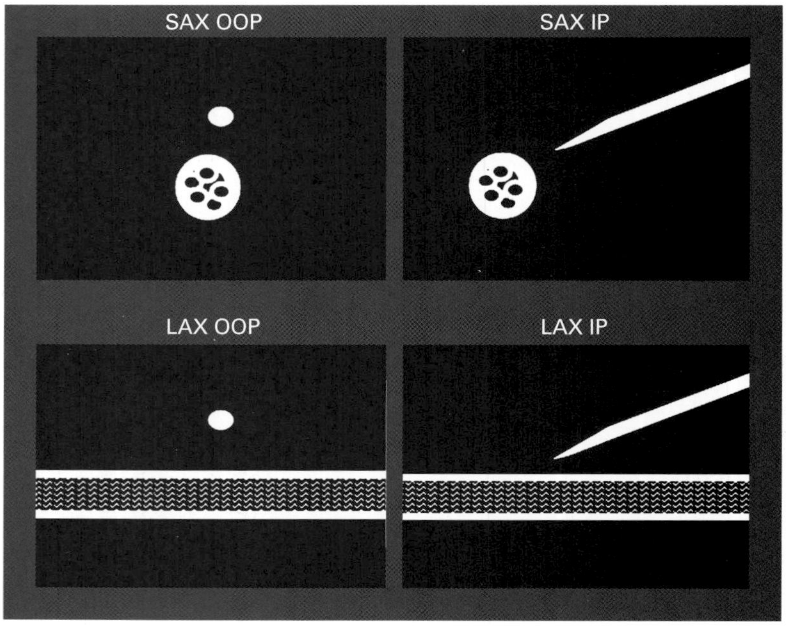

图 12-1　Schematic drawing of the short-axis（SAX）and long-axis（LAX）out-of-plane（OOP）imaging（left panels），and SAX and LAX in-plane（IP）imaging（right panels）.（出版者注：由于授权限制，本图题保留英文）（Adapted from Gray AT. Ultrasound-guided regional anesthesia：current state of the art. Anesthesiology 2006；104：368-73.）

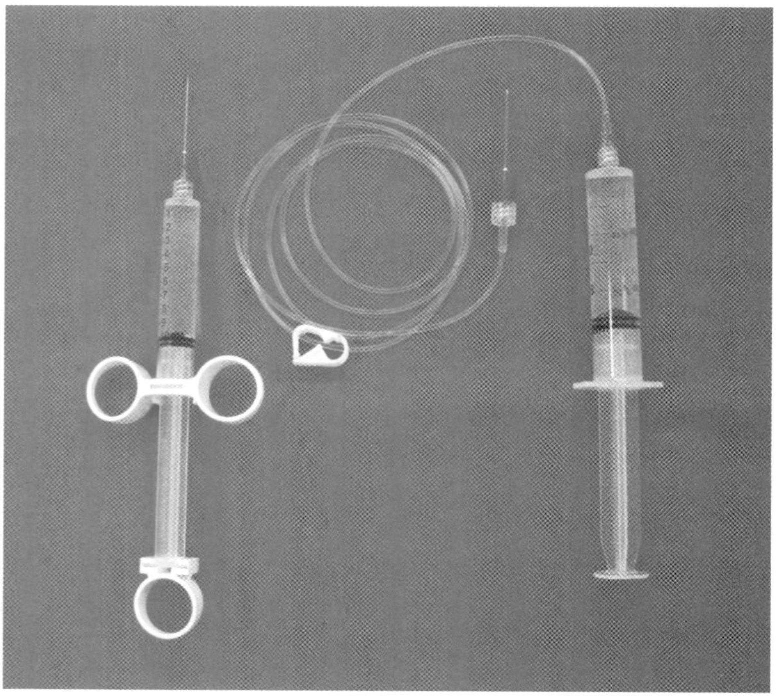

图 12-2　区域阻滞的手持注射器或手持穿刺针的装置

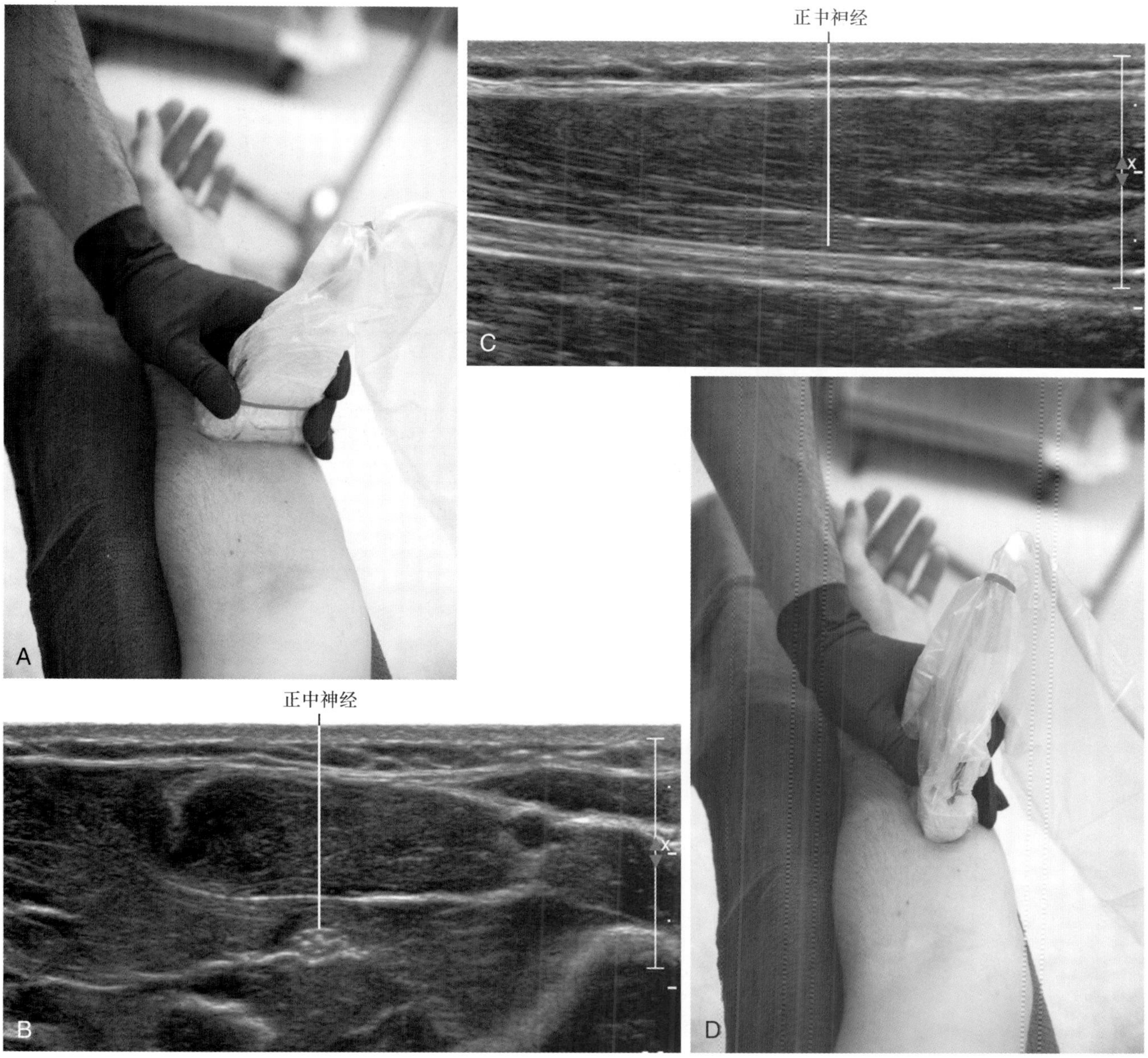

图 12-3　正中神经的短轴（**A** 和 **B**）和长轴切面（**C** 和 **D**）

13 成功注射的超声征象

区域阻滞的成功药物注射应该是药液包绕周围神经，说起来很简单，但是研究表明，以前认为是注射成功金标准的“面包圈”征，产生外科麻醉的阳性预测值只有 90%[1]。因此，认真考虑影响注射成功超声征象的因素非常重要，以便在注射后进行评估。

首先，成功的药物注射应清晰显示神经的边界。大多数区域阻滞在神经短轴进行，以评估药液的环周分布。如果超过一半的神经边界由局部麻醉药包绕，将不太可能有筋膜平面成为扩散屏障。因此，在神经周围各个角度注射并显示注射的药液弧形包绕神经非常重要。

其次，成功的药物注射将沿神经走行分布。尽管药物沿神经长轴分布可以通过神经长轴成像显示，但通过神经短轴成像并连续滑动探头扫查更容易显示（短轴滑动评估）。假如局部麻醉药确实沿神经分布，那么也将沿神经分支分布。这一征象特别适合于股神经和腘神经阻滞，因为这些阻滞操作是在神经分叉处进行。

第三，周围神经通常与邻近结构相连，如动脉或其他周围神经。因为它们覆盖共同的结缔组织，所以成功的注射应分离相连的结构。这就是操作者经常在腋动脉和邻近神经间放置阻滞针尖进行锁骨下阻滞或腋下阻滞的原因。理解这些结缔组织的层次可以提供一种方法，使针尖与周围神经保持一定的安全距离。

第四，周围神经在注射局部麻醉药后通常表现为回声增强。这是无回声的液体被注射入衰减声场后引起的。但这并不是注射成功的最佳征象，因为无回声液体注射到神经和皮肤表面之间任何位置都可引起相同效果。

参考文献

1. Perlas A, Brull R, Chan VW, et al. Ultrasound guidance improves the success of sciatic nerve block at the popliteal fossa. *Reg Anesth Pain Med* 2008;**33**:259–65.

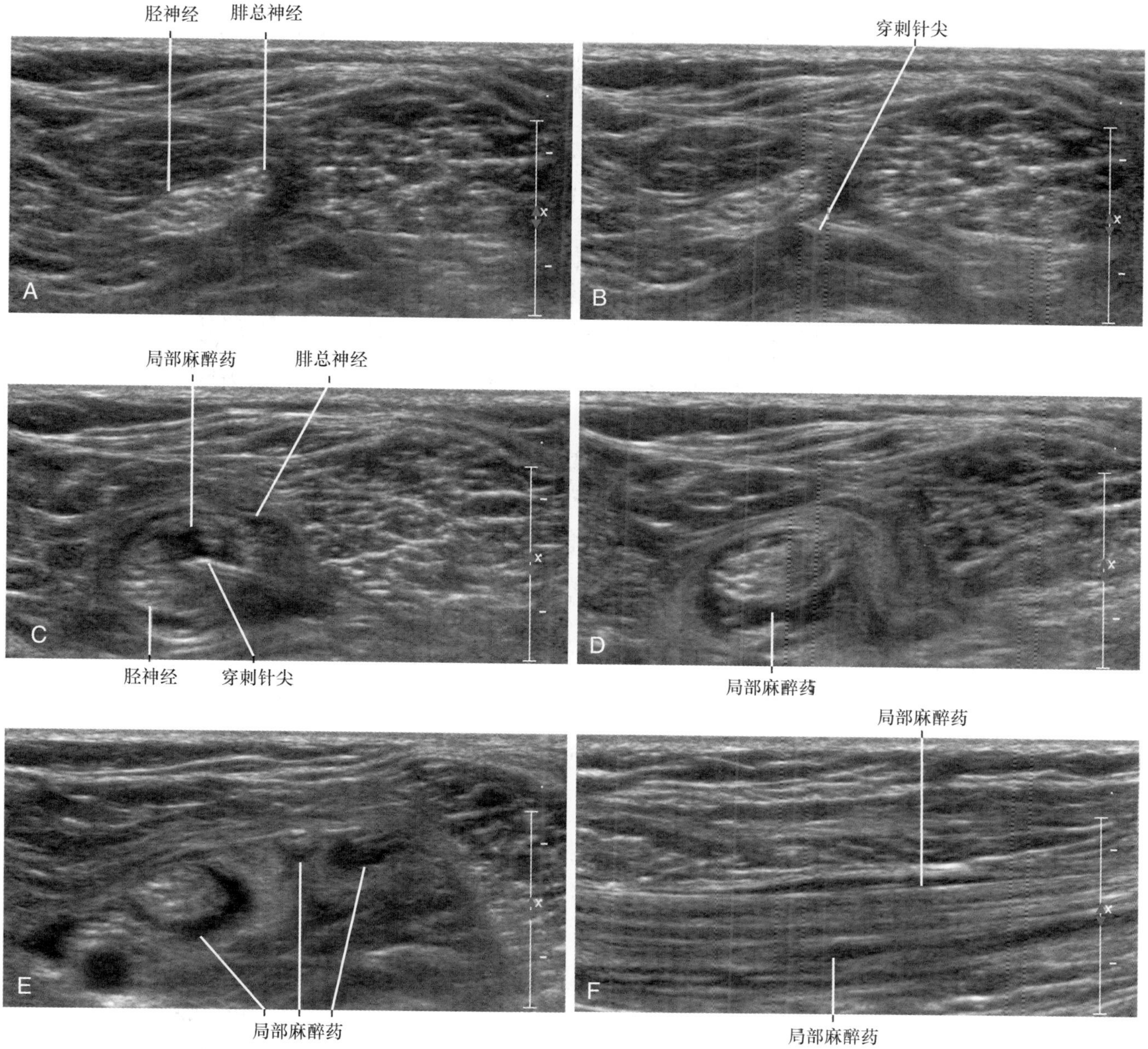

图 13-1 图像序列显示腘窝处坐骨神经成功阻滞。在注射前短轴切面显示坐骨神经分支胫神经和腓总神经（**A**）。平面内法显示针尖置于胫神经和腓总神经之间（**B**）。局部麻醉药注射在神经之间（**C**）。注射后局部麻醉药围绕神经分布（**D**），并沿神经分支走行（**E**）。长轴切面也证实局部麻醉药沿坐骨神经分布（**F**）

14 超声引导下周围神经置管阻滞

超声引导下导管置入是一个复杂的程序，需要操作者具有熟练的操作技术[1]。一般包括超声引导下斜角肌间隙、股神经和腘窝导管置入[2]。平面内法和平面外法都适用于周围神经阻滞导管置入[3]。

使用平面内法针头斜面可以旋转，这样导管能够沿神经并行滑动而不是环绕神经[4]。带螺旋花纹的金属回声增强导管可以作为空间调整导丝[5]。因此，无论导管朝向如何，超声束均将被反射回超声探头以提高显示。

长轴平面内法引导周围神经导管置入已经有报道[6]。优点是周围神经、阻滞针和导管可以同时显示。然而，操控探头并维持三者都在成像平面内是很困难的。另外，因为这三者都限制在同一平面，必须小心不要把针和导管刺入神经。假如患者能俯卧位操作，坐骨神经的导管置入尤其适合使用长轴平面内法。使用这种长轴方法，操作者可以直接在超声显示器上判读患者的解剖定位。

超声引导下周围神经导管置入相比神经刺激具有很多优点，因为操作时间更加一致[7]。许多操作者使用同样的平面内法进行导管置入，用于单次注射阻滞。尽管置管位置超出穿刺针尖的距离通常很短，但平面内法行导管置入类似于挖隧道，因为导管要通过较长的组织路径才到达靶目标。一项研究发现，平面内法 1 cm 和 5 cm 的穿刺距离对于导管功能和移位率无明显差异[8]。如果有必要，一些操作者在置入导管前注入局部麻醉药或生理盐水并轻微后退针头，为短轴平面内法创造更多空间。

参考文献

1. Fredrickson MJ. Ultrasound assisted perineural catheter placement facilitated by a catheter introduction syringe. *Reg Anesth Pain Med* 2007;**32**:370–1.
2. Swenson JD, Bay N, Loose E, et al. Outpatient management of continuous peripheral nerve catheters placed using ultrasound guidance: an experience in 620 patients. *Anesth Analg* 2006;**103**:1436–43.
3. Fredrickson MJ, Ball CM, Dalgleish AJ. Successful continuous interscalene analgesia for ambulatory shoulder surgery in a private practice setting. *Reg Anesth Pain Med* 2008;**33**:122–8.
4. Borgeat A, Blumenthal S, Lambert M, et al. The feasibility and complications of the continuous popliteal nerve block: a 1001-case survey. *Anesth Analg* 2006;**103**:229–33.
5. Trimmer WS, Vilkomerson D. A new wire phantom for accurate measurement of acoustical resolution. *Ultrason Imaging* 1983;**5**:87–93.
6. Koscielniak-Nielsen ZJ, Rasmussen H, Hesselbjerg L. Long-axis ultrasound imaging of the nerves and advancement of perineural catheters under direct vision: a preliminary report of four cases. *Reg Anesth Pain Med* 2008;**33**:477–82.
7. Mariano ER, Loland VJ, Sandhu NS, et al. A trainee-based randomized comparison of stimulating interscalene perineural catheters with a new technique using ultrasound guidance alone. *J Ultrasound Med* 2010;**29**:329–36.
8. Ilfeld BM, Sandhu NS, Loland VJ, et al. Ultrasound-guided (needle-in-plane) perineural catheter insertion: the effect of catheter-insertion distance on postoperative analgesia. *Reg Anesth Pain Med* 2011;**36**:261–5.

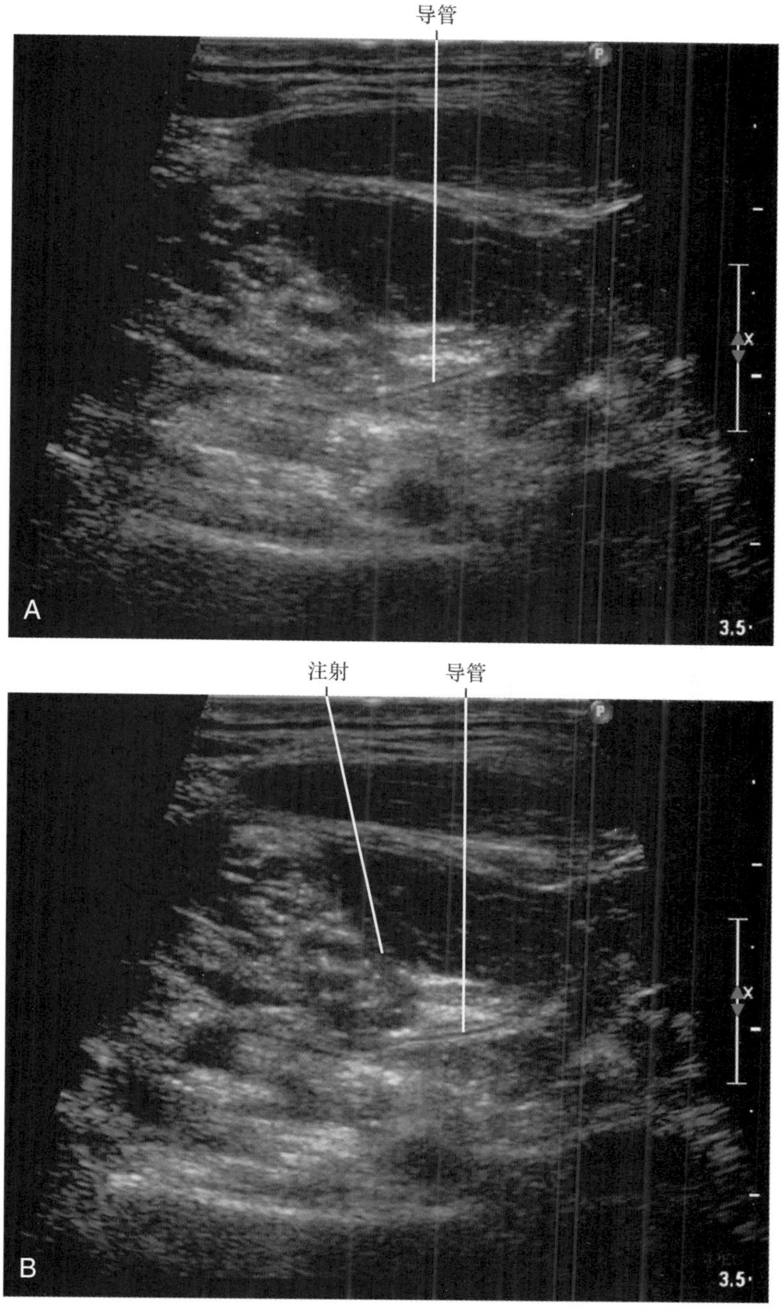

图 14-1 斜角肌间沟内的周围神经导管超声图像。超声显示局部麻醉药注射之前（**A**）和注射之后（**B**）

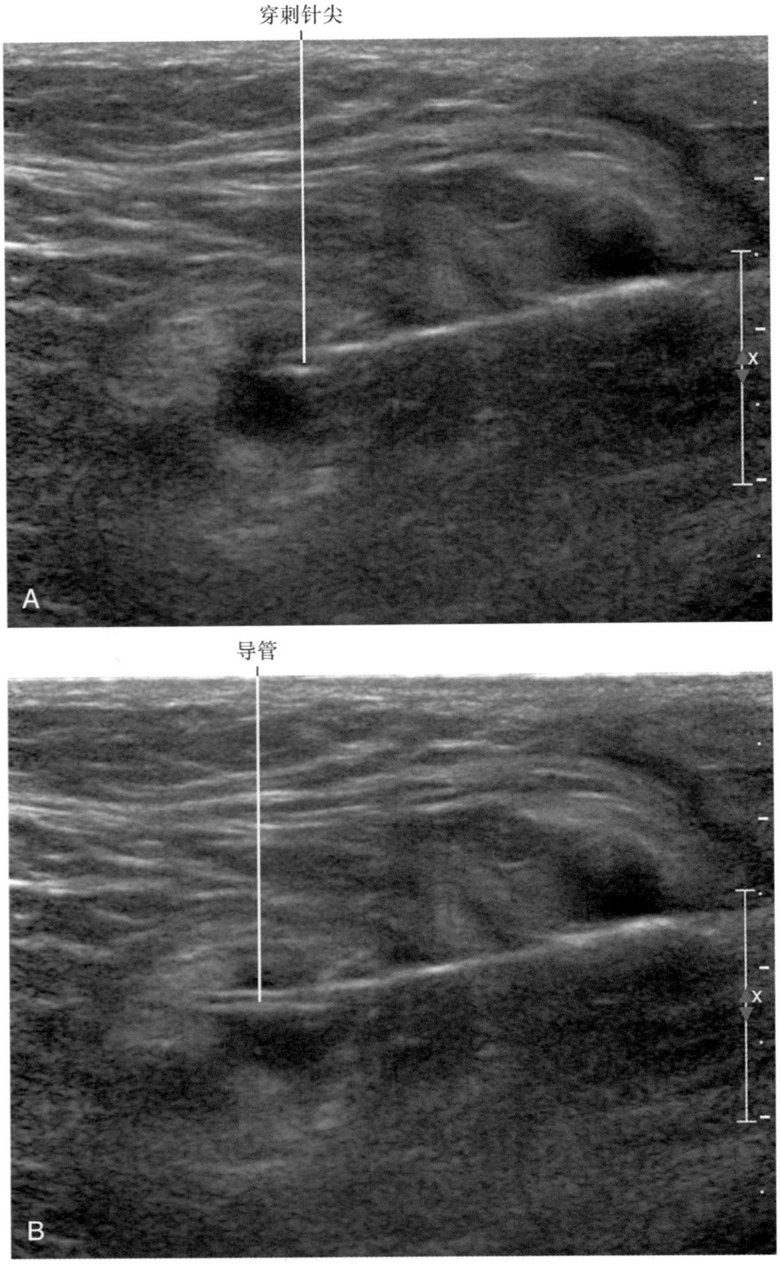

图 14-2　金属回声增强导管行腘窝置管阻滞。声像图显示穿刺针的位置，分别为导管导入前（**A**）和导入后（**B**）。螺旋花纹的金属增强导管可以作为空间调整导丝。因此，无论导管朝向如何，超声束均将被反射回超声探头以提高显示

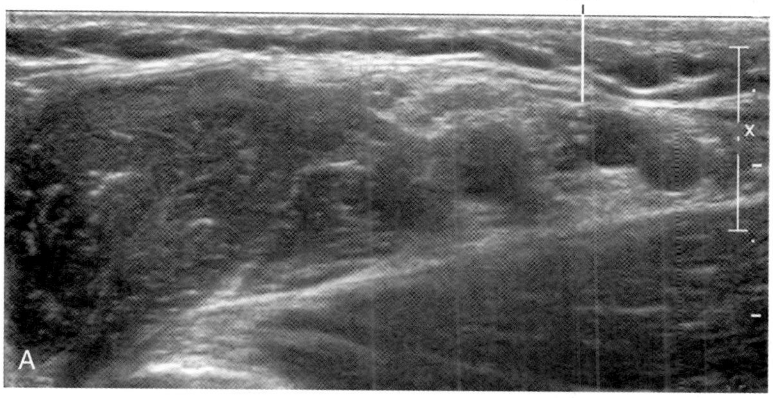

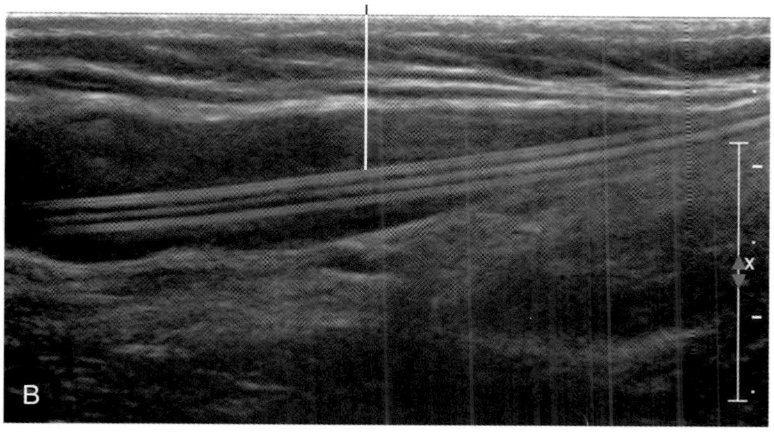

图 14-3 经周围静脉插入的中心静脉导管的短轴（**A**）和长轴（**B**）切面图像。这种双腔导管在腋窝处可能与周围神经很相似

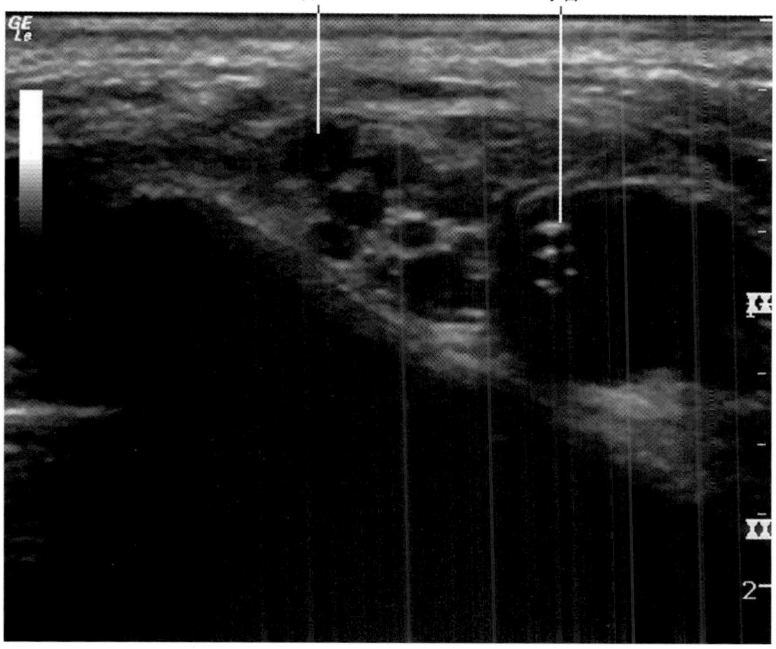

图 14-4 锁骨下动脉内的多腔导管邻近臂丛。导管和神经具有相似回声

15 三维超声

已有使用三维或四维超声成像显示神经和引导区域阻滞的报道[1-3]。肌肉骨骼组织周围回声的复杂性使显示清晰的三维图像具有挑战性。注射无回声的液体可以提高神经三维成像时表面界面的显示。重建的容积图像往往以棕褐色显示，以提高对比分辨率。

三维成像的一个潜在优点是可以避免发生于二维平面内法的穿刺针部分显示。三维成像无需严格排列穿刺针与声束平面，因而可以节省操作时间并提高操作的精确性。一项研究发现，多维成像可以提高针尖的识别[4]。然而，另一项研究发现，与容积重建相比，多切面重建图像提高了穿刺针的显示度[5]。应认真对待这一发展中的技术，在获取更多有用信息和不必要的图像干扰之间保持平衡。使用这一技术介入操作时间会延长[6]。

通过匀速滑动探头人工获取系列超声图像是很困难的。后续离线完成三维图像重建。另一个问题是用于三维成像的自动扫描探头体积大且笨重。三维成像的最大优点可能是显示药物注射，在二维成像时药物可能弥散至平面外（无论是在血管内还是沿着神经）。最新的三维成像以壁龛形式显示图像，即在单一图像中显示所有三个正交成像平面。这一显示格式据报道可以提高坐骨神经近端成像[7]。

矩阵阵列实时四维超声成像可能会减少介入过程中的探头操作，并提高导管尖部的显示。但是这一技术帧频很低并且使用低频声束。

临床要点

- 三维超声具有与二维超声相同的伪像。获取或重建三维图像可能会产生额外的伪像。一般来说，三维成像比二维成像更易受伪像影响[8]。
- 三维超声可能有利于显示局部麻醉药分布或导管，尤其在二维成像延伸到平面外时。

参考文献

1. Foxall GL, Hardman JG, Bedforth NM. Three-dimensional, multiplanar, ultrasound-guided, radial nerve block. *Reg Anesth Pain Med* 2007;**32**:516–21.
2. Clendenen SR, Robards CB, Clendenen NJ, et al. Real-time 3-dimensional ultrasound-assisted infraclavicular brachial plexus catheter placement: implications of a new technology. *Anesthesiol Res Pract* 2010;2010. Epub 2010, Jun 1.
3. Belavy D, Ruitenberg MJ, Brijball RB. Feasibility study of real-time three-/four-dimensional ultrasound for epidural catheter insertion. *Br J Anaesth* 2011;**107**(3):438–45. Epub 2011, Jun 9.
4. Won HJ, Han JK, Do KH, et al. Value of four-dimensional ultrasonography in ultrasonographically guided biopsy of hepatic masses. *J Ultrasound Med* 2003;**22**:215–20.

5. Rose SC, Nelson TR, Deutsch R. Display of 3-dimensional ultrasonographic images for interventional procedures: volume-rendered versus multiplanar display. *J Ultrasound Med* 2004;**23**:1465–73.
6. Tonni G, Centini G, Rosignoli L, et al. 4D vs 2D ultrasound-guided amniocentesis. *J Clin Ultrasound* 2009;**37**:431–5.
7. Karmakar M, Li X, Li J, et al. Three-dimensional/four-dimensional volumetric ultrasound imaging of the sciatic nerve. *Reg Anesth Pain Med* 2012;**37**(1):60–6.
8. Cohen L, Mangers K, Grobman WA, et al. Three-dimensional fast acquisition with sonographically based volume computer-aided analysis for imaging of the fetal heart at 18 to 22 weeks' gestation. *J Ultrasound Med* 2010;**29**:751–7.

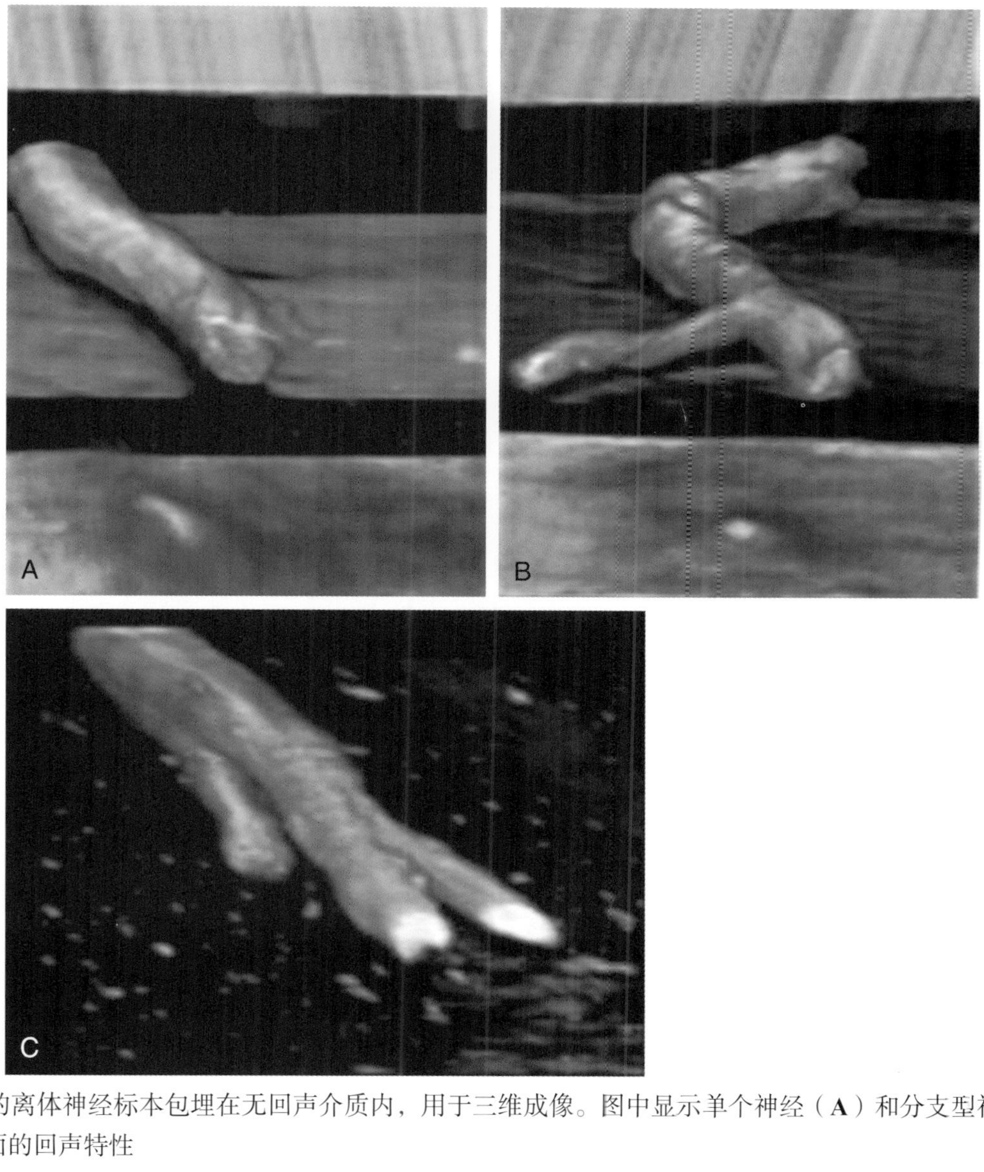

图 15-1 切除的离体神经标本包埋在无回声介质内，用于三维成像。图中显示单个神经（**A**）和分支型神经（**B** 和 **C**），展示了神经表面的回声特性

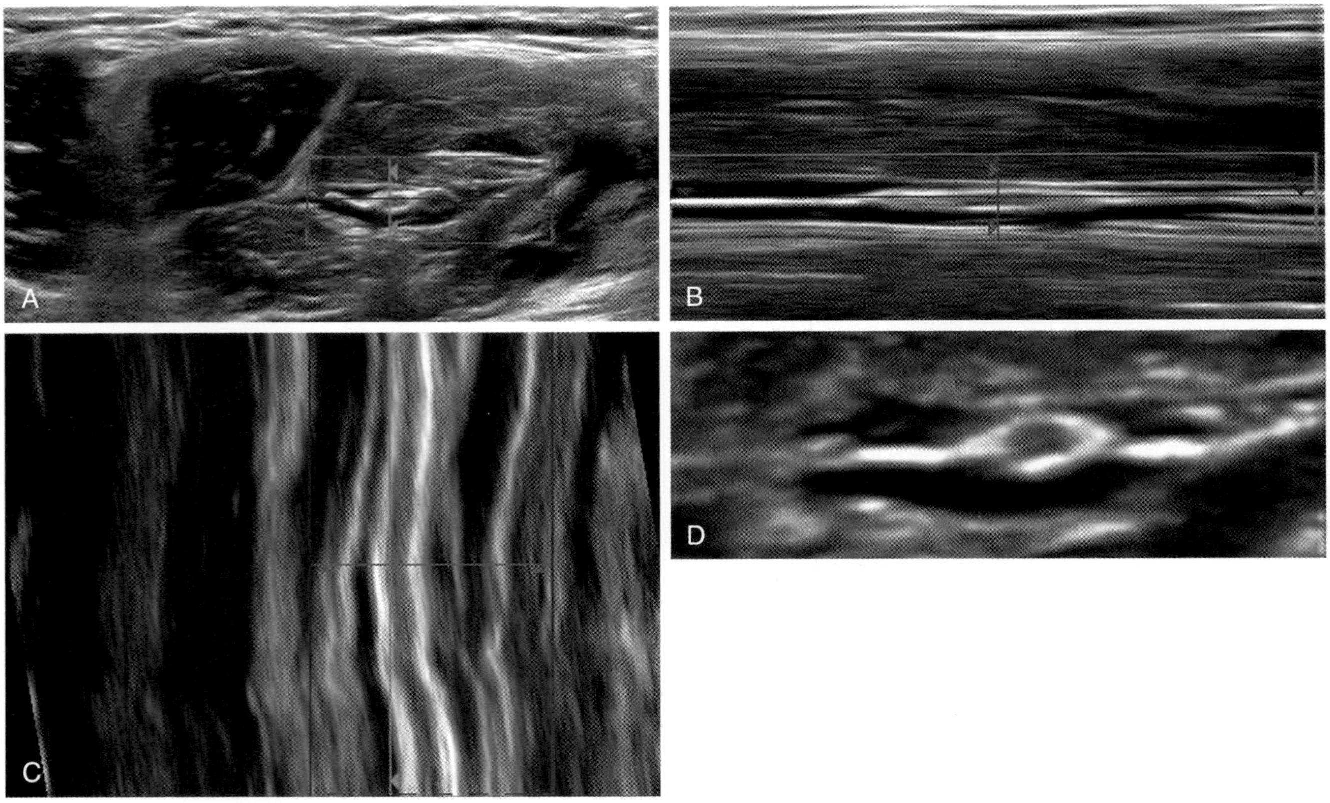

图 15-2　肌皮神经和局部麻醉药注射的临床三维成像。神经分别见于短轴成像（**A**）、长轴成像（**B** 和 **C**）和容积重建成像（**D**）（见彩图）

第二部分

常见结构

16 解剖结构

超声直视成像显著提高了大部分局部麻醉技术的效果[1]。在高分辨率超声的帮助下，麻醉医师可以在任何水平直接显示上、下肢神经阻滞的相关结构。这种直视成像可以提高神经阻滞的效果并避免并发症。直接显示靶目标结构并监测局部麻醉药分布的收益巨大。这种超声监测允许麻醉医师在注射的局部麻醉药分布不均时重新放置阻滞针。

该部分包括肌肉骨骼超声成像的简略概述。有些结构在区域阻滞时经常显示。精确识别这些解剖结构通常包括使用超声成像动态扫查显示它们从起点到终点的走行。

参考文献

1. Marhofer P, Greher M, Kapral S. Ultrasound guidance in regional anaesthesia. *Br J Anaesth* 2005;**94**:7–17.

17 皮肤和皮下组织

正常皮肤（表皮和真皮）厚 1 ～ 4 mm，表现为均匀的高回声。皮下组织为低回声伴结缔组织间隔，显示为平行条纹或几乎平行于皮肤表面。

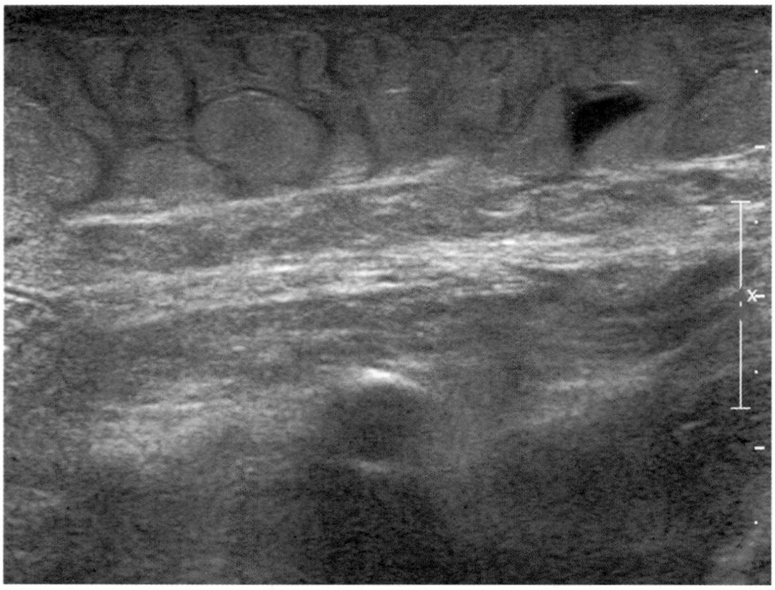

图 17-1 “干涸河床征”显示了皮下组织水肿的病理改变

18 周围神经

周围神经具有束状或“蜂窝样”的回声特点。是由神经纤维（低回声）和结缔组织（高回声）在神经内混合组成。在更接近中枢的神经中结缔组织很少（如臂丛的颈神经前支），这些神经在超声扫查时表现为单束状或寡束状[1]。通常由低回声肌肉包绕的神经比高回声脂肪包绕的神经更易显示，因为神经边界更清晰。

周围神经结构复杂。神经内部似丛状，沿着神经走行的神经纤维束在神经内相互联系和合并。因为这种相互交织的网络结构，神经束的数量沿神经走行而变化。相距 2 mm 的神经切片就有不同的神经束模式[2]。周围神经中结缔组织含量和神经束数量不等。也就是说，在多束神经中结缔组织含量更丰富[3]。神经内的结缔组织保护神经束免受伤害，因此单束神经更易损伤。

识别神经束是周围神经成像的基础。超声只能显示全部神经束中的一小部分。在一项离体神经标本的研究中，光学显微镜可见的神经束中只有 1/3 可以被超声显示[4]。对于成像技术来说，确认邻近神经束之间的纤细胶原边界是很困难的。因此，神经束的分辨成为评价神经成像质量的一个标准。

神经可以是圆形、椭圆形或三角形。神经形状可以沿神经走行或探头加压而改变。神经束通常是圆形的，因此单束神经一般呈圆形。尽管形态可以发生改变，但神经在整个走行过程中具有相对恒定的横截面积。

高频超声（10 ～ 15 MHz）对神经束的分辨率更好。但在较低频率（7 ～ 10 MHz），周围神经仍显示为带状结构[5]。超声仪器上已经预置神经成像条件，能够增强神经束的显示。

短轴滑动连续扫查（沿着已知神经走行滑动探头显示神经短轴）是一种非常有用的技术，不但可以识别小神经，还可以评估局部麻醉药沿神经长轴的分布。

在各种形态变量中，神经直径与身高的相关性最好[6]。超声扫查时，与神经显示最相关的是肢体大小[7]。

临床要点

- 当神经穿过狭窄的通道时，由于神经束紧密挤压，表现为均匀的低回声。
- 当扫查浅表神经时，最好使用充足的耦合剂（就像在牙刷上涂牙膏）以提供声垫。
- 沿已知周围神经的走行方向短轴滑动扫查有利于确定神经分布的边界。
- 获取周围神经长轴切面最简易的方法就是先短轴显示，保持神经在视野中心再旋转探头。
- 神经外层的胶原纤维并不总是产生一个明显的边界回声。这可能使长轴切面评估局部麻醉药的分布变得困难。

参考文献

1. Martinoli C, Bianchi S, Santacroce E, et al. Brachial plexus sonography: a technique for assessing the root level. *AJR Am J Roentgenol* 2002;**179**:699–702.
2. Sunderland S. The anatomy and physiology of nerve injury. *Muscle Nerve* 1990;**13**:771–84.
3. Sunderland S, Bradley KC. The cross-sectional area of peripheral nerve trunks devoted to nerve fibers. *Brain* 1949;**72**:428–49.
4. Silvestri E, Martinoli C, Derchi LE, et al. Echotexture of peripheral nerves: correlation between US and histologic findings and criteria to differentiate tendons. *Radiology* 1995;**197**:291–6.
5. Giovagnorio F, Martinoli C. Sonography of the cervical vagus nerve: normal appearance and abnormal findings. *AJR Am J Roentgenol* 2001;**176**:745–9.
6. Heinemeyer O, Reimers CD. Ultrasound of radial, ulnar, median, and sciatic nerves in healthy subjects and patients with hereditary motor and sensory neuropathies. *Ultrasound Med Biol* 1999;**25**:481–5.
7. Schwemmer U, Markus CK, Greim CA, et al. Sonographic imaging of the sciatic nerve division in the popliteal fossa. *Ultraschall Med* 2005;**26**:496–500.
8. Thain LM, Downey DB. Sonography of peripheral nerves: technique, anatomy, and pathology. *Ultrasound Q* 2002;**18**:225–45.

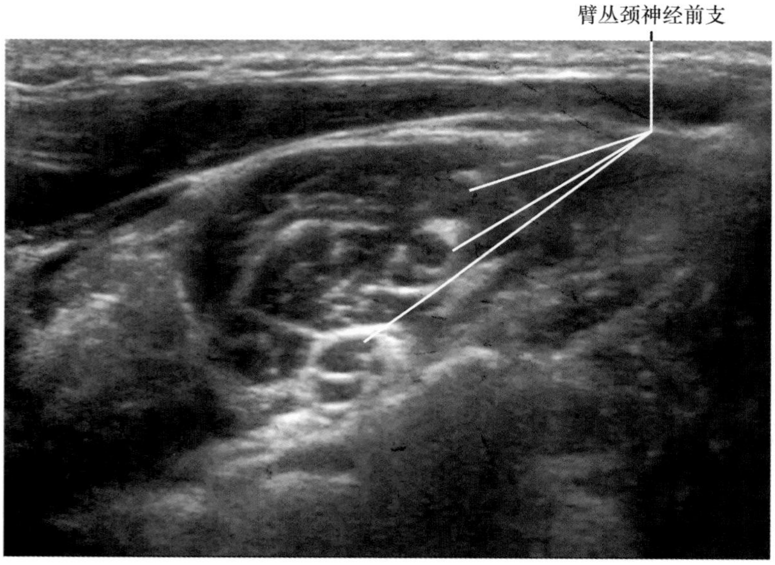

图 18-1　短轴显示臂丛的颈神经前支。这种单束神经回声主要见于包含很少结缔组织的邻近中枢的神经

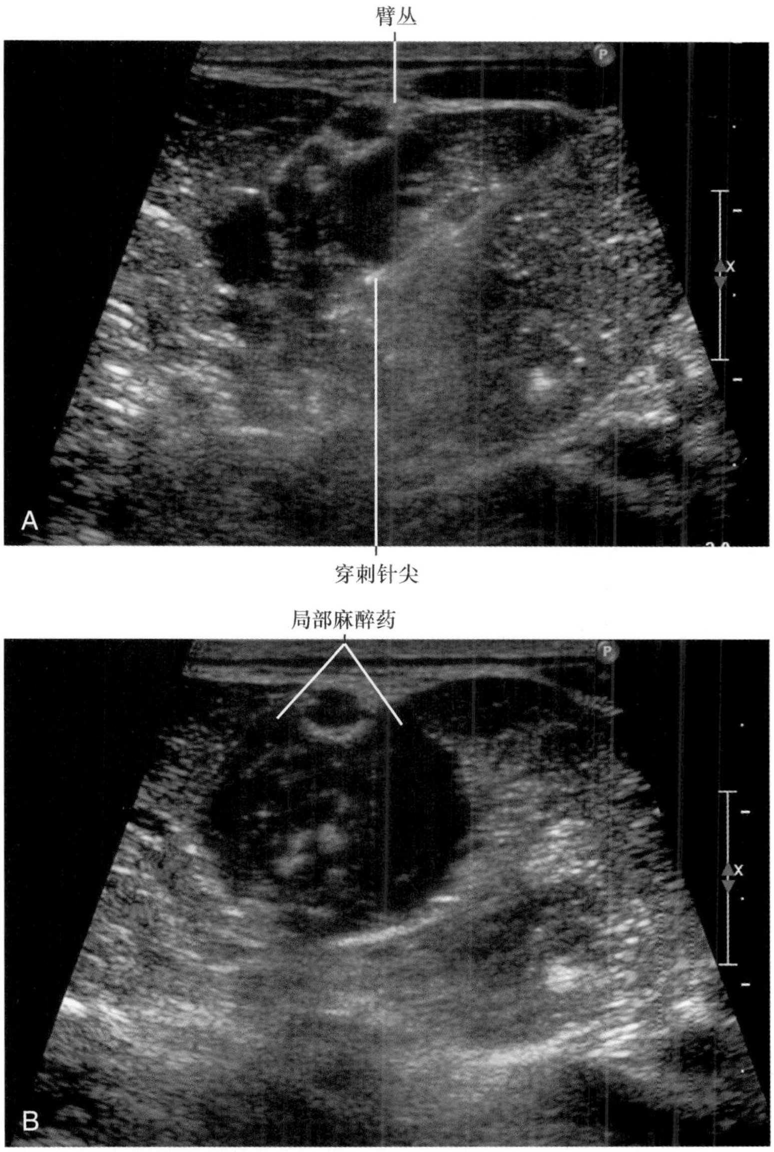

图 18-2 斜角肌间隙阻滞在局部麻醉药注射前（**A**）和注射后（**B**）显示单束神经结构

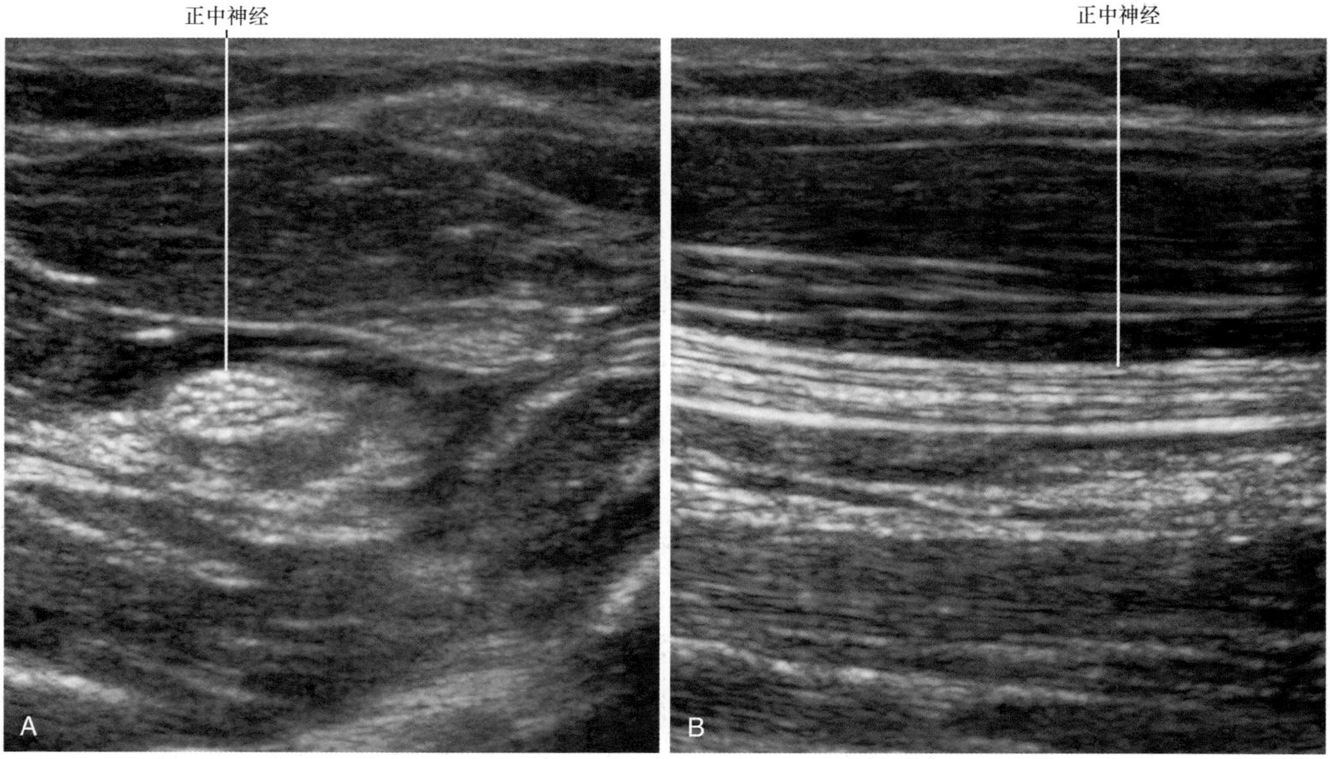

图 18-3　前臂正中神经短轴切面（**A**）和长轴切面（**B**）图像，显示束状或蜂窝样结构。这些都是局部麻醉药注射后包绕神经的图像

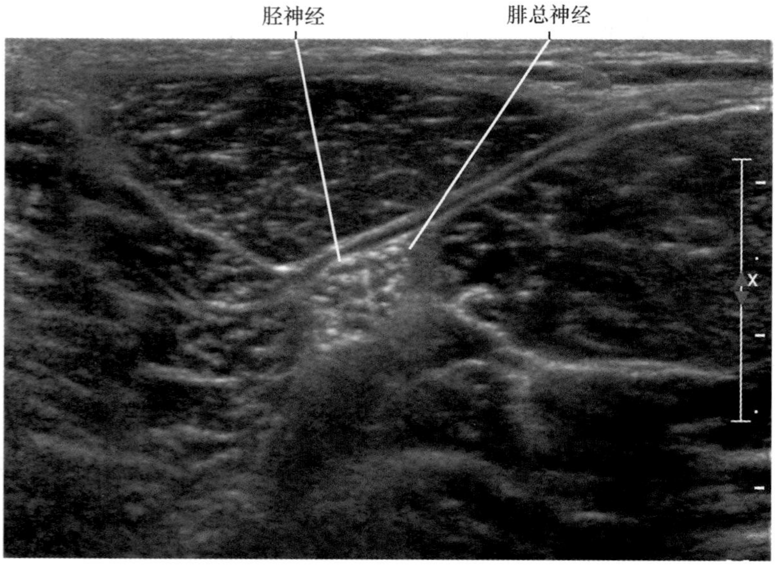

图 18-4　大腿坐骨神经声像图显示神经内高回声的结缔组织成分，并分为胫神经和腓总神经

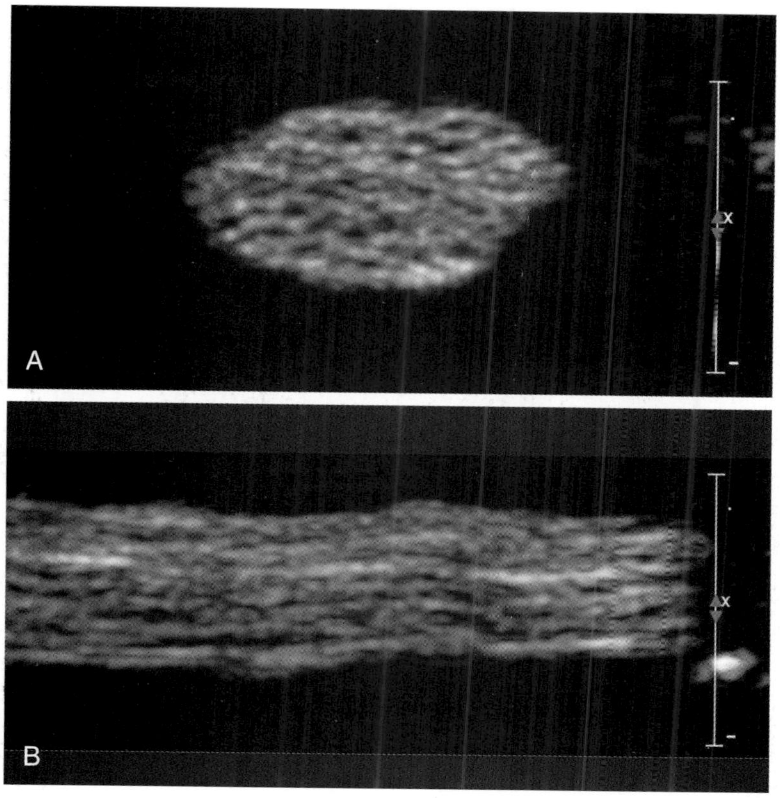

图 18-5 短轴切面（**A**）和长轴切面（**B**）声像图显示切除的离体神经标本的神经束结构。周围神经的长轴切面往往表现为波浪状回声的平行神经束

19 肌 腱

肌腱是连接肌肉到骨的强韧结构。其纤维回声结构（纤维状，就像小提琴弓上的细丝）来源于平行的胶原纤维束。由于这种有序的结构，肌腱呈现高度各向异性，这意味着接收到的肌腱回声与声束入射角度密切相关[1-3]。

肌腱和神经在区域阻滞过程中都会成像，因此需要了解一些二者的鉴别点。尽管两者表现相似，但通过沿其走行追踪扫查可以区分肌腱和神经。因为肌腱只在肌肉末端形成，所以其横断面积随走行会发生明显改变。而神经的横断面积在神经走行过程中相对稳定。另外，肌腱的回声强度对于探头的倾斜比神经更敏感（肌腱的各向异性比神经更强）。高频超声成像时（≥ 10 MHz），肌腱的纤维回声可以与神经束回声区别（表 19-1）[4]。

肌腱可以位于肌肉的中心或偏于一侧，取决于肌肉是单羽状还是双羽状。多羽肌有多个肌腱。正常肌腱是乏血管的，无论彩色或能量多普勒检查都不能探及血流[5]。药物直接注射入肌腱可能导致肌腱断裂[6]。

一些肌腱是神经定位的有效标志。例如，在前臂内侧，尺神经位于尺侧腕屈肌腱和尺动脉之间；在大腿远端腘窝附近，腓总神经位于股二头肌联合腱的后方；在腋窝，神经血管束位于背阔肌和大圆肌联合腱的前面。

表 19-1 超声成像可识别的神经和肌腱的特征

特征	神经	肌腱
回声	束状	纤维状
组成成分	神经纤维（粗大、波浪状、数量较少）	纤维丝（纤细、笔直、数量较多）
内部结构	丛状（融合或分支）	平行纤维丝
横断面积	沿神经走行一致	在肌肉末端形成
大体形态	圆形、椭圆形或三角形 形态随走行可改变	圆形、椭圆形或三角形，C 形或 S 形 形态不随走行改变
分支	有	无
各向异性	中度敏感	高度敏感
邻近血管	经常	很少
边界	并不清晰	清晰的腱旁组织
可压缩性	易于压缩	不易压缩

临床要点

- 肌肉肌腱连接处的位置多变，因此，单独依靠解剖位置识别肌腱较为困难。
- 肌腱由纤细平行并纵向走行的强回声线构成，类似于纤维。纤维间隔由含弹性纤维的疏松结缔组织、血管和纤细肌纤维组成。
- 神经内的束状回声一般比肌腱少和粗。

参考文献

1. Fornage BD. The hypoechoic normal tendon: a pitfall. *J Ultrasound Med* 1987;**6**:19–22.
2. Crass JR, van de Vegte GL, Harkavy LA. Tendon echogenicity: ex vivo study. *Radiology* 1988;**167**:499–501.
3. Connolly DJ, Berman L, McNally EG. The use of beam angulation to overcome anisotropy when viewing human tendon with high-frequency linear array ultrasound. *Br J Radiol* 2001;**74**:183–5.
4. Silvestri E, Martinoli C, Derchi LE, et al. Echotexture of peripheral nerves: correlation between US and histologic findings and criteria to differentiate tendons. *Radiology* 1995;**197**:291–6.
5. O'Connor PJ, Grainger AJ, Morgan SR, et al. Ultrasound assessment of tendons in asymptomatic volunteers: a study of reproducibility. *Eur Radiol* 2004;**14**:1968–73.
6. Ford LT, DeBender J. Tendon rupture after local steroid injection. *South Med J* 1979;**72**:827–30.

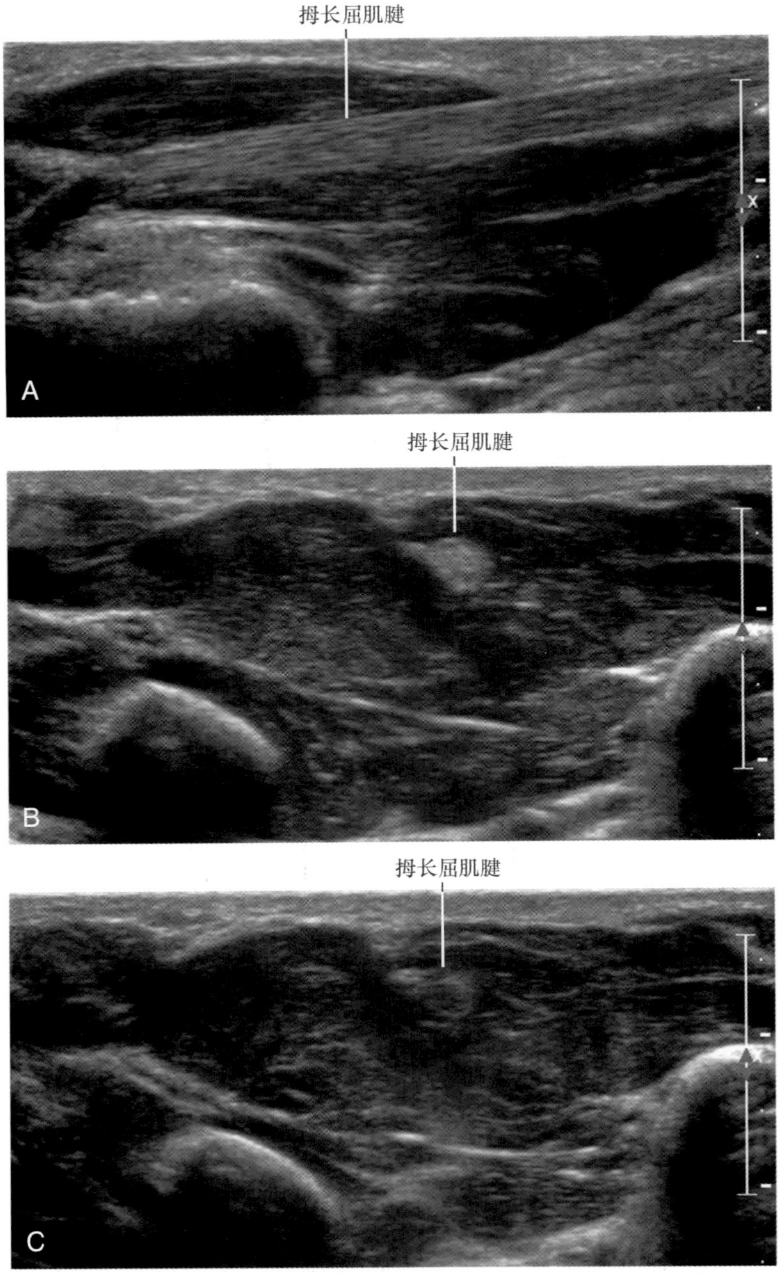

图 19-1　拇长屈肌腱的长轴切面（**A**）和短轴切面（**B**）。假如探头轻微倾斜，肌腱的回声就会消失，提示各向异性（**C**）

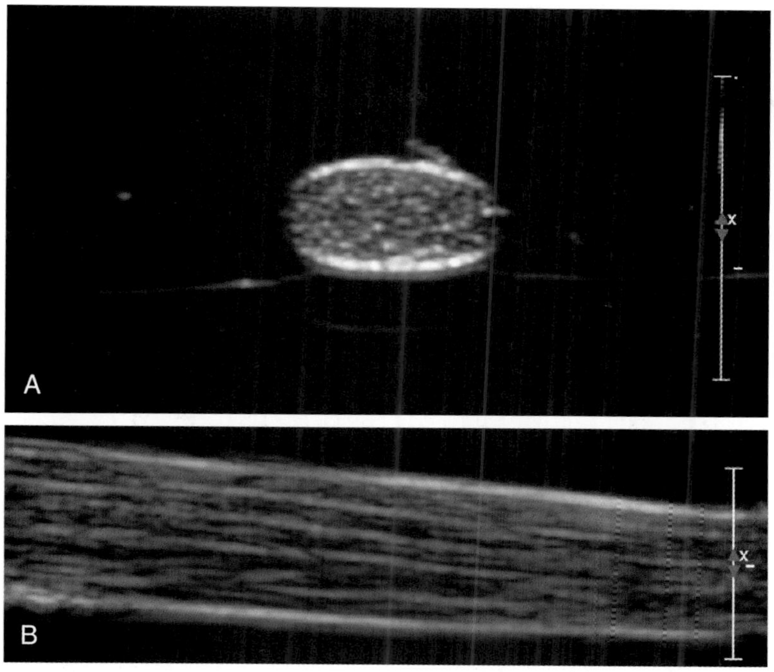

图 19-2 切除的离体肌腱标本的短轴（A）和长轴（B）切面显示纤维状回声结构

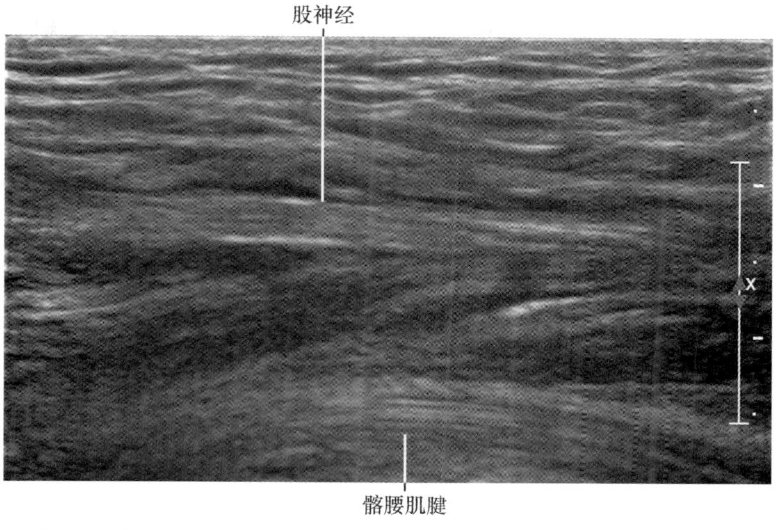

图 19-3 股神经阻滞后长轴切面对比股神经和髂腰肌腱回声。超声图像显示神经束和肌腱纤维的区别

20 动 脉

当探头加压软组织时，可探及明显的动脉搏动。所需的探头压力取决于很多变量，包括血压、动脉的大小和深度、动脉邻近骨的距离。调整探头压力以引出明显的搏动是识别动脉的快速方法，在一些情况下还需要应用多普勒。动脉壁比静脉壁厚，没有瓣膜。几乎每个周围神经都有较长的伴行动脉或静脉。

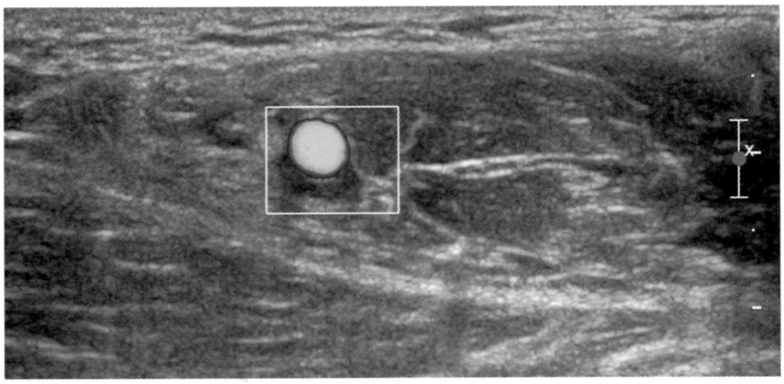

图 20-1 腋窝区腋动脉的短轴能量多普勒图像（见彩图）

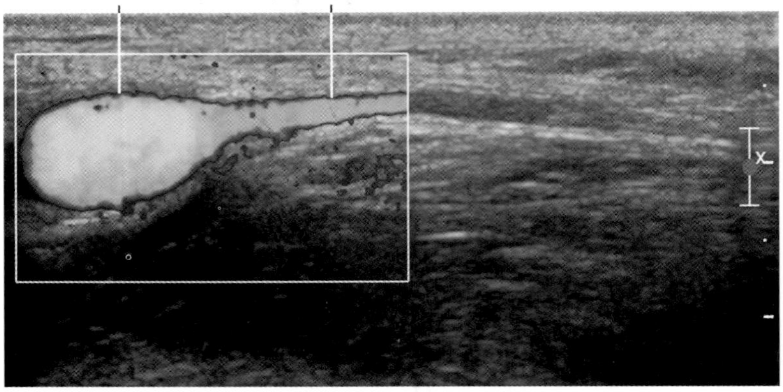

图 20-2 股动脉和旋股外侧动脉的能量多普勒图像。旋股外侧动脉位于股神经浅方，是出血并发症的一个潜在位置（见彩图）

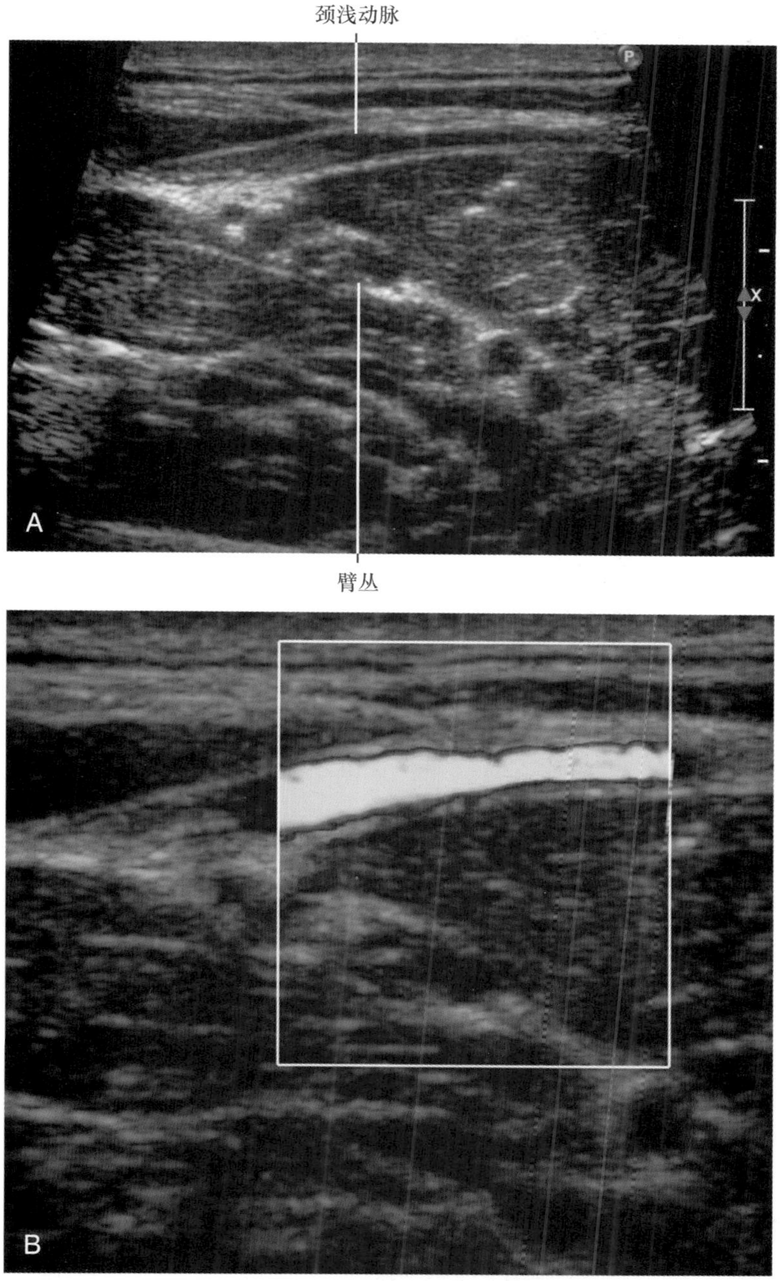

图 20-3　斜角肌间隙阻滞时可见颈浅动脉位于臂丛浅方。**A**. 二维超声；**B**. 能量多普勒（见彩图）

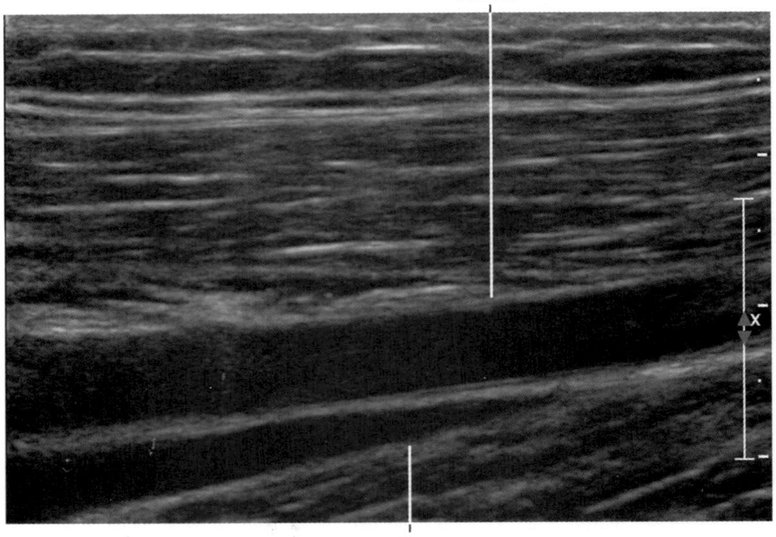

图 20-4　长轴图像显示股动脉在大腿中段收肌管近端，位于缝匠肌深方。长轴切面同时显示股静脉。股动脉是大腿中段隐神经阻滞的定位标志

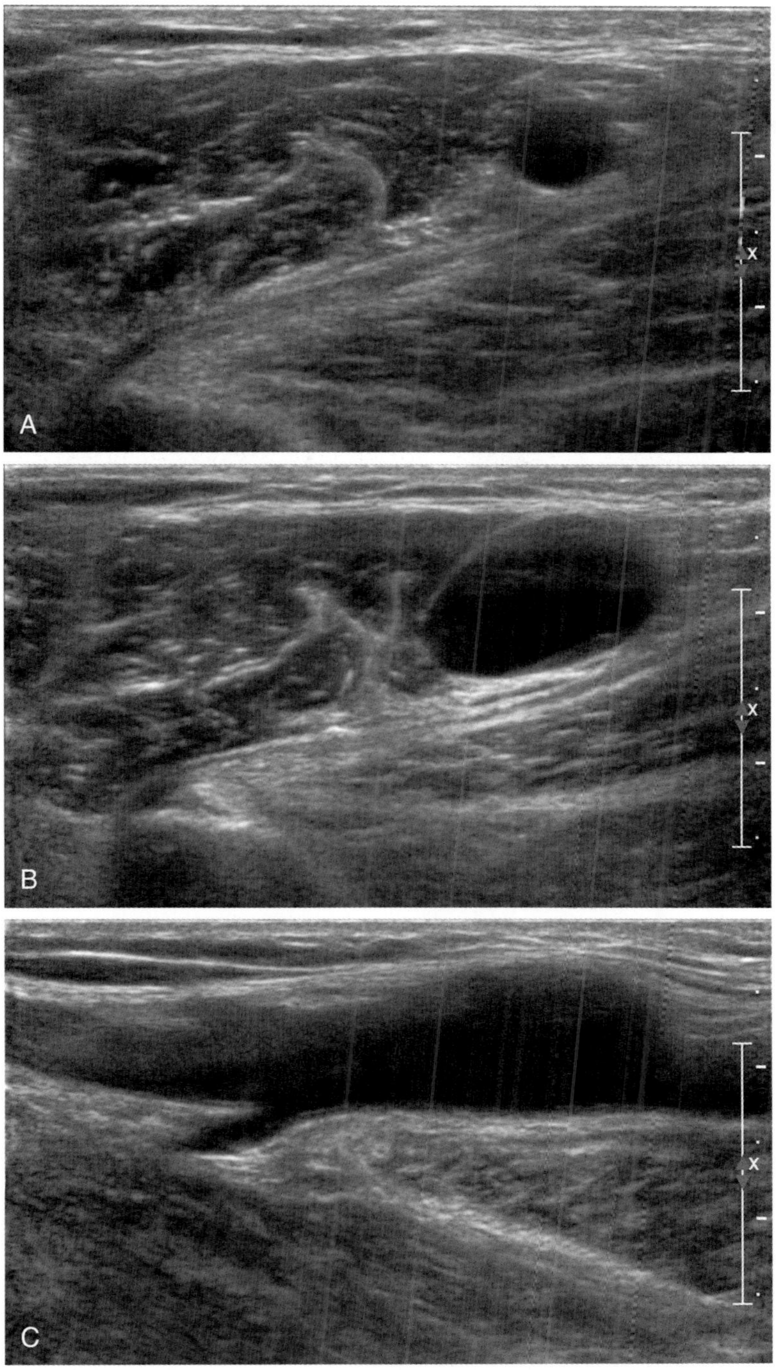

图 20-5 动脉通常具有均匀的直径。这一病例探及腋动脉瘤样扩张。短轴图像显示正常段（**A**）和扩张段（**B**）动脉，以及动脉的长轴图像（**C**）。腋窝区阻滞应避开这一位置，在动脉正常段进行操作

21 静　脉

静脉很容易被超声探头压闭，并且静脉壁菲薄，很难显示。静脉的形态高度依赖于探头压力。通常静脉腔内可显示瓣膜。与动脉的搏动性血流不同，静脉表现为连续的血流，可能会出现一定程度的ACV 波［来自心房（atrial）收缩、心室收缩（contraction）和心房静脉（venous）充盈）］和呼吸变化对血流的影响，取决于静脉与胸腔的距离。在低流速状态，如充血性心力衰竭时，由于红细胞叠加，静脉可产生自发显影[1]。采用神经成像时的探头加压程度，静脉壁会被压闭而不显示。

一些静脉在皮下组织内与周围神经伴行。在大腿内侧，大隐静脉与隐神经伴行；在小腿外侧，小隐静脉与腓肠神经伴行。

参考文献

1. Machi J, Sigel B, Beitler JC, et al. Relation of in vivo blood flow to ultrasound echogenicity. *J Clin Ultrasound* 1983;**11**:3–10.

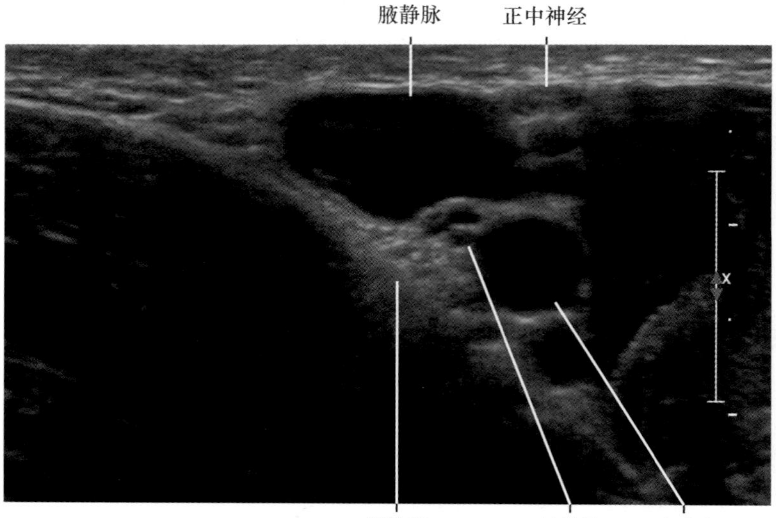

图 21-1　腋窝处腋静脉图像。在腋窝，尺神经位于腋动脉和腋静脉之间。腋静脉可以作为声窗增加尺神经的回声。本图中短轴切面显示尺神经位于腋静脉的深方（探头无加压）

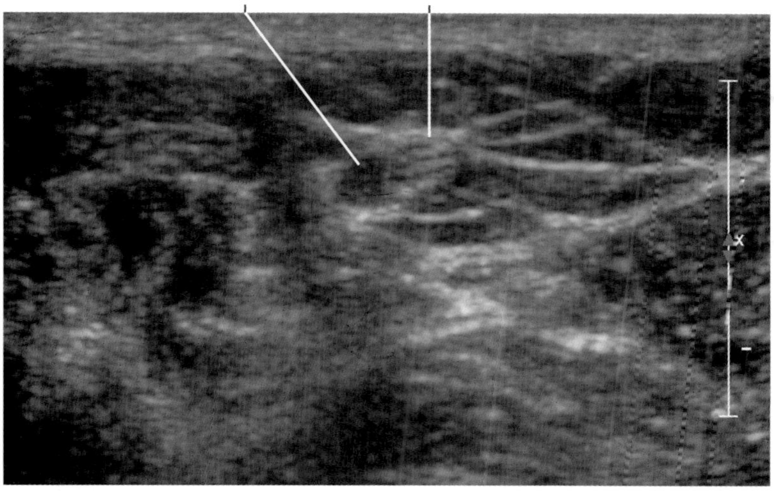

图 21-2 短轴切面显示小隐静脉和腓肠神经位于小腿后外侧皮下组织内。小腿止血带可用于扩张静脉。一些静脉可作为神经定位的标志

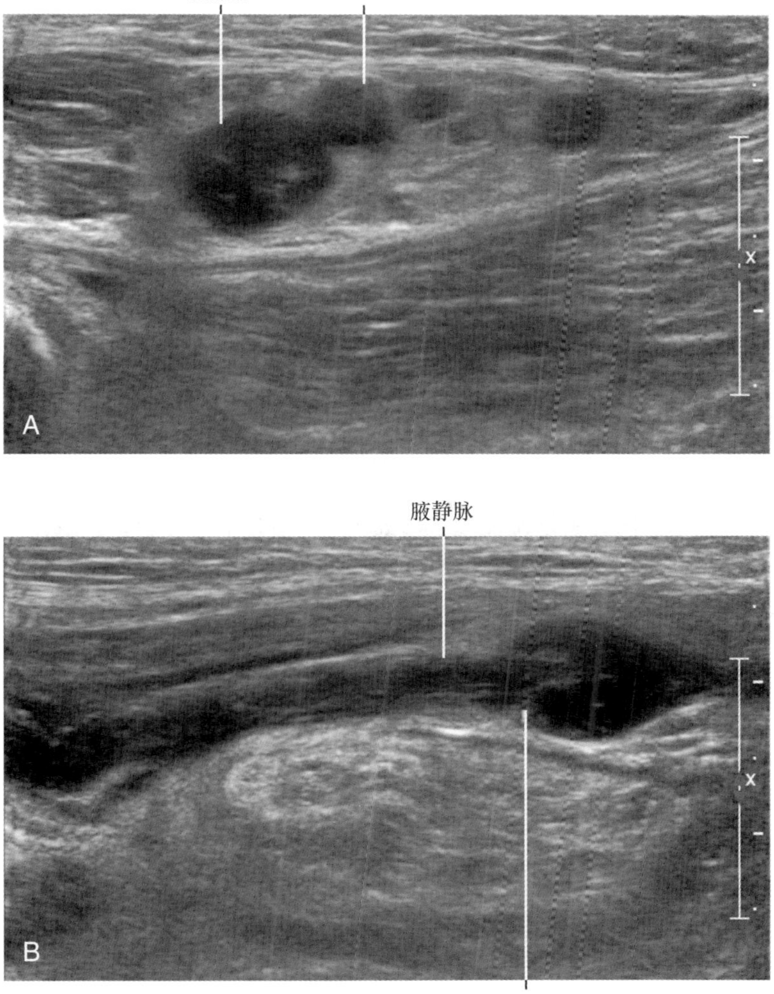

图 21-3 短轴（**A**）和长轴（**B**）切面显示腋窝腋静脉血栓形成（不可压闭）。长轴图像可见静脉瓣膜

22 骨

骨皮质的外表面由致密纤维结缔组织（骨膜）构成。骨与软组织之间有明显的声阻抗差。这导致超声扫查时骨-软组织界面反射形成强回声线[1]。成熟骨也是一个巨大的声波吸收体。由于声波消失，在界面深方出现声影。

临床要点

- 小儿椎管内扫描优于成人，部分是因为从声学角度来看，2 岁左右骨骼才会成熟。
- 因为超声波大量吸收，骨热指数（thermal index of bone，TIB）大于软组织热指数（thermal index of soft tissue，TIS）。

参考文献

1. Han S, Medige J, Davis J, et al. Ultrasound velocity and broadband attenuation as predictors of load-bearing capacities of human calcanei. *Calcif Tissue Int* 1997;**60**:21–5.

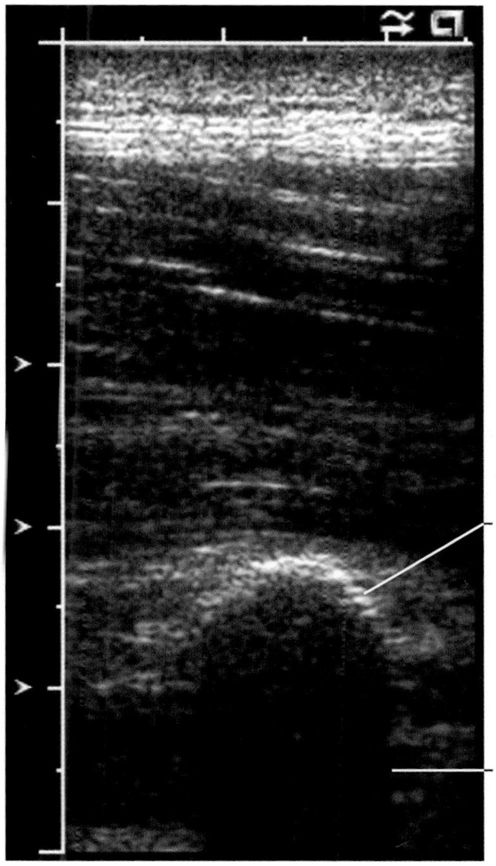

图 22-1 骨的超声表现，显示明亮的骨皮质线和声影。这幅超声图像为横突的短轴切面

23 胸 膜

胸膜是超声波的强反射体。超声扫查时胸膜线的深方可见彗星尾伪像，提示声波的混响[1]。在超声图像上，胸膜的另一个典型特征是“肺滑动征”[2]。呼吸时胸膜线来回移动。这一移动在肺基底部最明显，尖部最弱，因为大多数肺的平移是由膈肌下降引起。当出现气胸时，彗星尾伪像和肺滑动都消失[3]。

参考文献

1. Thickman DI, Ziskin MC, Goldenberg NJ, et al. Clinical manifestations of the comet tail artifact. *J Ultrasound Med* 1983;**2**:225–30.
2. Lichtenstein DA, Menu Y. A bedside ultrasound sign ruling out pneumothorax in the critically ill: lung sliding. *Chest* 1995;**108**:1345–8.
3. Lichtenstein D, Meziere G, Biderman P, et al. The comet-tail artifact: an ultrasound sign ruling out pneumothorax. *Intensive Care Med* 1999;**25**:383–8.

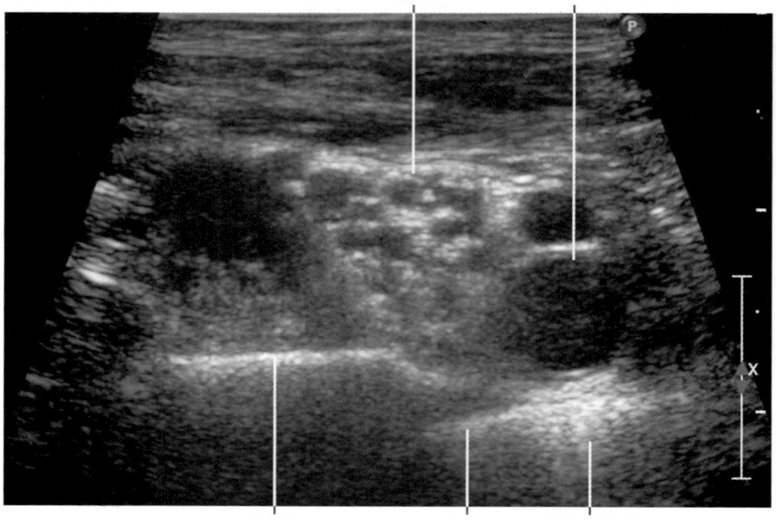

图 23-1 锁骨上区臂丛阻滞时，胸膜线深方可见彗星尾伪像

24 腹 膜

腹膜表现为腹壁深方不连续的、纤细、光滑的高回声线[1]。跟胸膜一样，腹膜也可产生混响伪像，称为彗星尾伪像[2]。有时可看到腹膜和腹腔内容物的相互移动（“肠滑动”）。

参考文献

1. Hanbidge AE, Lynch D, Wilson SR. Ultrasound of the peritoneum. *Radiographics* 2003;**23**:663–84.
2. Thickman DI, Ziskin MC, Goldenberg NJ, et al. Clinical manifestations of the comet tail artifact. *J Ultrasound Med* 1983;**2**:225–30.

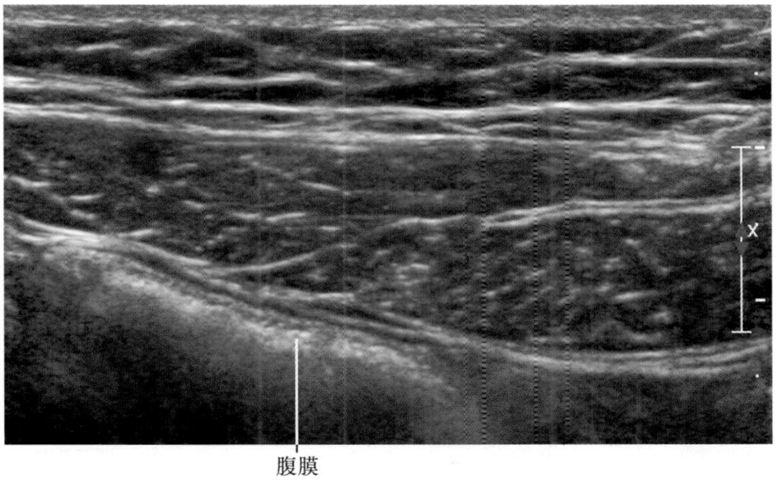

图 24-1 腹直肌鞘阻滞时可见腹壁肌肉深方的腹膜

25 淋巴结

正常淋巴结表现为边界清晰的椭圆形结构，包含高回声的淋巴结门和低回声的边缘。多普勒扫查可显示中央血流（门样血流）。股神经阻滞时经常可以见到腹股沟淋巴结。淋巴结在年轻患者更多见，并随年龄退变。正常淋巴结体积小且边界清晰。

临床要点

- 区域阻滞时有时可发现反应性淋巴结。
- 淋巴结一般较小，呈椭圆形或肾形（豆形）。
- 淋巴管在结构上类似静脉，但淋巴管内瓣膜更多。淋巴管内主要是淋巴细胞（而不是红细胞）。

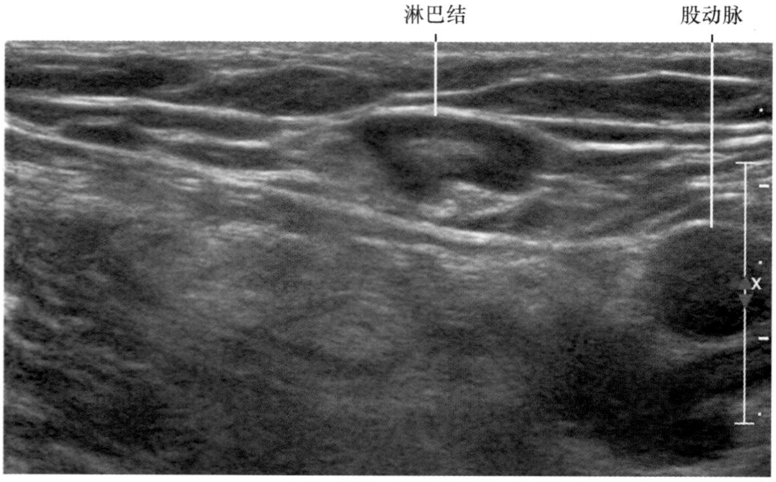

图 25-1 腹股沟区淋巴结的超声表现。这一淋巴结是在超声引导下股神经阻滞时发现的

第三部分

上肢阻滞

26 锁骨上神经阻滞

锁骨上神经（supraclavicular nerve，SCN）是颈浅丛的分支（见图 60-1）。它发自颈 3、颈 4 神经前支并分为三个分支：中间支、内侧支和外侧支。这些分支直径约为 1 ～ 2 mm。一些病例可以在锁骨中段上方触及中间支。锁骨上神经的感觉纤维分布于锁骨和肩、向下达第 2 肋水平的胸壁、肩锁关节和胸锁关节。锁骨上神经的分支通常在锁骨上方经过，但在一些病例也可穿过锁骨。锁骨上神经阻滞通常用于肩或锁骨手术的止痛[1-2]。

建议技术

一般认为，传统的臂丛神经锁骨上阻滞对于肩部手术并不充分[3]。臂丛神经传统的锁骨上区域阻滞与斜角肌间隙阻滞相比，锁骨上神经和腋神经的感觉阻滞起效较慢。然而肩部手术时，超声引导下锁骨上神经局部麻醉药浸润阻滞可以增强低位斜角肌间隙或锁骨上区域的阻滞效果。锁骨上神经通常位于椎前筋膜和臂丛的浅方，邻近锁骨。锁骨上神经阻滞一般在臂丛阻滞后进行。

临床要点

- 锁骨上神经穿过锁骨的发生率是 1% ～ 4%[4]。在一些病例，骨孔很大，可以在胸片上显示。
- 臂丛斜角肌间隙阻滞经常会引起锁骨上神经阻滞，因为局部麻醉药在斜角肌间沟内可以流向颈 4 神经。臂丛锁骨上区域阻滞很少引起或可缓慢引起这种情况。锁骨上神经阻滞可以沿锁骨表面的皮肤进行评估。
- 锁骨上神经在穿入颈阔肌前进一步分支。

参考文献

1. Choi DS, Atchabahian A, Brown AR. Cervical plexus block provides postoperative analgesia after clavicle surgery. *Anesth Analg* 2005;**100**:1542–3.
2. Maybin J, Townsley P, Bedforth N, et al. Ultrasound guided supraclavicular nerve blockade: first technical description and the relevance for shoulder surgery under regional anaesthesia. *Anaesthesia* 2011;**66**(11):1053–5.
3. Lanz E, Theiss D, Jankovic D. The extent of blockade following various techniques of brachial plexus block. *Anesth Analg* 1983;**62**:55–8.
4. Tubbs RS, Salter EG, Oakes WJ. Anomaly of the supraclavicular nerve: case report and review of the literature. *Clin Anat* 2006;**19**:599–601.

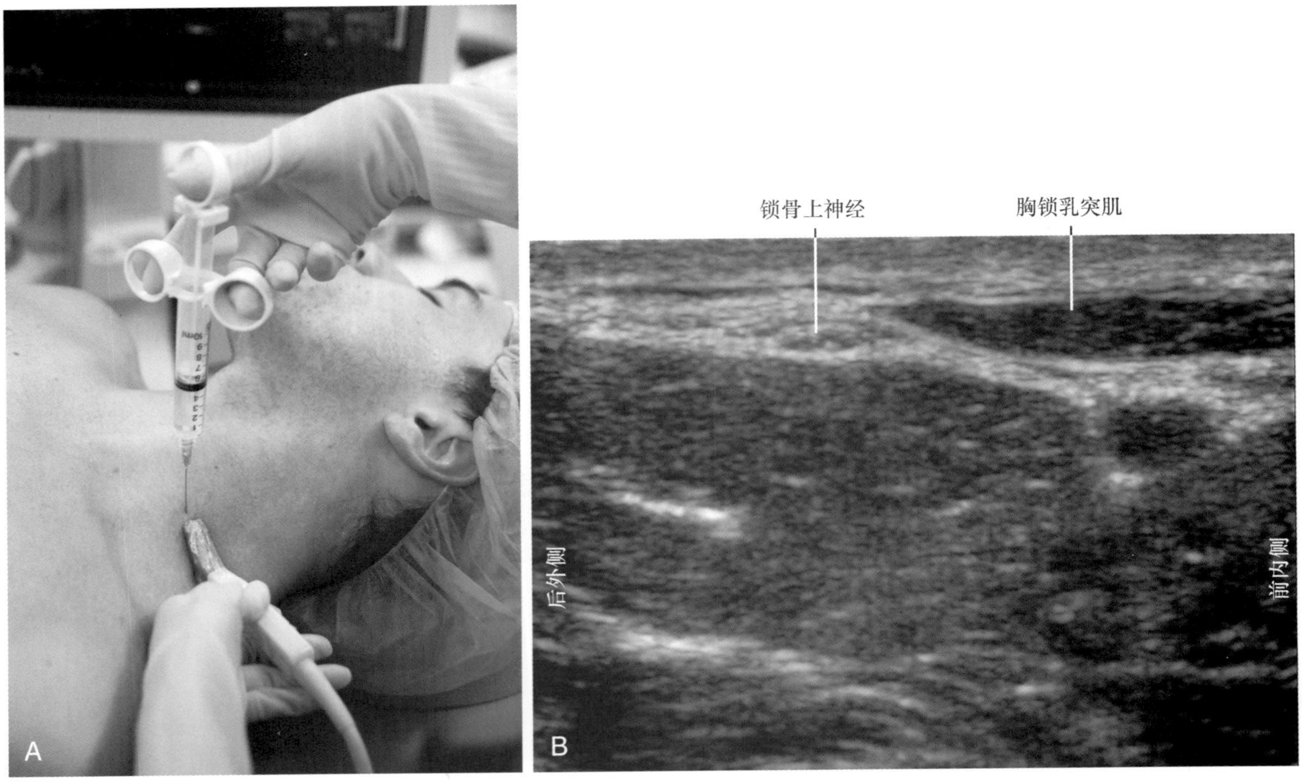

图 26-1　体表照片显示颈部锁骨上神经阻滞方法（**A**）和对应的超声图像（**B**）

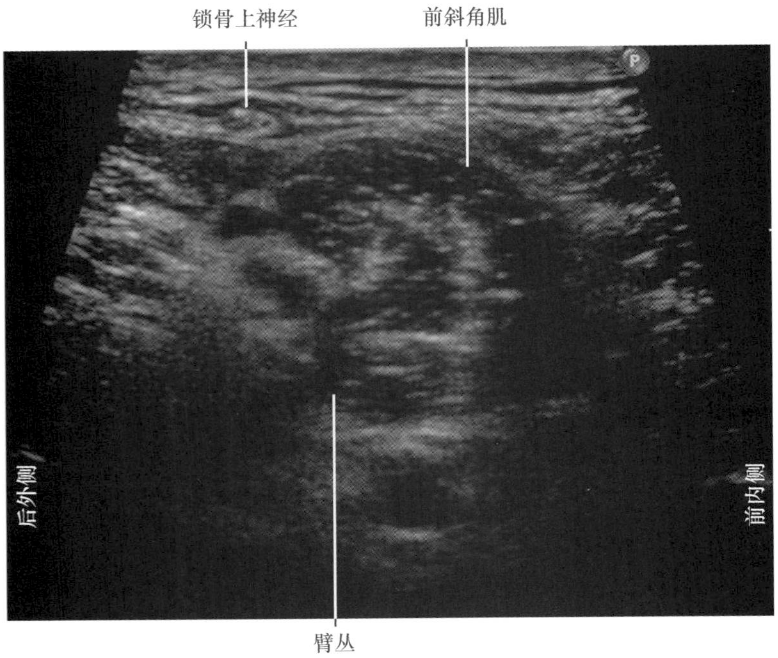

图 26-2　注射前锁骨上神经短轴图像。可见锁骨上神经位于臂丛浅方

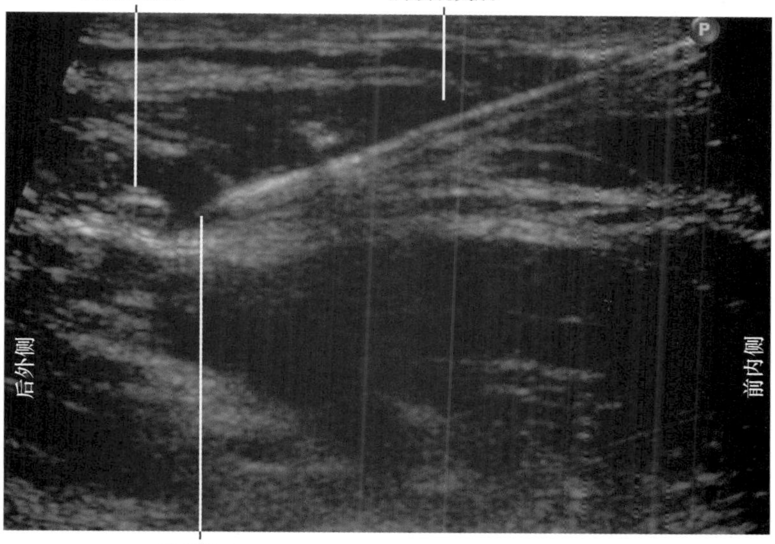

图 26-3 短轴平面内法阻滞颈丛锁骨上神经。阻滞针尖从内侧通过胸锁乳突肌进入

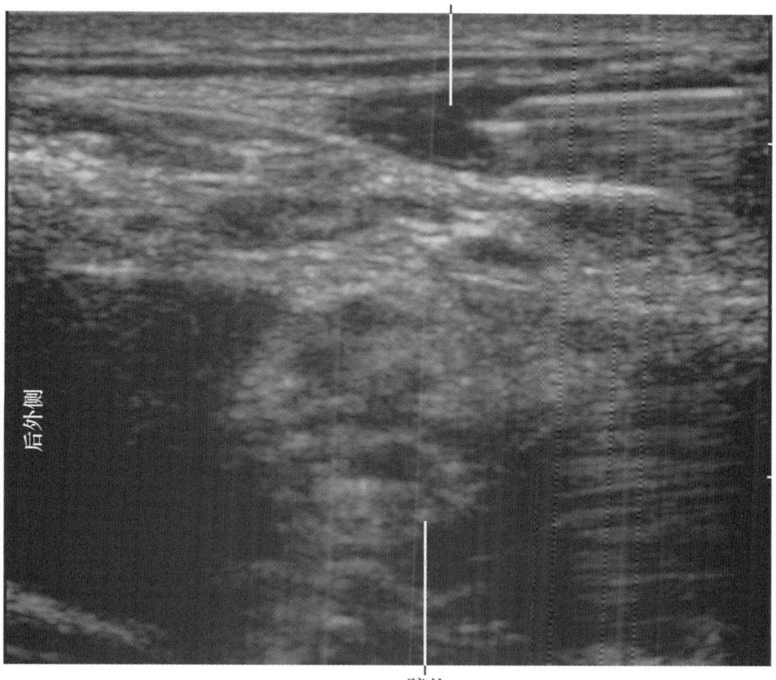

图 26-4 经过胸锁乳突肌的平面内阻滞声像图显示臂丛与锁骨上神经的距离非常近。可见臂丛位于椎前筋膜的深方

27 斜角肌间隙和锁骨上区域阻滞

首次使用超声引导下区域阻滞是用于锁骨上臂丛阻滞[1]。这些先行者使用离线多普勒技术标记锁骨下动脉的位置作为臂丛的代替标志。尽管今天对这项技术可能有许多批评，但结果让人印象深刻：98% 的成功率而无并发症。

超声成像引导使斜角肌间隙阻滞和锁骨上阻滞区别很小。假如臂丛位于前、中斜角肌之间，阻滞通常称为斜角肌间隙阻滞。假如臂丛呈紧密排列的一组神经位于锁骨下动脉前、外侧，这一方法通常称为锁骨上阻滞。因为这两种方法差异不大，可以同时处理。

臂丛相对于斜角肌的解剖变异很常见。臂丛的头侧部分（一般是颈 5 和颈 6 前支）通常位于斜角肌前方或穿过前斜角肌。这对于神经刺激法引导锁骨上臂丛阻滞可能造成问题。超声检查正常志愿者斜角肌变异的发生率与尸体解剖相似，提示超声可以准确发现这些变异[2]。

颈肋相对比较少见，人群中的发生率大约为 0.5%[3-4]。大部分颈肋呈部分型（不完全的），因此并不造成问题。但如果颈肋非常大，探头操作可能会很困难，骨的声影也会遮挡臂丛图像。

建议技术

颈神经前支组成的单束臂丛为低回声，因此在斜角肌间隙可能较难识别。神经的超声表现可能与血管相似。臂丛在颈部位于胸锁乳突肌后外侧缘的深方。

在第 1 肋附近神经显示最好，因为臂丛在此处紧密排列并位于锁骨下动脉的外侧。从斜角肌间隙走行到锁骨上区，神经丛内包含了更多的结缔组织，表现为更多的高回声。在真正的锁骨下动脉短轴切面，为了获得良好的锁骨上区域神经图像，成像平面在臂丛神经应朝向足侧（不是后方）。臂丛神经成像在锁骨上区域是最稳定的，可以自此处逆向追踪神经丛到斜角肌间隙。应在神经图像最清晰处进行阻滞。

半坐（沙滩椅）位可以让患者舒适，利用重力的作用降低手臂，使成像平面更接近显示的平面。床头应抬高 45° 左右。患者的头部转向阻滞的对侧。操作者站在床头或床旁，这取决于阻滞侧和操作者的用手习惯。

锁骨上区域的操作空间有限，因此更适合使用一个紧凑的探头。小凸阵或线阵（20 ～ 25 mm 接触面）探头是首选。紧凑的探头可以自如摆动扫查以提高针的显示率。这种操作对于宽的线阵探头而言则很难。操作者双手尺侧放在患者身上能够更好地控制穿刺针和探头。

短（50 mm）、粗（21 G）的注射针可用于优化控制和显示。推荐手持注射针干（而不是手持注射器），以更好地控制针。从内到外平面内进针，针尖朝向应远离胸膜。

大多数作者建议采用多点注射技术，以确保整个神经丛的麻醉。采用这种方法时，针的初始目标是深部（神经丛足侧的深方），当注射局部麻醉药时，使臂丛升高接近皮肤表面。这使得随后的穿刺更容易。斜角肌间沟内注射时，针尖的定位应邻近臂丛神经结构[5]。与基于神经刺激方法的斜角肌间隙阻滞相比，采用超声引导下多点注射技术时，下干阻滞不全的发生率更低[6]。

颈后三角的解剖结构复杂。很多神经接近臂丛神经，因此可能出现在穿刺针路径内，包括膈神经、肩胛背神经和副神经。膈神经位于臂丛的内侧，下降到胸部时越过前斜角肌到达中线。肩胛背神经是臂丛神经的一个分支，通常位于臂丛外侧中斜角肌内。副神经很难显示，位于臂丛神经外侧颈后三角内[7]。

臂丛神经可探及的数目（五个前支、三干和六个分支）随探头角度和在颈部的位置而变化。在特定的切面，这些结构可能混合在一起。颈浅丛和肋间臂神经可能缺如。

无菌透明贴膜（Tegaderm；3M Health Care，St. Paul，Minn）可以覆盖在曲棍球型探头表面，能够更好地显示探头位置并易于调整声束与穿刺针平面[8]。这种黏合贴膜可以直接用于探头而不需要耦合剂。无菌耦合剂用于覆盖后的探头和皮肤之间。并不是所有的无菌黏合贴膜都具有良好的声学特性。

斜角肌间隙和锁骨上区域阻滞时血管穿刺风险主要涉及锁骨下动脉和颈横动脉。在颈部，颈横动脉经常越过或穿过臂丛神经[9]。

临床要点

- 多点注射技术穿刺针尖应邻近颈5、颈6和颈7神经的前支，以确保整个神经丛麻醉。
- 穿过斜角肌间臂丛的动脉可将其分为独立的单元。颈深动脉（肩胛背动脉）通常位于颈7和颈8神经根之间。这一动脉继续走行于臂丛的中、下干之间。当这一解剖结构出现时，可能需要多点注射以获得整个神经丛麻醉。
- 颈7神经前支通常最大，其头侧和尾侧的颈神经前支较小。这些尺寸差异在臂丛神经三干形成时趋于均衡。
- 由内向外和由外向内的两种锁骨上阻滞方法具有类似的效果和安全性[10]。

参考文献

1. La Grange P, Foster PA, Pretorius LK. Application of the Doppler ultrasound bloodflow detector in supraclavicular brachial plexus block. *Br J Anaesth* 1978;**50**:965–7.
2. Kessler J, Gray AT. Sonography of scalene muscle anomalies for brachial plexus block. *Reg Anesth Pain Med* 2007;**32**:172–3.
3. Tubbs RS, Louis RG Jr, Wartmann CT, et al. Histopathological basis for neurogenic thoracic outlet syndrome: laboratory investigation. *J Neurosurg Spine* 2008;**8**:347–51.
4. Mangrulkar VH, Cohen HL, Dougherty D. Sonography for diagnosis of cervical ribs in children. *J Ultrasound Med* 2008;**27**:1083–6.
5. Sinha SK, Abrams JH, Weller RS. Ultrasound-guided interscalene needle placement produces successful

anesthesia regardless of motor stimulation above or below 0.5 mA. *Anesth Analg* 2007;**105**:848–52.

6. Kapral S, Greher M, Huber G, et al. Ultrasonographic guidance improves the success rate of interscalene brachial plexus blockade. *Reg Anesth Pain Med* 2008;**33**:253–8.
7. Kessler J, Gray AT. Course of the spinal accessory nerve relative to the brachial plexus. *Reg Anesth Pain Med* 2007;**32**:174–6.
8. Tsui BC, Twomey C, Finucane BT. Visualization of the brachial plexus in the supraclavicular region using a curved ultrasound probe with a sterile transparent dressing. *Reg Anesth Pain Med* 2006;**31**:182–4.
9. Weiglein AH, Moriggl B, Schalk C, et al. Arteries in the posterior cervical triangle in man. *Clin Anat* 2005;**18**:553–7.
10. Subramanyam R, Vaishnav V, Chan VW, et al. Lateral versus medial needle approach for ultrasound-guided supraclavicular block: a randomized controlled trial. *Reg Anesth Pain Med* 2011;**36**(4):387–92.

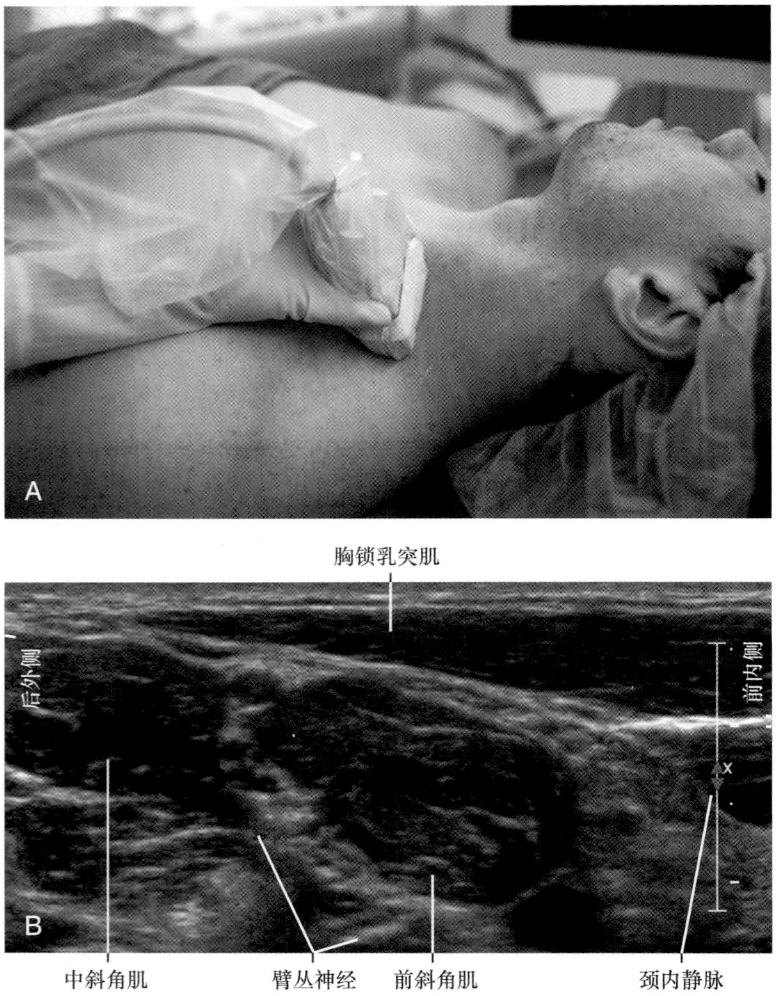

图 27-1　体表照片显示斜角肌间隙成像的探头位置（**A**）和对应的超声图像（**B**）。在这一位置，臂丛神经结构位于前、中斜角肌之间，胸锁乳突肌前外侧缘的深方

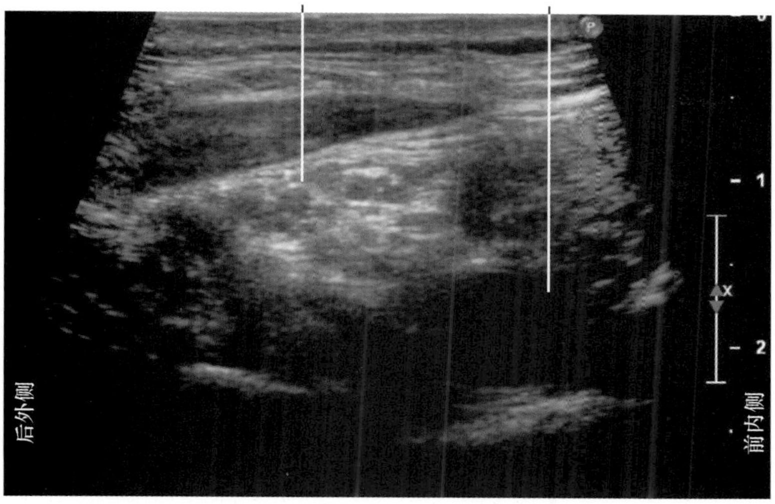

图 27-2 锁骨上区成像。当探头移向锁骨并向足侧偏转，可见臂丛呈紧密的束状位于锁骨下动脉的上外侧

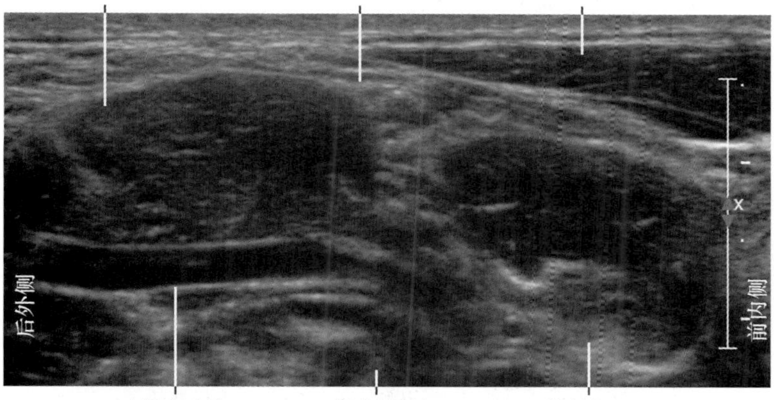

图 27-3 斜角肌间隙成像可见一粗大动脉穿行于中斜角肌。颈深动脉（肩胛背动脉）通常位于颈 7 和颈 8 神经根之间，有时可分隔臂丛的中、下干

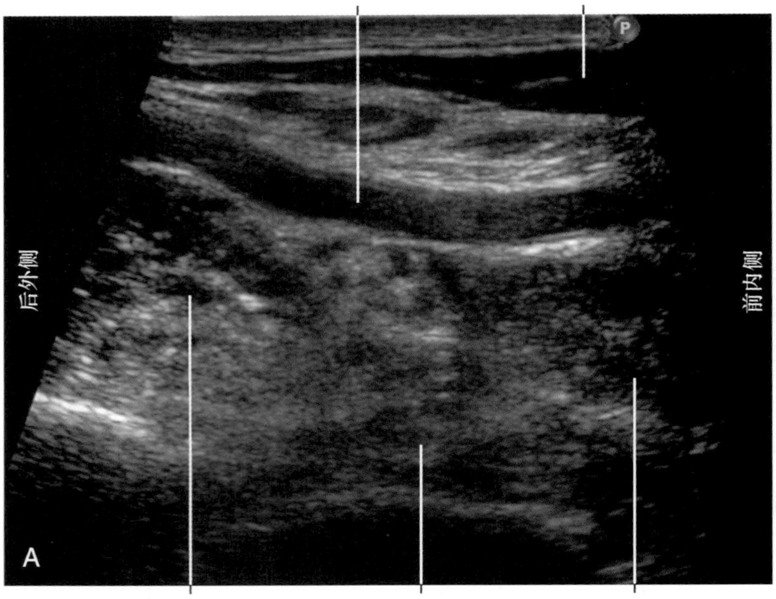

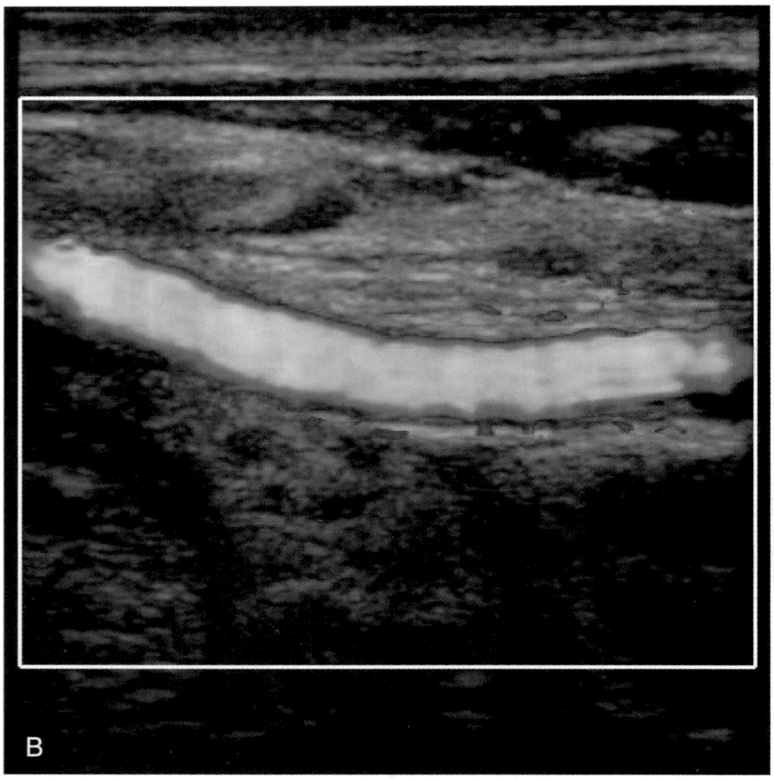

图 27-4　灰阶超声（A）和能量多普勒（B）显示颈浅动脉。斜角肌间区域富含血管。当这些血管显示时，斜角肌间隙阻滞时的探头位置应适当向头侧或足侧移动（见彩图）

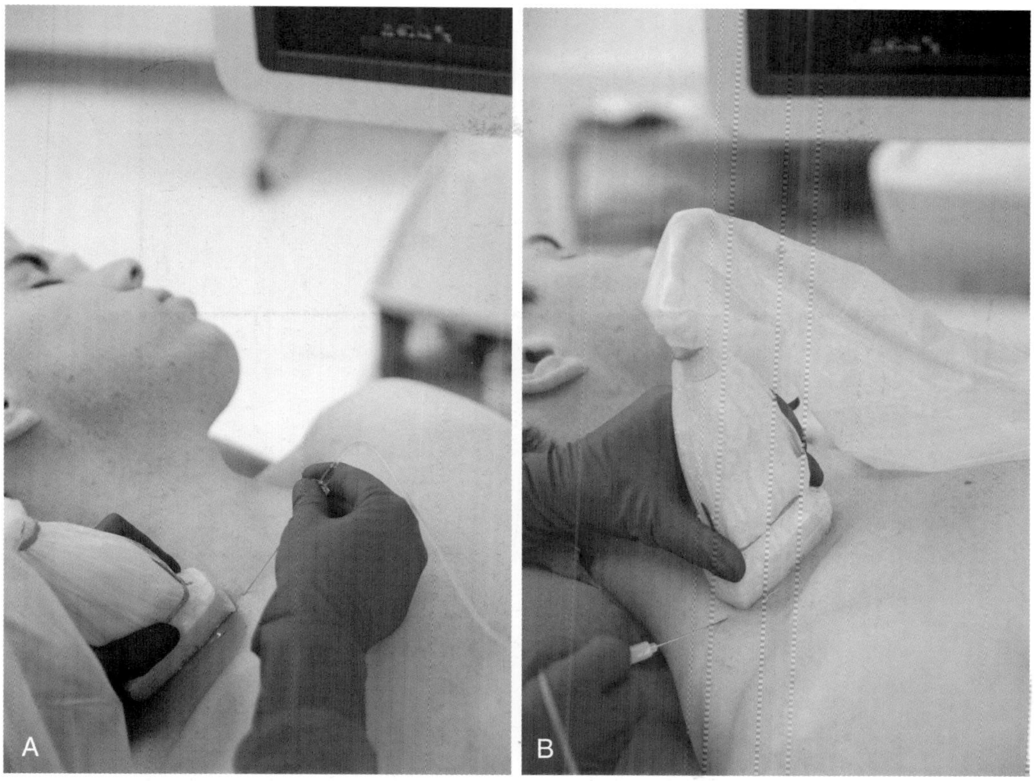

图 27-5 体表照片显示平面内法斜角肌间隙阻滞。照片中显示了由内向外法（**A**）和由外向内法（**B**）

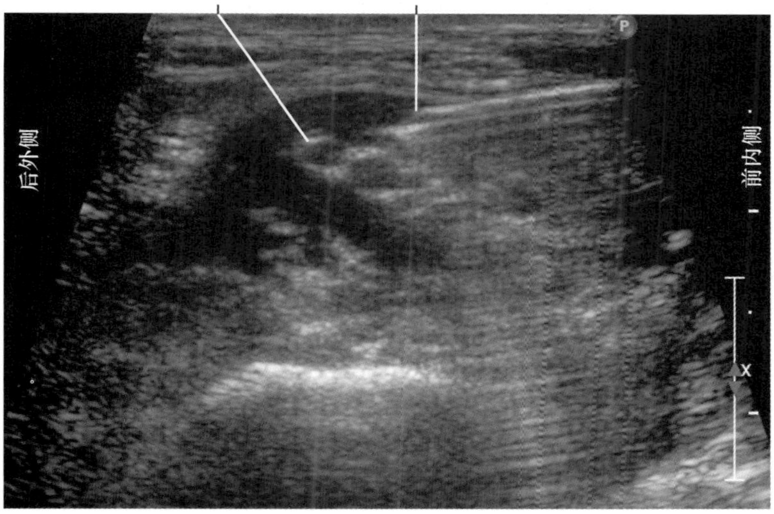

图 27-6 由内向外平面内法引导的斜角肌间隙阻滞短轴图像。可见局部麻醉药沿臂丛神经分布

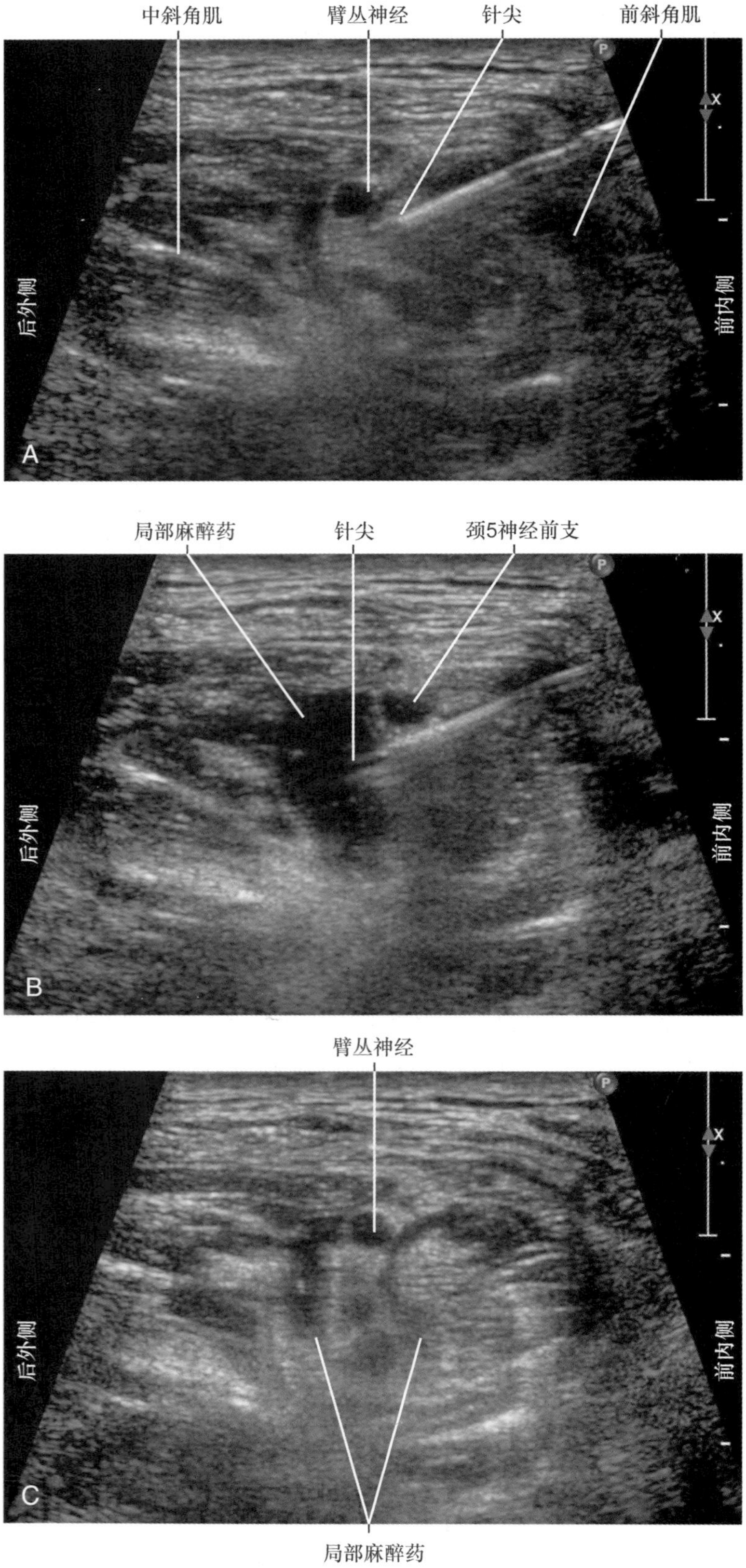

图 27-7　图像序列显示斜角肌间隙阻滞。由内向外平面内法进针，针尖小心刺入，邻近臂丛神经（**A** 和 **B**）。注药后，局部麻醉药在臂丛神经两侧分布（**C**）

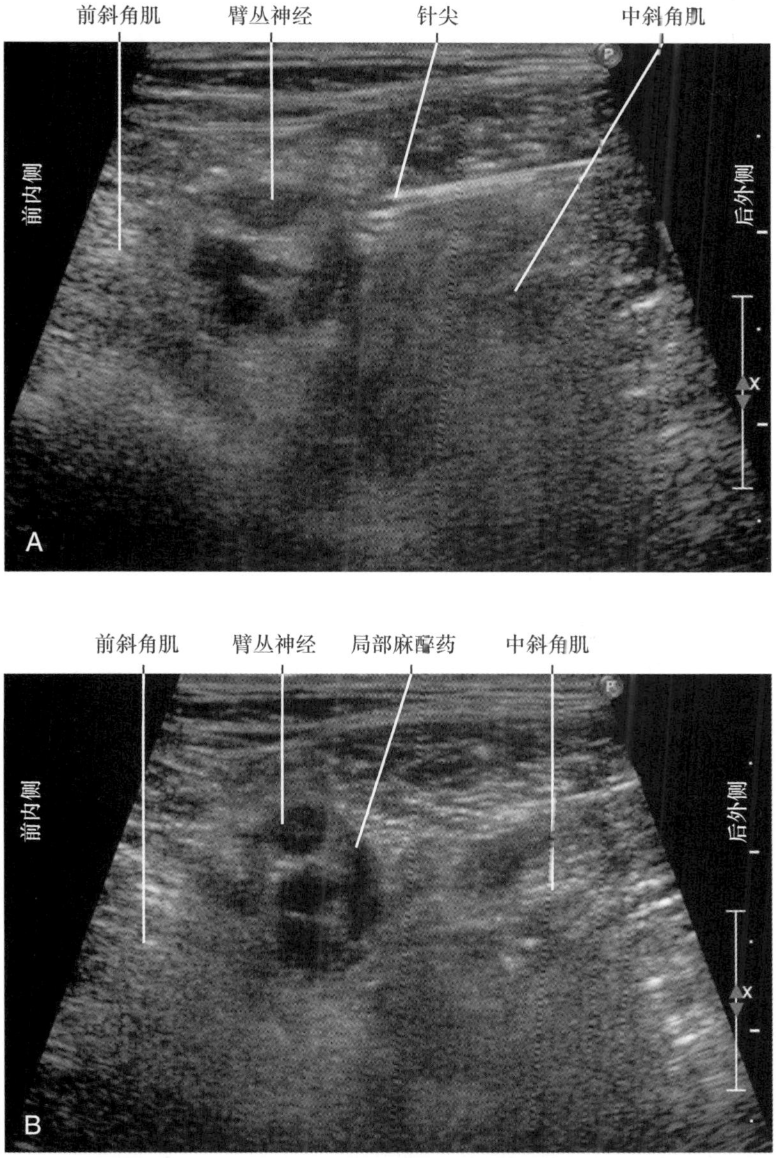

图 27-8 图像序列显示斜角肌间隙阻滞。由外向内平面内法进针（**A**）。注射后，局部麻醉药在臂丛神经两侧分布（**B**）

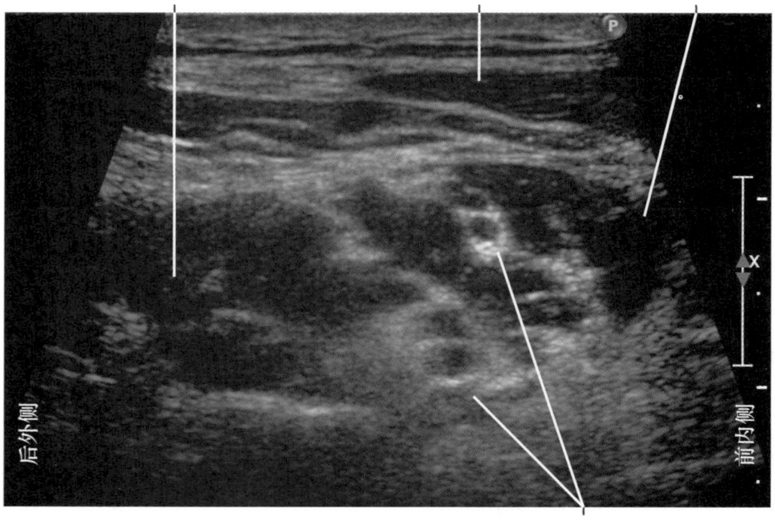

图 27-9　部分穿行斜角肌的臂丛神经声像图。图中可见臂丛的头侧部分穿过前斜角肌。这一解剖变异可能分隔臂丛神经，潜在阻滞不全

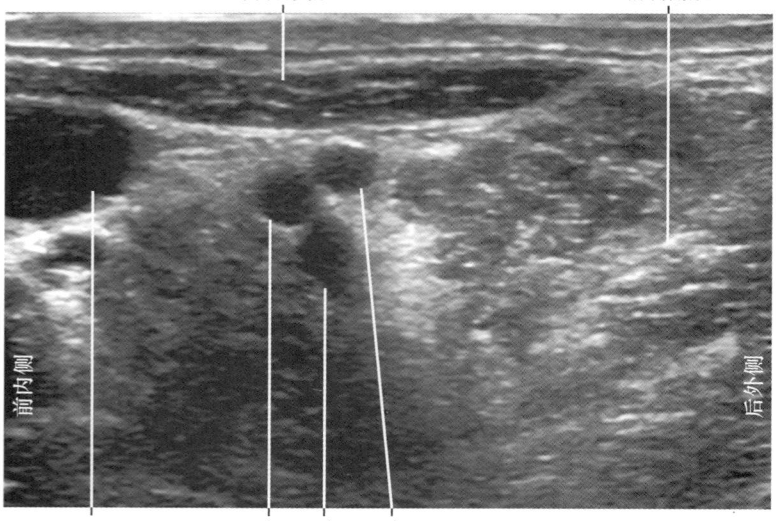

图 27-10　跨越斜角肌走行的臂丛神经声像图。图中可见臂丛神经三支前支（颈 5、颈 6 和颈 7）越过前斜角肌。三支前支越过前斜角肌比较少见，更多见的是颈 5 或颈 5、颈 6 神经前支如此走行

28 膈神经成像

膈神经是一细小的（直径小于 1 mm）单束神经，源于颈 3、颈 4、颈 5 神经前支。最恒定和最大的分支来自颈 4 神经前支。在环状软骨水平，膈神经与颈 5 神经前支相遇[1]。当膈神经下行至颈部时，从外到内越过前斜角肌表面。膈神经在锁骨下动脉和静脉之间进入胸部。60% 的尸解标本可观察到副膈神经，通常发自颈 5 神经前支[2]。

膈神经成像的重要原因有二。第一，使用超声可能会减少与膈神经阻滞相关的一过性肺部并发症的发生。使用超声引导下斜角肌间隙阻滞时，注入低剂量的局部麻醉药（5 ml）可以降低继发膈神经阻滞的发生率[3]。超声引导下可以使臂丛阻滞更偏头侧，减少膈神经阻滞的机会。第二，颈部区域行局部麻醉操作时可避免膈神经的直接损伤。

参考文献

1. Kessler J, Schafhalter-Zoppoth I, Gray AT. An ultrasound study of the phrenic nerve in the posterior cervical triangle: implications for the interscalene brachial plexus block. *Reg Anesth Pain Med* 2008;**33**:545–50.
2. Loukas M, Kinsella CR Jr, Louis RG Jr, et al. Surgical anatomy of the accessory phrenic nerve. *Ann Thorac Surg* 2006;**82**:1870–5.
3. Riazi S, Carmichael N, Awad I, et al. Effect of local anaesthetic volume (20 vs 5 mL) on the efficacy and respiratory consequences of ultrasound-guided interscalene brachial plexus block. *Br J Anaesth* 2008;**101**: 549–56.

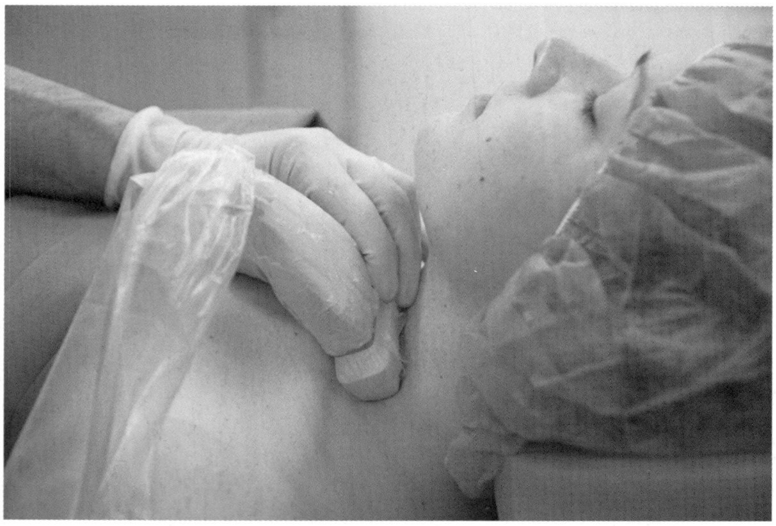

图 28-1　体表照片显示颈部区域膈神经成像的合适探头位置

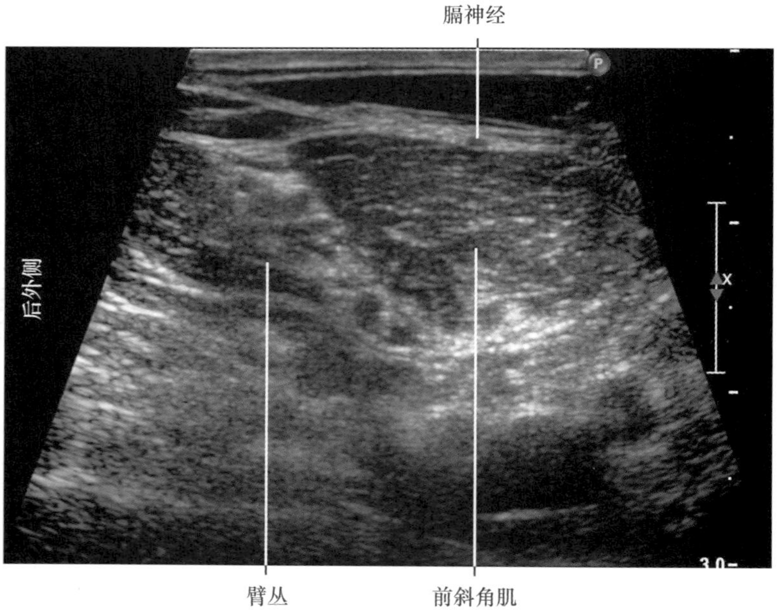

图 28-2　膈神经超声成像。在环状软骨水平，膈神经和颈 5 神经前支并列分布。在颈部偏头侧水平，膈神经向内侧越过前斜角肌表面，表现为单束神经

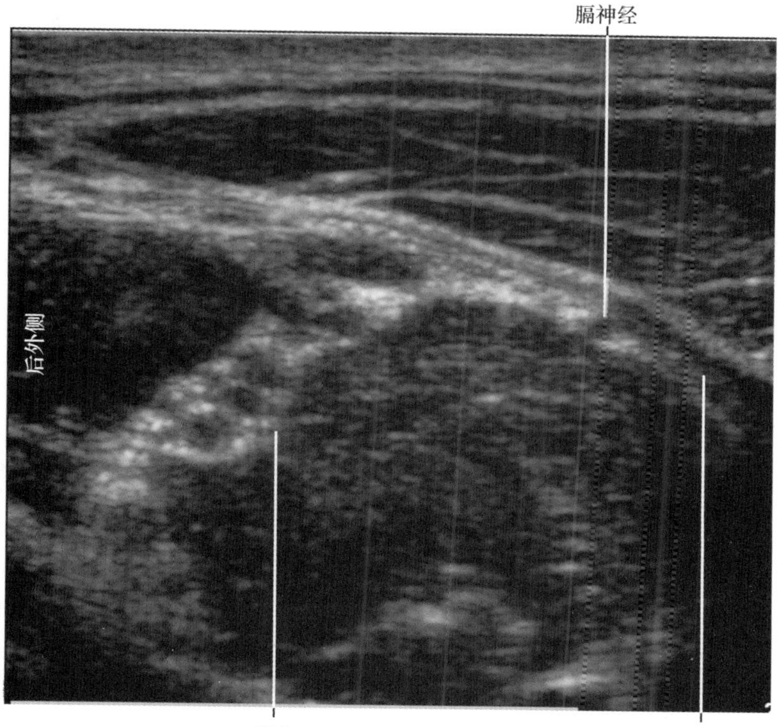

图 28-3 超声图像显示膈神经走行。颈浅动脉在前斜角肌中部（横向）位于膈神经浅方

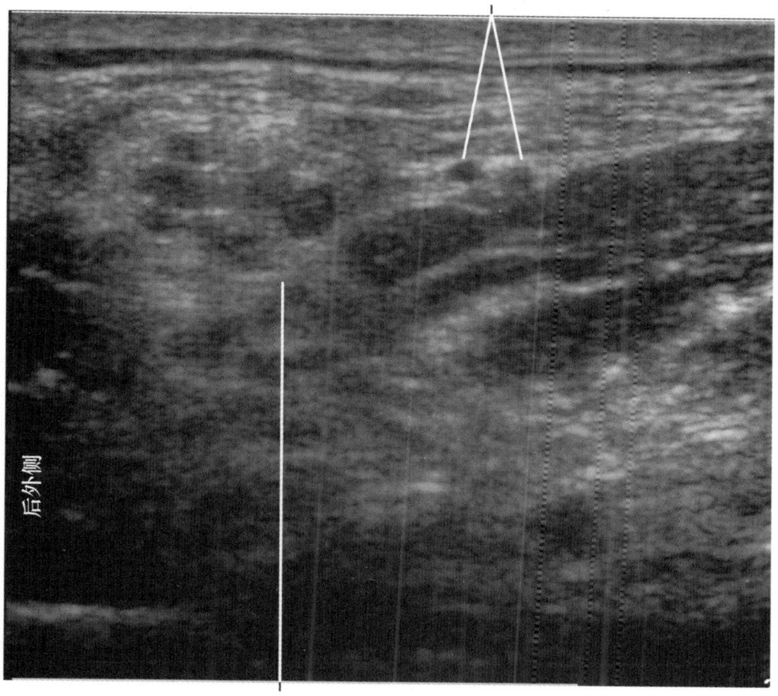

图 28-4 膈神经声像图。超声扫查偶尔可探及膈神经呈双束，可能是发自颈 5 神经前支的副膈神经

29 肩胛背神经成像

肩胛背神经（dorsal scapular nerve，DSN）发自颈 5 神经前支，通常包含部分颈 4 神经成分[1]。一般认为肩胛背神经是臂丛的一部分。肩胛背神经穿过中斜角肌，支配菱形肌，还发出一些运动支支配肩胛提肌。肩胛背神经与通常发自颈横动脉的肩胛背动脉伴行。肩胛背神经不支配皮肤。

斜角肌间隙阻滞臂丛神经时，识别肩胛背神经以避免损伤是非常重要的。肩胛背神经通常在臂丛外侧、中斜角肌内探及。

临床要点

- 肩胛背神经出中斜角肌为圆形，在中斜角肌内为扁平状。
- 肩胛背动脉在与肩胛背神经伴行前走行于臂丛的中、下干之间。

参考文献

1. Tubbs RS, Tyler-Kabara EC, Aikens AC, et al. Surgical anatomy of the dorsal scapular nerve. *J Neurosurg* 2005;**102**:910–11.

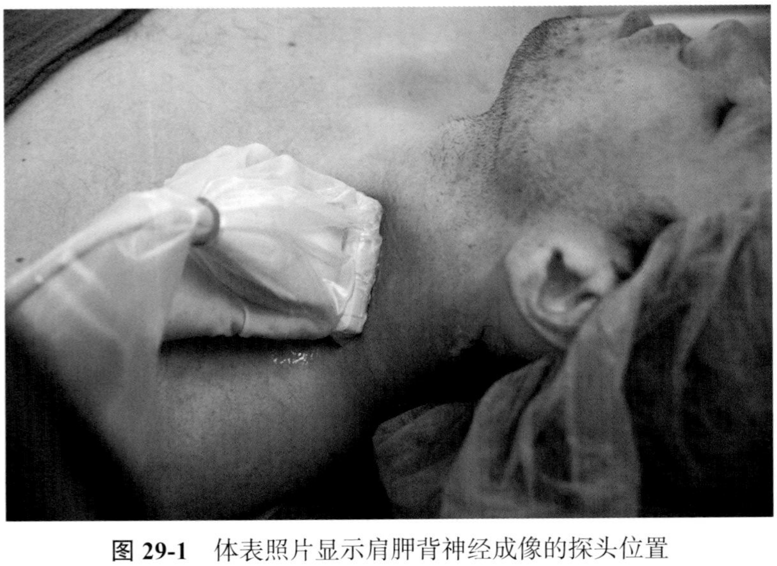

图 29-1 体表照片显示肩胛背神经成像的探头位置

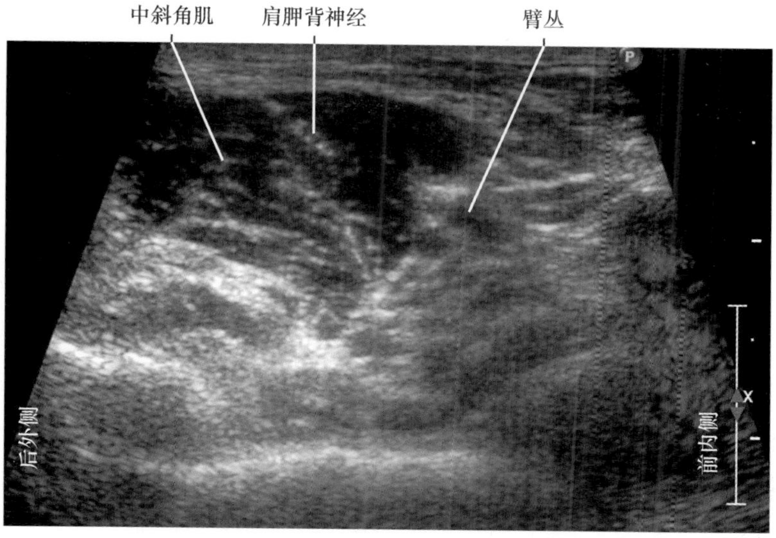

图 29-2 肩胛背神经离开臂丛穿过中斜角肌的短轴图像

30 肩胛上神经阻滞

肩胛上神经发自臂丛神经的上干，包含颈 5 和颈 6 神经前支的成分。肩胛上神经支配冈上肌和冈下肌，并含有肩关节的关节支。肩胛上神经的皮肤支配并不常见，大约有 15% 的个体出现[1-2]。当出现时，肩胛上神经的皮肤分布区域类似于腋神经的皮肤分布区域。

肩胛上神经的直径约为 2 ～ 3 mm[3]。肩胛上神经自颈 5 和颈 6 神经根合并成臂丛上干以远 2 cm 处发出（范围为 0 ～ 2.5 cm）。肩胛上神经发出处与锁骨的距离变异较大（范围为 0.5 ～ 7.5 cm）[4]。当在颈部低位操作时，识别肩胛上神经自臂丛发出点对于完全的臂丛阻滞非常重要。肩胛上神经阻滞可以提供一些肩部手术后的镇痛效果，但这种效果很小[5]。在远端冈盂切迹处，肩胛上神经阻滞可能更有选择性，但这种方法阻滞时，神经和针的显像困难。

临床要点

- 肩胛上神经负责肩关节大部分区域的感觉神经支配[6-7]。
- 在颈后三角内，肩胛上神经位于肩胛舌骨肌下腹深方并与之平行走行[8]。在这一走行区域，肩胛上神经与肩胛上动脉伴行。

参考文献

1. Ajmani ML. The cutaneous branch of the human suprascapular nerve. *J Anat* 1994;**185**:439–42.
2. Yan J, Wu H, Aizawa Y, et al. The human suprascapular nerve belongs to both anterior and posterior divisions of the brachial plexus. *Okajimas Folia Anat Jpn* 1999;**76**:149–55.
3. Aktekin M, Demiryurek D, Bayramoglu A, et al. The significance of the neurovascular structures passing through the spinoglenoid notch. *Saudi Med J* 2003;**24**:933–5.
4. Norkus T, Norkus M, Ramanauskas T. Donor, recipient and nerve grafts in brachial plexus reconstruction: anatomical and technical features for facilitating the exposure. *Surg Radiol Anat* 2005;**27**:524–30.
5. Neal JM, McDonald SB, Larkin KL, et al. Suprascapular nerve block prolongs analgesia after nonarthroscopic shoulder surgery but does not improve outcome. *Anesth Analg* 2003;**96**:982–6.
6. Vorster W, Lange CP, Briët RJ, et al. The sensory branch distribution of the suprascapular nerve: an anatomic study. *J Shoulder Elbow Surg* 2008;**17**:500–2.
7. Horiguchi M. The cutaneous branch of some human suprascapular nerves. *J Anat* 1980;**130**:191–5.
8. Krishnan KG, Pinzer T, Reber F, et al. Endoscopic exploration of the brachial plexus: technique and topographic anatomy. A study in fresh human cadavers. *Neurosurgery* 2004;**54**:401–8.

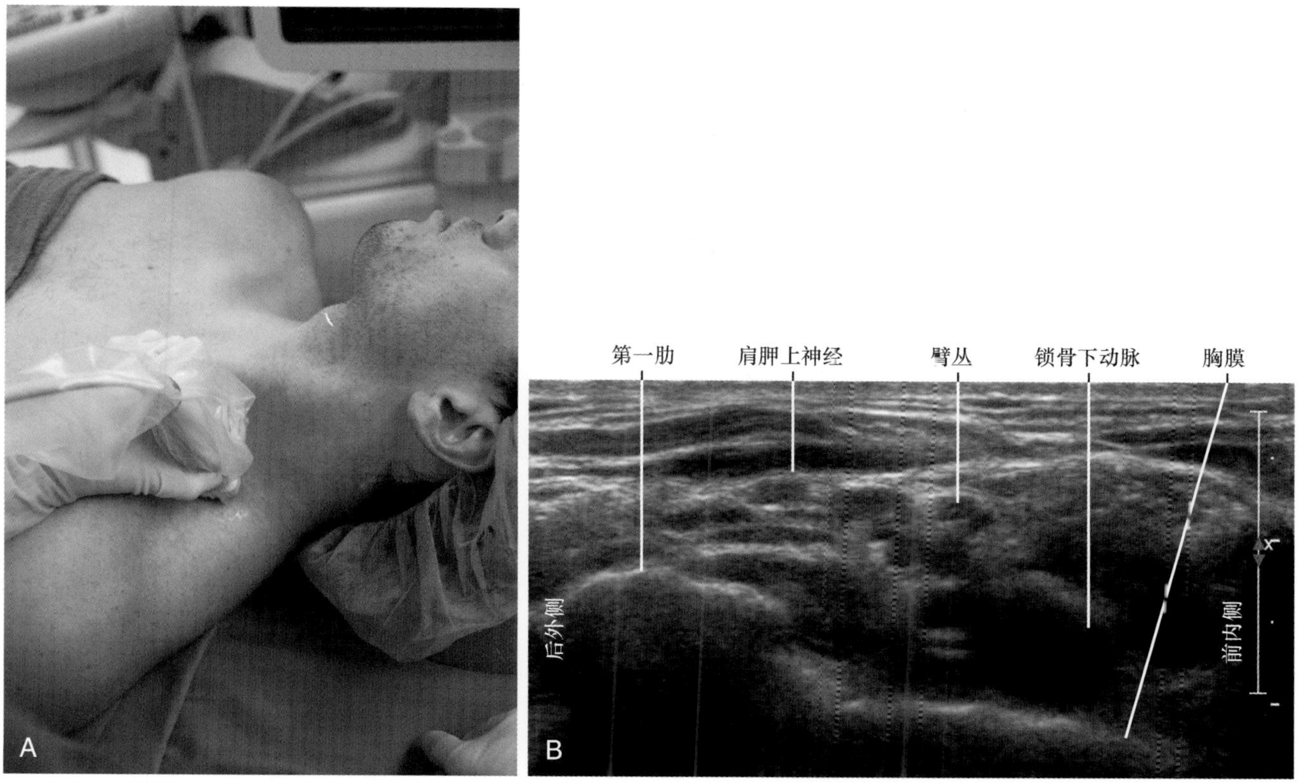

图 30-1　**A**. 体表照片显示肩胛上神经自臂丛发出后超声成像的探头位置；**B**. 对应的超声图像。肩胛上神经负责肩关节大部分区域的感觉神经支配

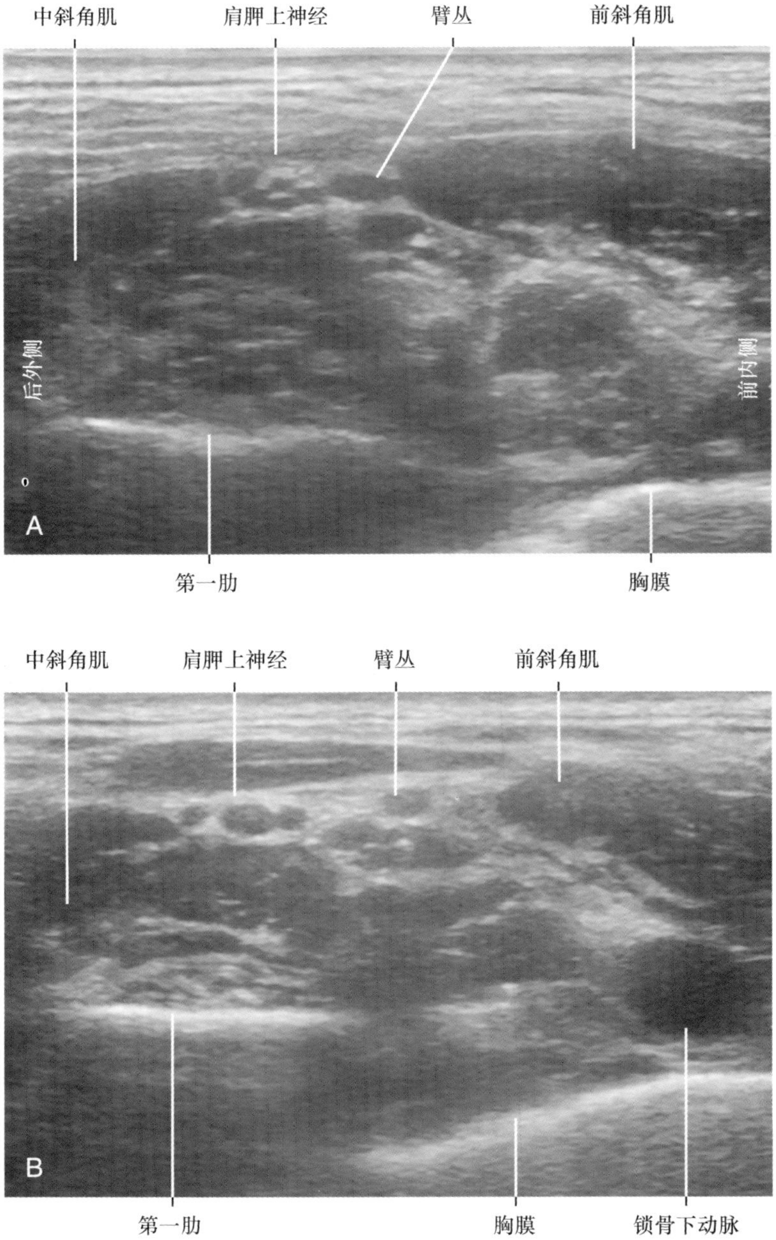

图 30-2　肩胛上神经自臂丛发出后的短轴切面声像图。肩胛上神经分别自臂丛的上方和外侧发出（**A** 和 **B**）

31 锁骨下区域阻滞

臂丛的锁骨下区域阻滞可获得完全的臂丛麻醉，是最早报道的使用超声成像引导的阻滞之一[1-2]。这一阻滞在胸小肌水平进行。在这个位置，臂丛由三束组成，紧紧包绕腋动脉第二段的管壁[3]。锁骨下区阻滞的优点是可安全地使用导管，从而提供完全的臂丛麻醉。另一个优点是这一区域解剖变异相对少见。在锁骨下区，前锯肌和肩胛下肌形成神经血管束与胸壁之间的安全边界。由于阻滞后近端手臂肌肉（包括胸大肌和三角肌）麻痹，锁骨下区域阻滞可以提供优良的止血带耐受和上肢手术条件[4]。锁骨下区域阻滞时，患者手臂可外展或置于身体一侧（表 31-1）。

锁骨下区域阻滞的主要缺点是臂丛位置较深，神经血管束被胸大肌和胸小肌覆盖。因此，一般适用低频、小凸阵探头。尽管手臂放于一侧也可进行阻滞，但如果可能，最好还是外展手臂牵拉神经血管束变直，并回收锁骨以提供更多的操作空间。因为阻滞位置较深，推荐粗针（17 G 或 18 G）以提高针尖显示率。

臂丛的三束（内侧束、外侧束和后束）紧紧附着在腋动脉的第二段周围，胸小肌深方。神经束包绕腋动脉第二段这种排列像“三点”星结构，动脉位于中心。肩胛下肌分隔锁骨下臂丛与肺，外侧区域比内侧有更多的安全边界。有时可见胸神经位于胸大肌与胸小肌之间。

在锁骨下区，神经束形态沿腋动脉走行而改变[5]。在近端，臂丛的神经束具有更多的“锁骨上”结构，所有神经束均位于腋动脉的外侧。在远端，真正的“锁骨下”结构是神经束包绕腋动脉，直至发出腋神经和肌皮神经。探头靠近近端，可探及弧形的肋骨和胸膜表面；探头靠近远端，可见喙肱肌和肌皮神经位于腋动脉外侧。

腋静脉位于腋动脉的内侧（足侧）。偶尔可探及双腋静脉。头静脉穿过胸大肌三角肌沟，从外侧汇入腋静脉。在锁骨下区，头静脉位于腋动脉前方，可以通过其蝌蚪样外形识别。除此之外，锁骨下阻滞成像区域静脉很少。

表 31-1	锁骨下阻滞的临床考虑
优点	**缺点**
紧凑的臂丛神经	阻滞位置较深
解剖变异少见	特殊设备（小凸阵探头）
导管放置后位置稳定	
手臂位置调整方便	
止血带耐受	

建议技术

锁骨下区域阻滞时，患者取仰卧位，手臂外展。探头放置于锁骨上区和腋窝的中间行臂丛阻滞。可获取位于胸小肌深方的腋动脉短轴图像。采用平面内法进针，穿刺针尖通常置于外侧束和动脉之间注射局部麻醉药，使药物在动脉深方呈 U 形分布。穿刺过程中，可能需要利用穿刺针牵拉外侧束回缩，使外侧束外移远离腋动脉。

胸小肌深方和肩胛下肌前面的筋膜层可以有效包裹局部麻醉药。将穿刺针尖依次置于三束神经与动脉之间进行药物注射，从而获得分隔神经束与动脉的理想效果。穿刺针精确定位在腋动脉后方，单点注射和置管都可以达到持续的臂丛麻醉。

使用线阵探头引导锁骨下阻滞是可行的。然而，锁骨和喙突的位置限制了操作空间，阻滞可能会存在困难。假如选用线阵探头，通过外展上臂使锁骨远离锁骨下区非常重要。线阵探头的另一个难点是很难沿胸壁弧形角度摆动探头。这对于胸壁较大的患者可能会存在问题。最后，大多数线阵探头会产生一个矩形格式图像。即使是中等身材的患者，进行锁骨下阻滞时也可能导致小孔成像的效果（图像深度大于宽度），可能会影响平面内引导。

关键点

锁骨下阻滞	要点
解剖	胸小肌确定腋动脉第二段 臂丛神经束包绕腋动脉第二段 臂丛神经束（外侧束、后束和内侧束）以相对于腋动脉第二段的位置而命名 头静脉（“蝌蚪征”）跨过腋动脉，汇入腋静脉
图像方向	腋静脉位于腋动脉内侧（足侧）
体位	仰卧，如果可能则外展手臂 蓝色泡沫头枕可提供操作空间
操作者	站在扶手板的外侧（头侧）（便携超声系统） 站在患者侧（具有移动显示的超声系统）
显示	经过扶手板（便携超声系统） 经过操作台（具有移动显示的超声系统）
探头	中等频率凸阵，小接触面
初始深度设定	40 ～ 50 mm
针	20 ～ 21 G，70 ～ 90 mm 长

关键点

锁骨下阻滞	要点
解剖位置	从锁骨上区和腋窝中间开始扫查 滑动探头获取胸大肌与胸小肌深方腋动脉短轴图像。在胸小肌水平进行锁骨下阻滞 喙肱肌（肌皮神经发出处）不应显示
方法	腋动脉第二段短轴图像（胸小肌深方），平面内法 放置针尖于神经束和腋动脉之间 腋动脉深方药液的 U 形分布是理想状态
超声评估	注射应分离臂丛神经束和腋动脉
解剖变异	腋动脉外侧的双腋静脉常见 可能出现臂丛神经束的"锁骨上"结构。这意味着臂丛的三束位于腋动脉外侧。识别这种情况后，向远端移动探头

临床要点

- 胸小肌水平是锁骨下阻滞操作的最佳位置，此处臂丛神经束紧紧包绕腋动脉第二段。如果喙肱肌在成像区域内，肌皮神经可能已发出并导致不全阻滞。
- 外展上臂回收锁骨，从而提供更多空间使阻滞针以更小角度穿刺进行锁骨下阻滞[5-6]。另外使血管神经束变直，图像会更清晰。与手臂其他位置相比，这一位置臂丛离皮肤表面更近、离胸膜更远。
- 在锁骨下区，当臂丛的内侧束位于腋动脉和腋静脉之间时可将其分开。这一间隙超声图像可显示并提示包绕式臂丛神经（而不是神经束位于腋动脉的外侧）。当神经束包绕腋动脉时，进行锁骨下阻滞可期望获得完全的臂丛麻醉。
- 尽管有争议，但大多数临床研究提示，在腋动脉第二段行锁骨下阻滞，单点注射局部麻醉药就可获得臂丛麻醉[7]。

参考文献

1. Raj PP, Montgomery SJ, Nettles D, et al. Infraclavicular brachial plexus block: a new approach. *Anesth Analg* 1973;**52**:897–904.
2. Sandhu NS, Capan LM. Ultrasound-guided infraclavicular brachial plexus block. *Br J Anaesth* 2002;**89**(2): 254–9.
3. Sauter AR, Smith HJ, Stubhaug A, et al. Use of magnetic resonance imaging to define the anatomical location closest to all three cords of the infraclavicular brachial plexus. *Anesth Analg* 2006;**103**:1574–76.

4. Chin KJ, Singh M, Velayutham V, et al. Infraclavicular brachial plexus block for regional anaesthesia of the lower arm. *Anesth Analg* 2010;**111**(4):1072.
5. Bigeleisen P, Wilson M. A comparison of two techniques for ultrasound guided infraclavicular block. *Br J Anaesth* 2006;**96**:502–7.
6. Auyong DB, Gonzales J, Benonis JG. The Houdini clavicle: arm abduction and needle insertion site adjustment improves needle visibility for the infraclavicular nerve block. *Reg Anesth Pain Med* 2010;**35**(4):403–4.
7. Fredrickson MJ, Wolstencroft P, Kejriwal R, et al. Single versus triple injection ultrasound-guided infraclavicular block: confirmation of the effectiveness of the single injection technique. *Anesth Analg* 2010;**111**(5): 1325–7. Epub 2010, Aug 12.

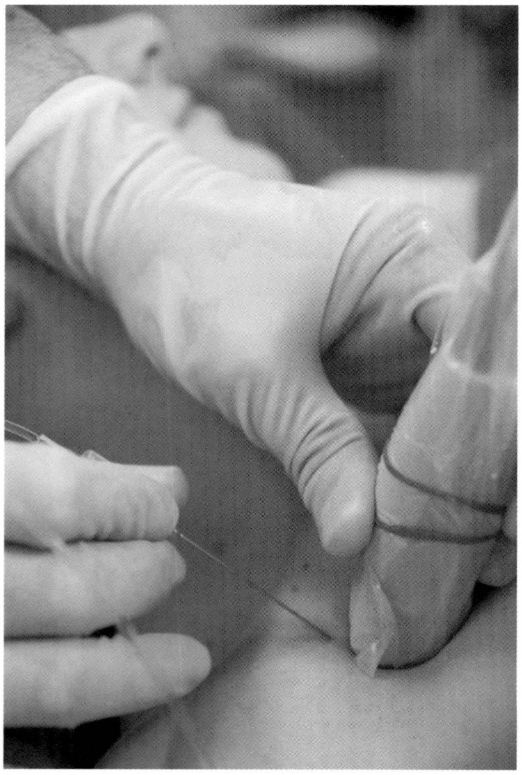

图 31-1　体表照片显示平面内法锁骨下区域阻滞。操作者可以站在工作台头侧或一侧。通常选用凸阵探头，因为锁骨使操作空间受限。如果可能，手臂应外展，使血管神经束拉直再进行锁骨下阻滞

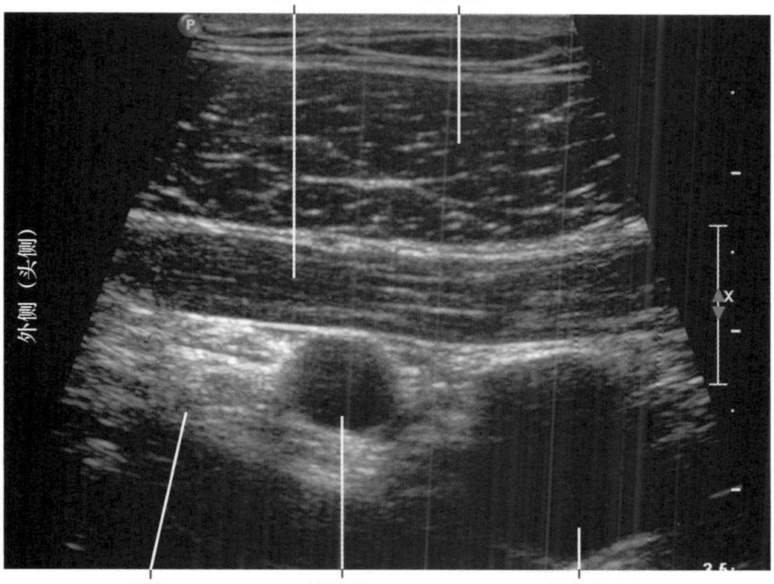

图 31-2 位于胸大肌和胸小肌深方的腋动脉第二段短轴图像。臂丛的神经束以相对于动脉的位置而命名。臂丛的三束围绕腋动脉第二段呈三角形排列，位于胸小肌深方。在锁骨下区，锁胸筋膜提供了空间，有利于局部麻醉药注射和导管置入

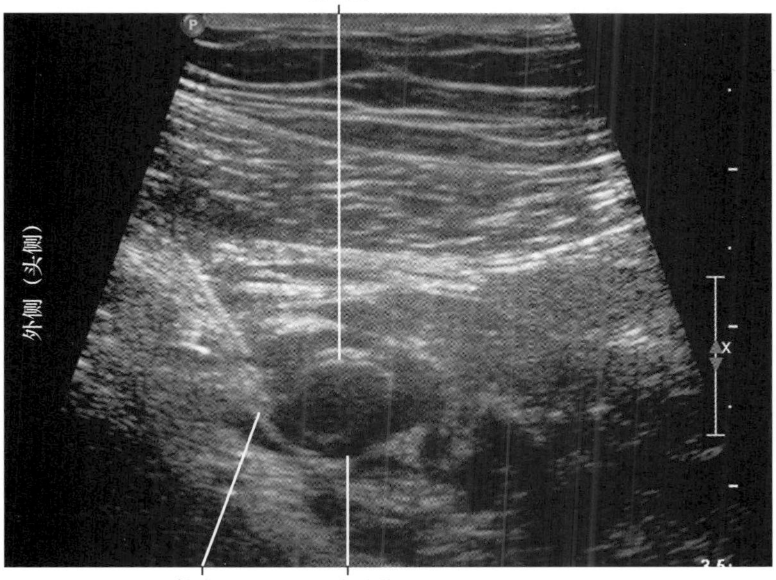

图 31-3 超声图像显示平面内法锁骨下区域阻滞。使用回声增强针，在胸小肌深方腋动脉下面注射局部麻醉药

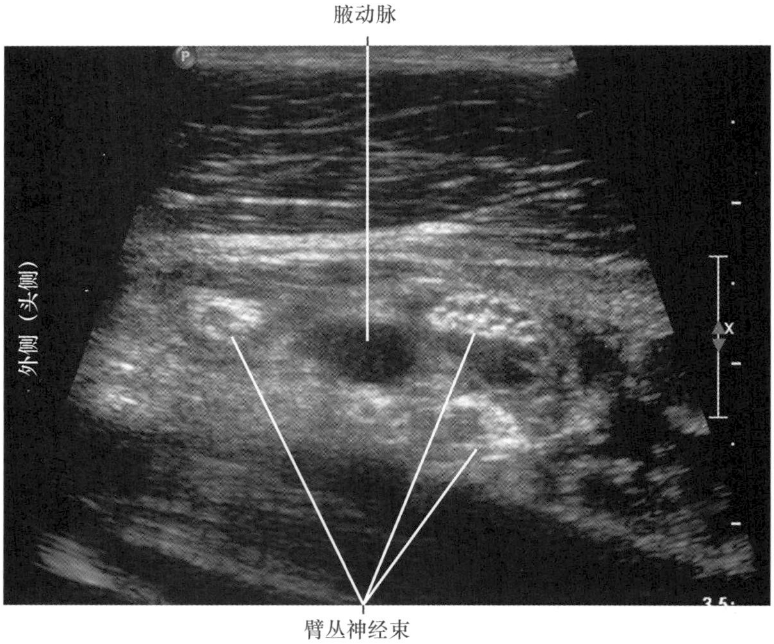

图 31-4　超声评估锁骨下阻滞后药物分布。局部麻醉药包绕神经束并使之与腋动脉壁分离

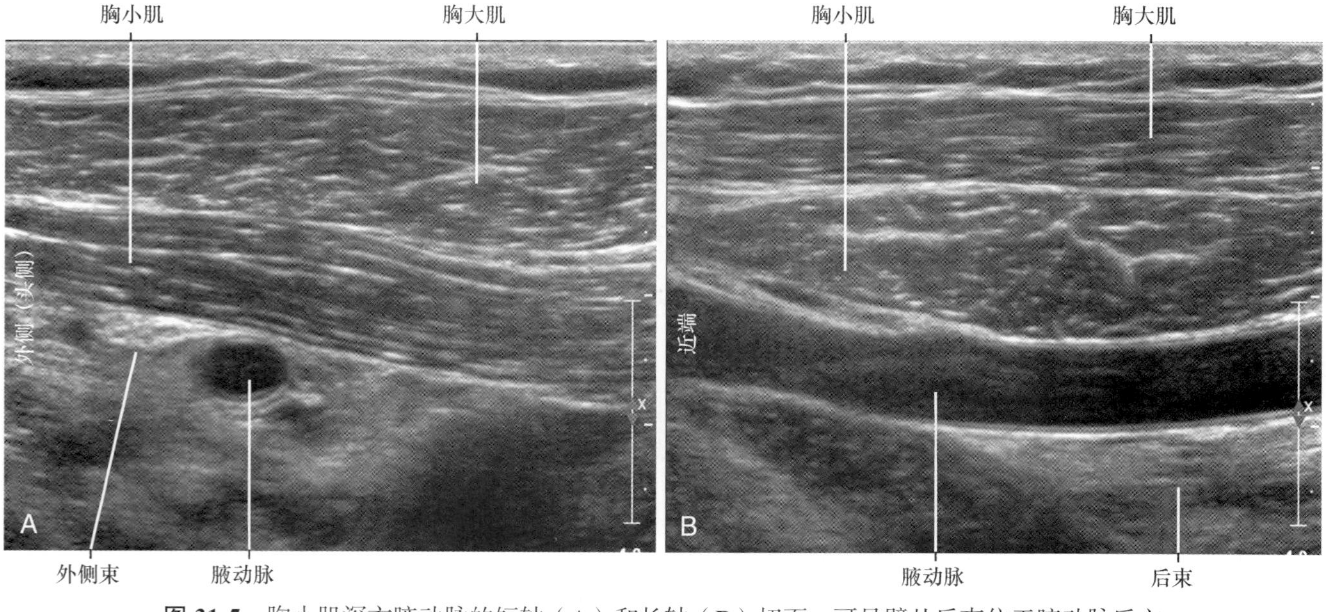

图 31-5　胸小肌深方腋动脉的短轴（A）和长轴（B）切面。可见臂丛后束位于腋动脉后方

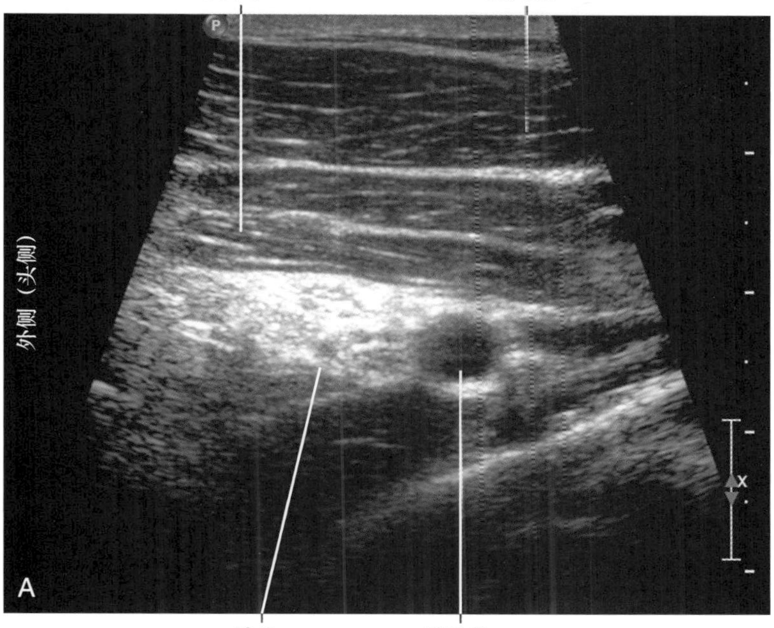

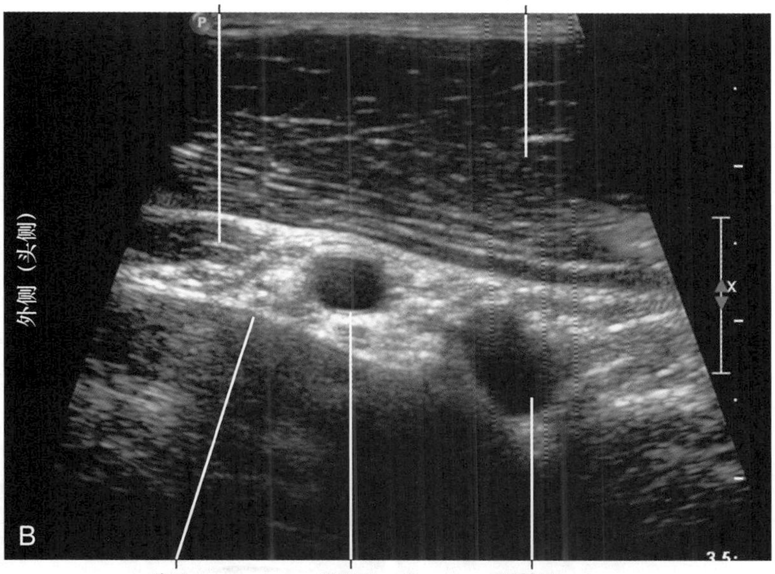

图 31-6 超声图像显示锁骨下阻滞时探头位置偏移。**A**. 探头放置太靠内（近端或中央），臂丛的所有神经束位于腋动脉的外侧；**B**. 探头放置太靠外（远端或周围），可见喙肱肌位于腋动脉外侧

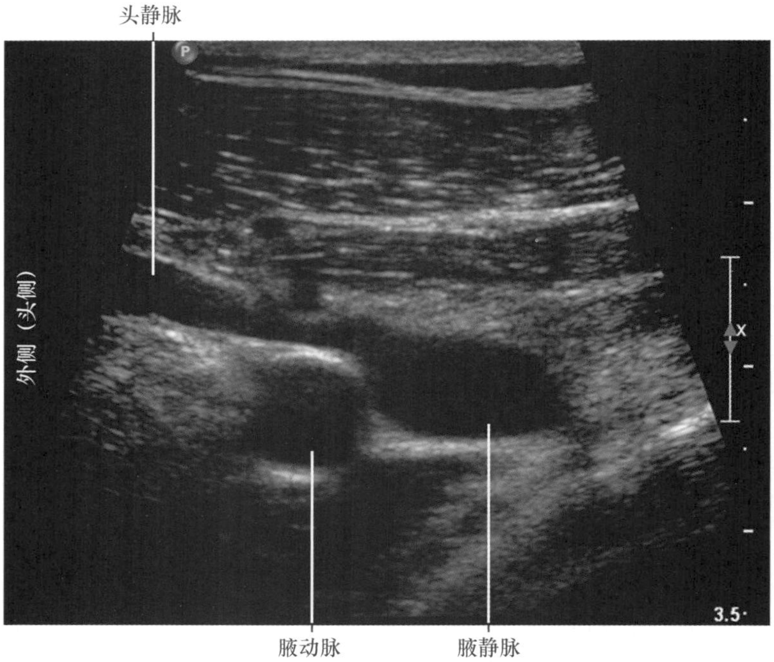

图 31-7　头静脉汇入腋静脉的“蝌蚪征”。头静脉以 90° 汇入腋静脉，因此，头静脉是长轴而腋静脉是短轴

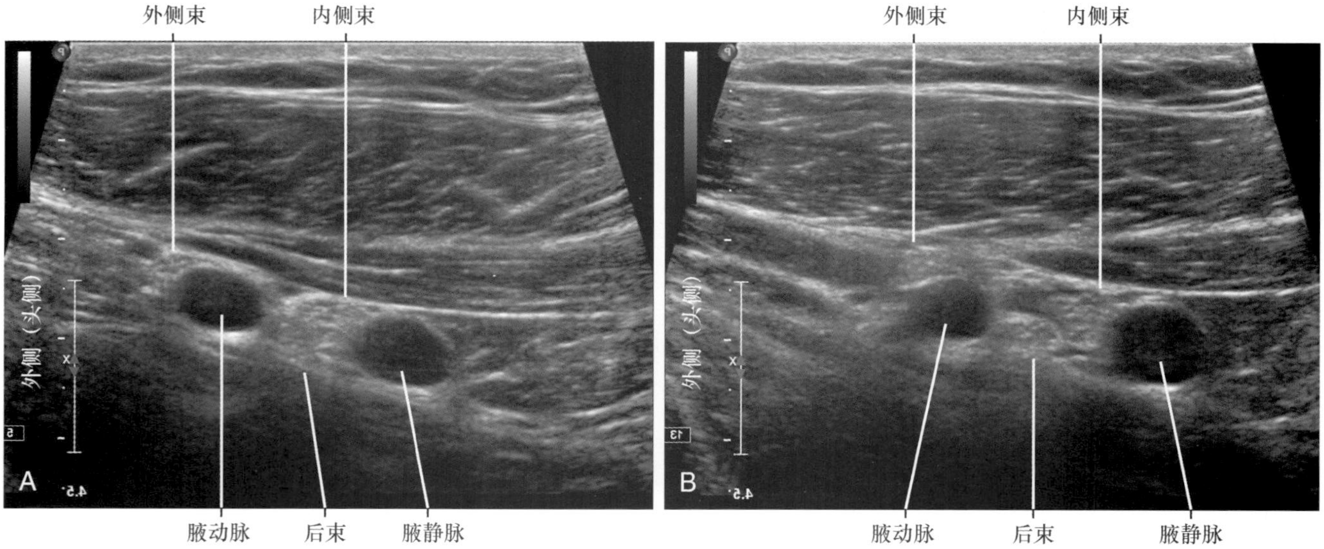

图 31-8　臂丛的神经束分离腋动脉和腋静脉。当腋动脉和腋静脉在锁骨下区不相邻时，通常是臂丛的内侧束分隔它们。在此例中，内侧束和后束位于血管之间。超声图像显示锁骨下阻滞注射前（**A**）和注射后（**B**）

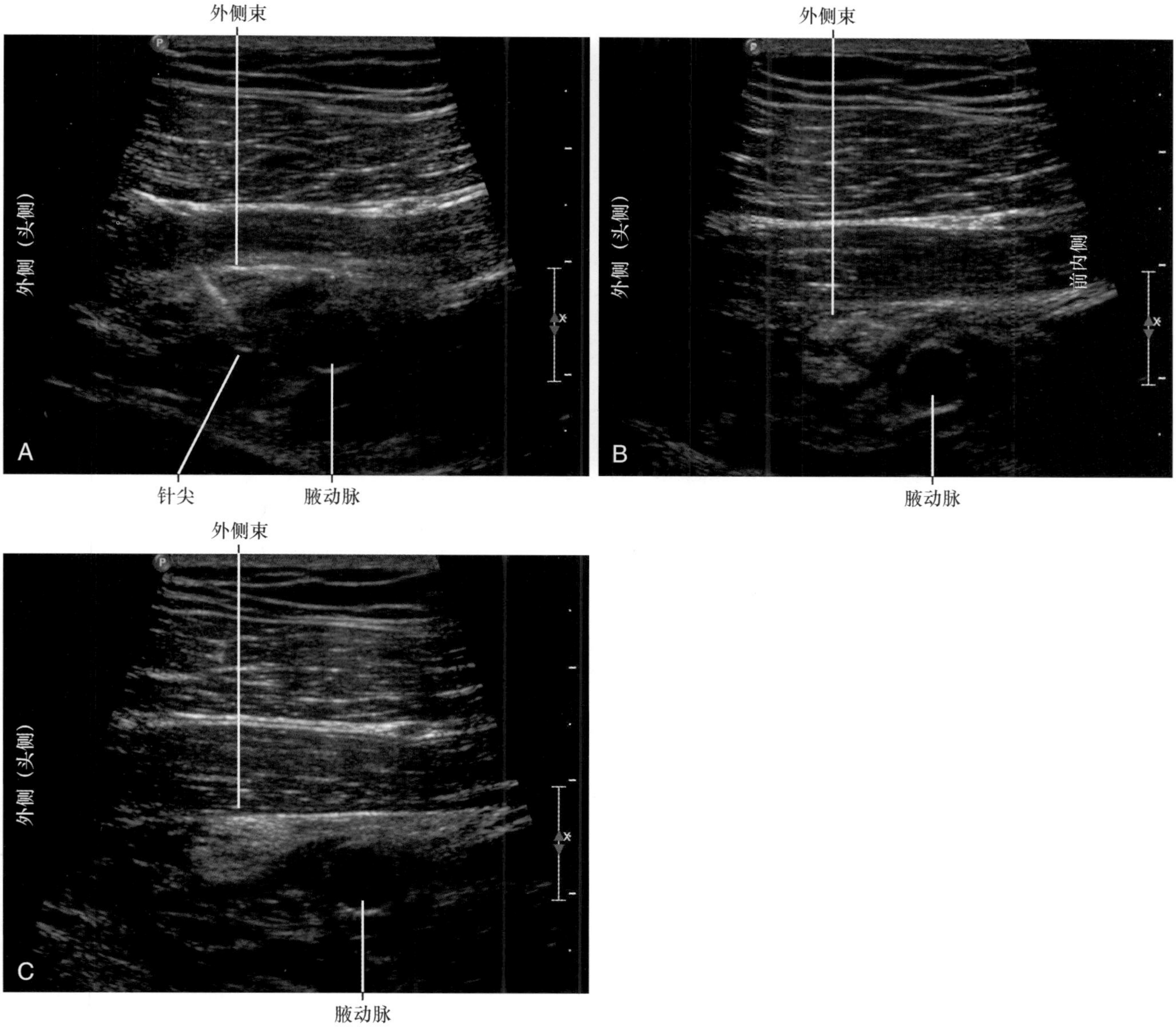

图 31-9 超声图像显示锁骨下阻滞时神经内注射。为了置于腋动脉的后面，阻滞针意外穿过臂丛的外侧束（**A**）。阻滞注射后可见神经呈现碎裂样的声像图（**B**）。向远端滑动探头扫查证实神经是完整的（**C**），并没有神经后遗症

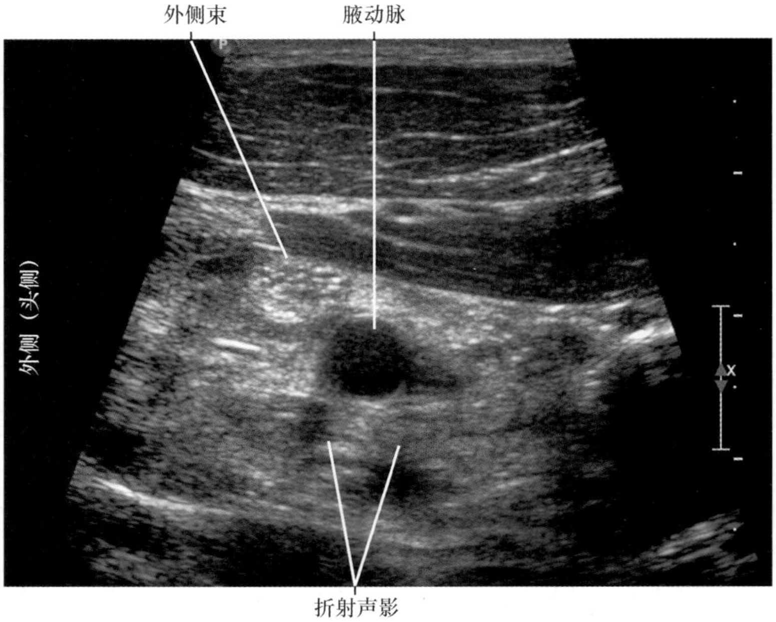

图 31-10　超声图像显示锁骨下阻滞时的伪像。在本例，可见腋动脉侧壁的折射声影。折射声影呈线性低回声，从血管的两侧发出，实际为超声波折射形成。此时一般发生后方回声增强效应（动脉深方的回声放大增强）。这种增强伪像类似神经（虽然神经束本身经常位于这个位置）

32 腋窝阻滞

臂丛的三个终支（正中神经、桡神经和尺神经）在腋窝邻近腋动脉（表 32-1）。这使腋窝成为臂丛阻滞的便利位置（表 32-2）。传统的腋窝阻滞经腋动脉引导或利用神经刺激诱发运动反应引导，在动脉周围注射局部麻醉药。经动脉阻滞需要穿刺腋动脉，另一个缺点是不能麻醉肌皮神经，遗漏胸小肌深方喙突水平近端的神经血管束。

超声成像改善了臂丛腋窝阻滞效果。几乎所有的机构均报道了使用超声引导下这一操作的优势[1-2]。超声可用于引导腋动脉周围的注射。此外，超声可以对肌皮神经直接成像，以达到完全的腋窝阻滞（见第 33 章）。

建议技术

经胸肌途径行近端腋窝阻滞位置在臂丛神经分支以前，针尖仅进入胸壁。采用由外向内的方法，穿刺针仅穿过胸大肌。

腋窝阻滞患者呈仰卧位。手臂应适当过度外展，使针尽可能地近端置入。略超过 90° 的外展适合探头放置。因为胸大肌附着在肱骨，过度外展手臂通过向中线收缩牵拉胸大肌降低了胸肌隆起。Mayo 站立支架可以用来支撑这一位置的手臂。操作者应站在床头，视线越过患者手臂观察超声显示器。

近端腋窝阻滞时，胸大肌的隆起分隔进针点和探头。因为进针点远离探头，所以超声图像不能覆盖整个针道。皮肤消毒准备应覆盖胸大肌区域。倾斜和旋转探头角度，适度朝向胸壁可获得更多的近端图像。腋静脉可作为压力计评估探头扫查时的压力，合适的探头压力是仅压闭静脉。

穿刺针进针至腋窝神经血管束时，针道上可能的结构有头静脉、胸大肌的肌腱和肌皮神经。头静脉位于胸大肌-三角肌沟，因此，穿刺针进入皮肤时有可能穿刺静脉，虽然可能性较小。

背阔肌和大圆肌的联合腱附着于肱骨，是本操作的一个有用标记。桡神经总是在这个肌腱远端与腋动脉分离。穿刺针应远离探头进入皮肤，使其能够位于动脉深方，针尖容易置于动脉和联合腱之间进行注射。

因为腋动脉和环壁的臂丛分支（正中神经、桡神经和尺神经）被共同的结缔组织包绕，所以阻滞针尖的理想位置是位于神经和动脉之间。如果可以，血管周围注射将分离神经和动脉。神经外围的注射（远离腋动脉）也可以成功，但需要仔细评估注射药液确实包绕了神经。

局部麻醉药的注射分别在腋动脉前方和后方进行。一般先在腋动脉后方注射。这使神经血管束更接近皮肤表面。肌皮神经需单独阻滞（见第 33 章）。

对于腋动脉前壁注射，注射部位位于正中神经和腋动脉之间尤其重要。正中神经经过腋动脉前面。

假如局部麻醉药沿正中神经向近端内侧束和外侧束分支蔓延，臂丛的2/3应被麻醉。正中神经、尺神经、前臂内侧皮神经和肌皮神经均发自内侧束和外侧束。

肋间臂神经（发自胸1和胸2）非臂丛分支，但参与臂内侧的感觉支配。肋间臂神经阻滞可以通过在腋皱襞处行臂内侧皮下浸润麻醉获得。对于这一操作，超声成像引导通常是不必要的，但有时用于肥胖患者。

表32-1　腋窝臂丛终支的特征

神经	特征
腋神经	伴行旋肱后动脉 起点位于大圆肌和背阔肌腱近端
肌皮神经	向外侧穿过喙肱肌 喙肱肌内扁平状 如不显示，应除外正中-肌皮神经融合
桡神经	伴行肱深动脉 经过肱骨桡神经沟 起点位于大圆肌和背阔肌腱远端
正中神经	加压可移位至腋动脉旁 伴行肱动脉
尺神经	位于腋动脉和腋静脉之间 可通过腋静脉做声窗 大部分位置固定（相对于动脉位于时钟的2～3点位置） 远端进入肘管
前臂内侧皮神经	位于正中神经和尺神经之间
肋间臂神经和臂内侧皮神经	位于臂内侧皮下组织内 位于腋动脉内侧

表32-2　超声引导下腋窝阻滞的临床考虑

优点	缺点
神经表浅	神经分支
适宜的操作空间	解剖变异
位置可压缩	手臂位置
离肺较远	多条静脉
无膈神经阻滞风险	置管存在问题

关键点

腋窝阻滞	要点
解剖	腋窝有三条环动脉壁神经（正中神经、桡神经、尺神经） 在腋窝所有终末分支位于大圆肌和背阔肌联合腱的浅方（正中神经、桡神经、尺神经、肌皮神经） 神经直径约 3 mm
图像方向	大圆肌和背阔肌的联合腱具有内（浅）外（深）的倾斜
体位	仰卧，手臂外展 蓝色泡沫枕可提供操作空间
操作者	站在扶手板的外侧（头侧）（便携超声系统） 站在患者侧（具有移动显示的超声系统）
显示	经过扶手板（便携超声系统） 经过操作台（具有移动显示的超声系统）
探头	高频线阵，23 ～ 38 mm 接触面
初始深度设定	25 mm
穿刺针	20 ～ 21 G，70 mm 长
解剖位置	从扫查腋窝识别腋动脉短轴开始 滑动探头获取腋动脉深方联合腱图像
穿刺方法	腋动脉短轴，平面内法从外到内进针 将针尖置于神经和腋动脉之间
超声评估	注射应分离神经和动脉
解剖变异	肌皮神经-正中神经融合（5% ～ 10%）。在腋窝肌皮神经和正中神经可以融合。其有时被称作低位外侧束 偶尔可见双支腋动脉

临床要点

- 近端腋窝阻滞，阻滞针通常置于腋动脉与背阔肌和大圆肌的联合腱之间行后方注射。需要调整穿刺针轨迹略朝上方，沿联合腱上方行进。
- 腋窝阻滞的经典方法，桡神经和肌皮神经通常不被阻滞[3]。

参考文献

1. Soeding PE, Sha S, Royse CE, et al. A randomized trial of ultrasound-guided brachial plexus anaesthesia in upper limb surgery. *Anaesth Intensive Care* 2005;**33**:719–25.
2. Lo N, Brull R, Perlas A, et al. Evolution of ultrasound guided axillary brachial plexus blockade: retrospective analysis of 662 blocks. *Can J Anaesth* 2008;**55**:408–13.
3. Lanz E, Theiss D, Jankovic D. The extent of blockade following various techniques of brachial plexus block. *Anesth Analg* 1983;**62**:55–8.

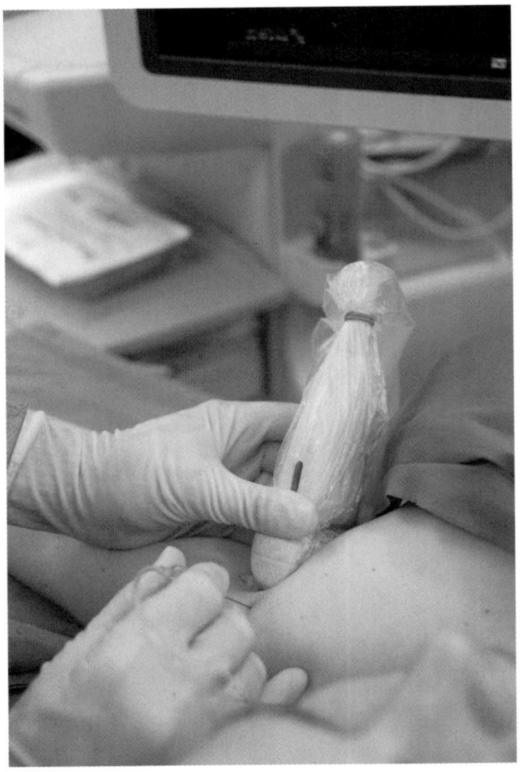

图 32-1　体表照片显示从手臂外侧平面内法行腋窝阻滞。本例显示器经过扶手板位于对侧，操作者站在床头

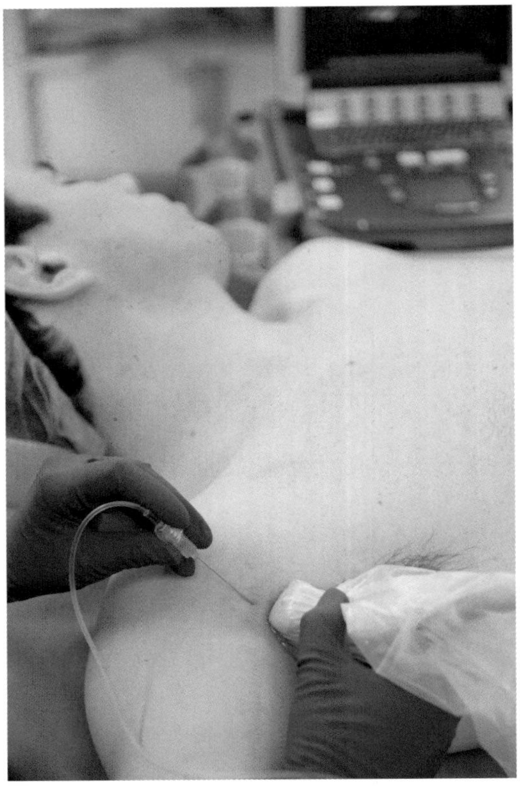

图 32-2　体表照片显示从手臂外侧平面内法行腋窝阻滞。本例显示器经过操作台位于对侧，操作者站在床旁

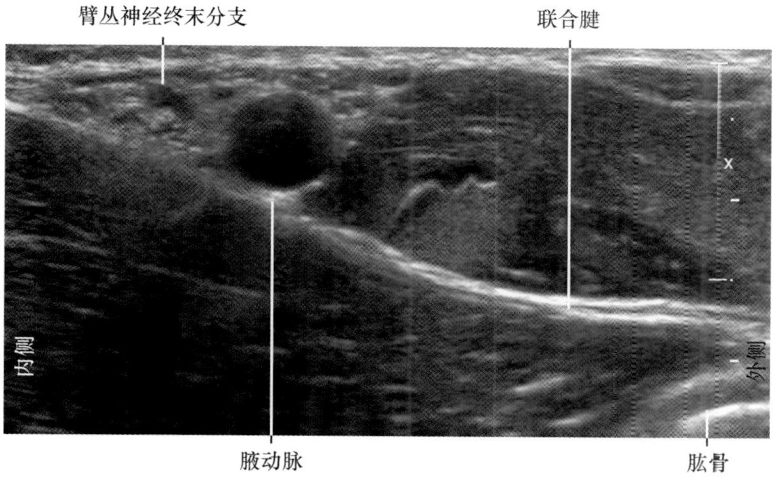

图 32-3 腋窝处腋动脉和包绕的臂丛分支的短轴图像。胸大肌和背阔肌的联合腱位于神经血管束的深方。因为桡神经自联合腱的远端发出，看见这个结构可确保此处臂丛紧凑，适用于完全阻滞

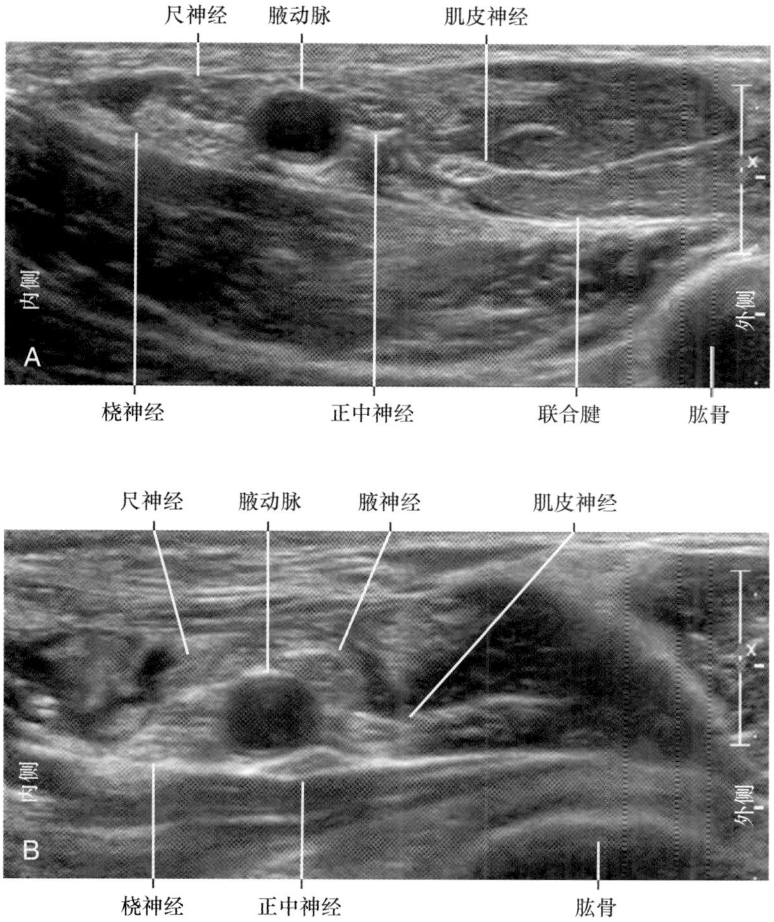

图 32-4 在腋窝，随探头移动显示不同的臂丛短轴图像。通过倾斜探头朝向胸壁，某些情况下可显示腋神经位于腋动脉后方。图中显示了远端（**A**）和近端（**B**）图像

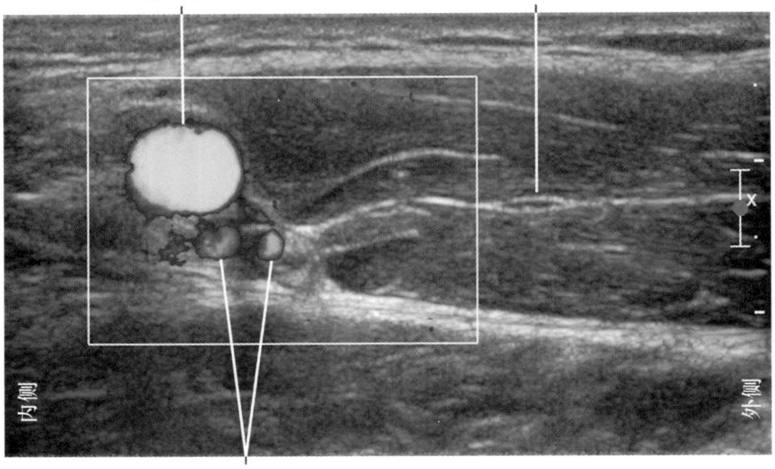

图 32-5　能量多普勒图像显示肱深动脉短轴。肱深动脉自腋动脉后壁发出，伴桡神经走行于肱骨桡神经沟（见彩图）

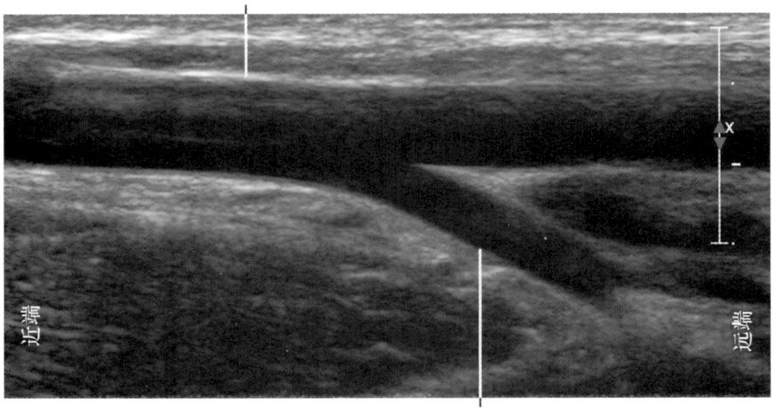

图 32-6　二维超声图像显示肱深动脉长轴

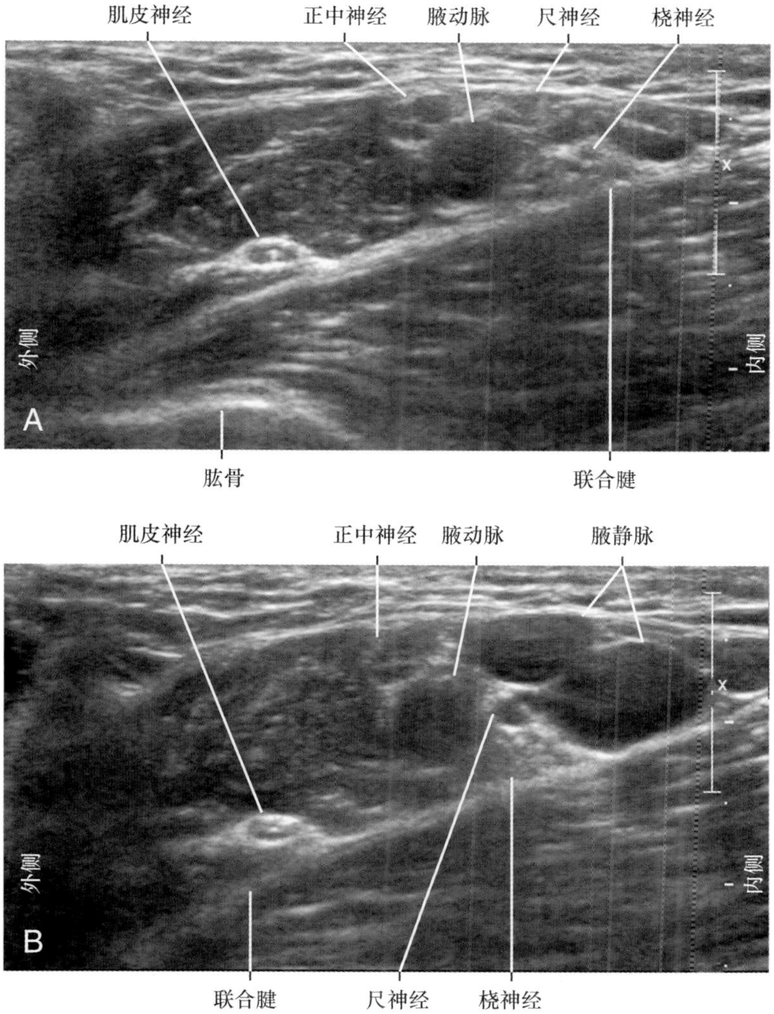

图 32-7 穿刺针置入前探查腋窝静脉。图像分别显示探头加压（**A**）和不加压（**B**）。在穿刺针刺入时压闭静脉以减少静脉穿刺的可能

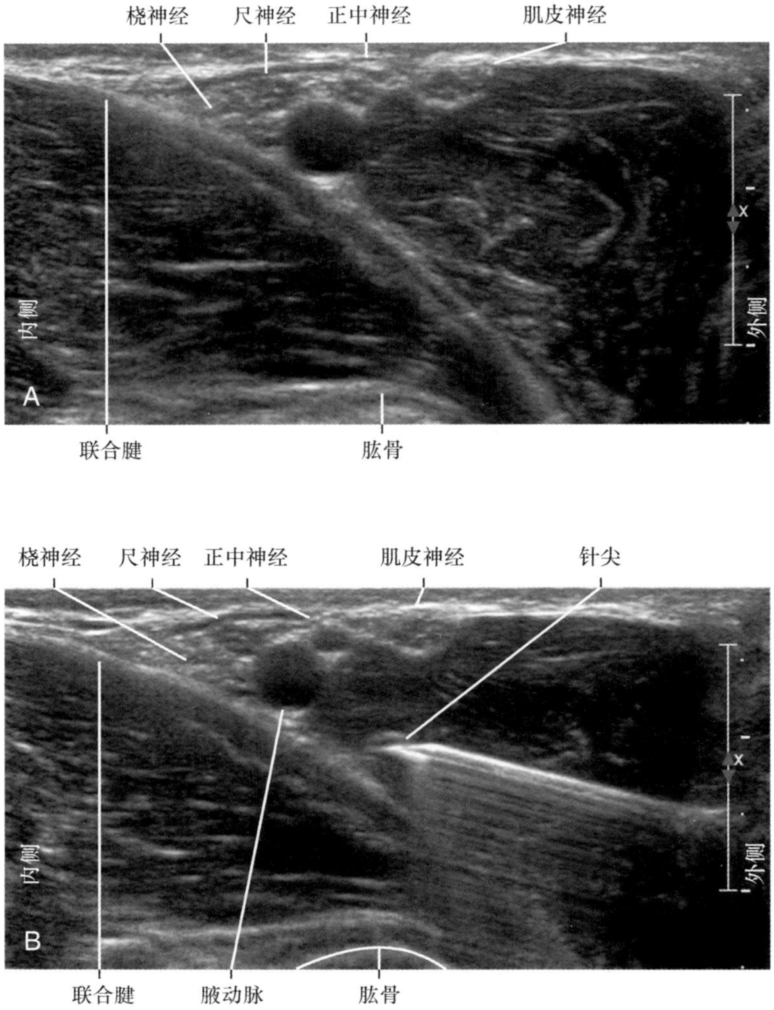

图 32-8　平面内法腋窝阻滞。超声图像显示针置入前（**A**）和置入后（**B**）。使用这种方法，针很自然地进入腋动脉与背阔肌和大圆肌联合腱之间的间隙行后方注射。穿刺轨迹略朝上方，需要调整穿刺针沿联合腱上方行进

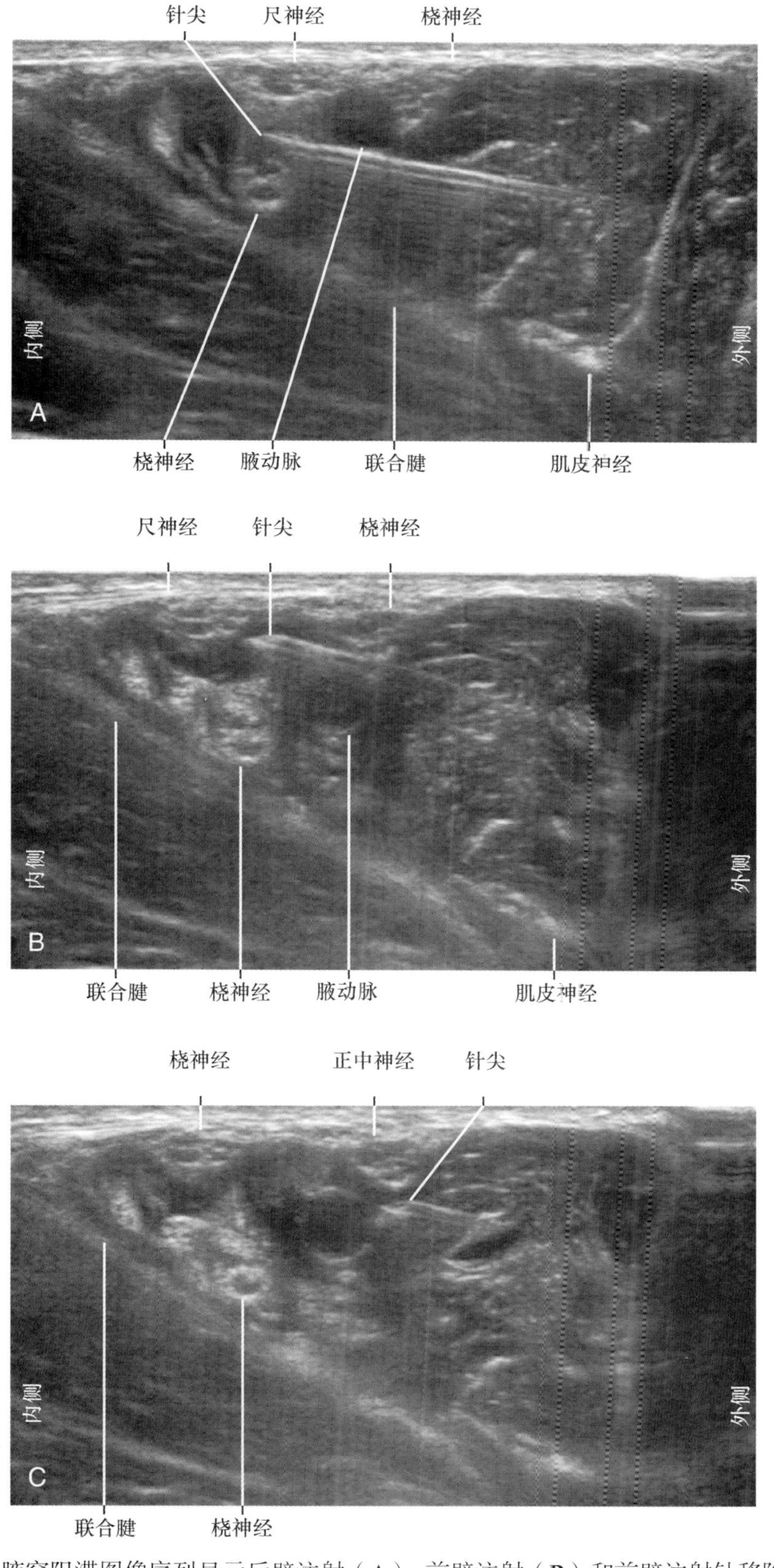

图 32-9 腋窝阻滞图像序列显示后壁注射（**A**）、前壁注射（**B**）和前壁注射针移除后（**C**）

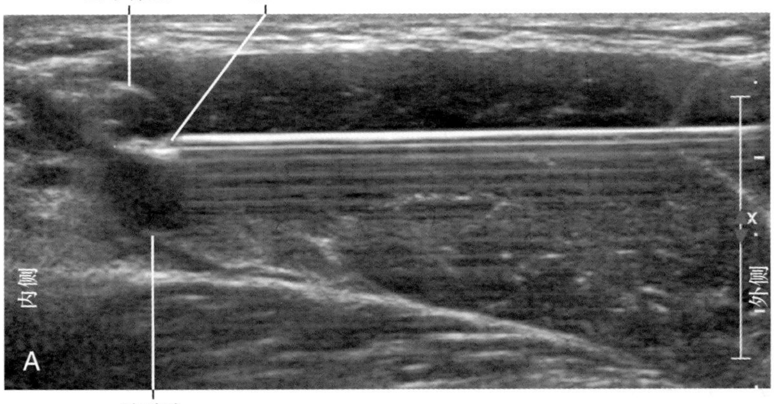

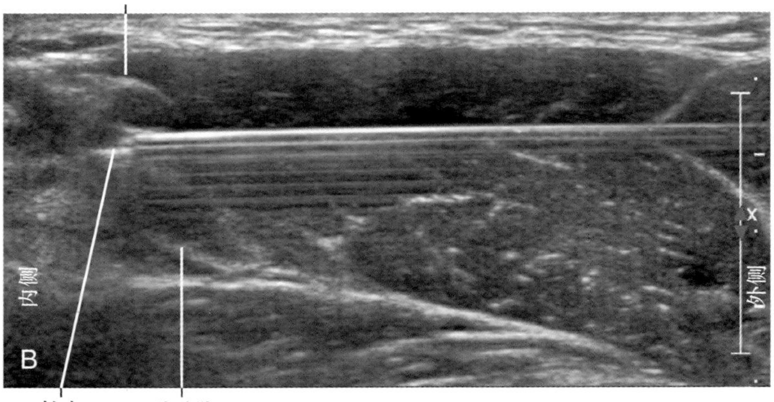

图 32-10　腋窝阻滞图像序列。阻滞针进入正中神经和腋动脉之间的间隙（**A**）。当针前进时缓慢注射局部麻醉药，分离神经和动脉（**B**）。针的斜面可以用作铲子铲起周围神经，使之与周围结构分离（如动脉或其他周围神经）

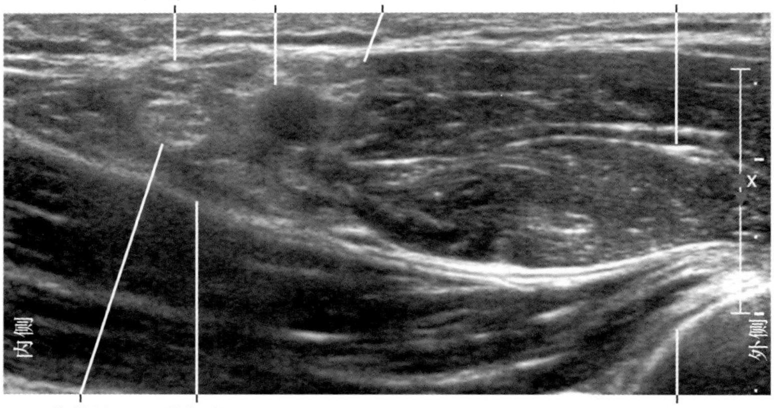

图 32-11　腋窝阻滞后腋动脉短轴图像。成功注射后局部麻醉药分离神经和腋动脉

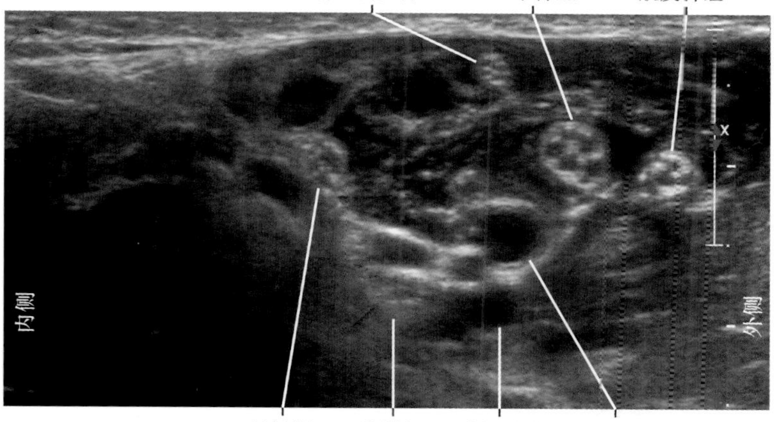

图 32-12 腋窝阻滞后前臂内侧皮神经的短轴图像。注射后这条小神经可以在正中神经和尺神经之间朝向皮肤表面被识别。腋动脉与其包绕神经的分离可以确保成功的腋窝阻滞

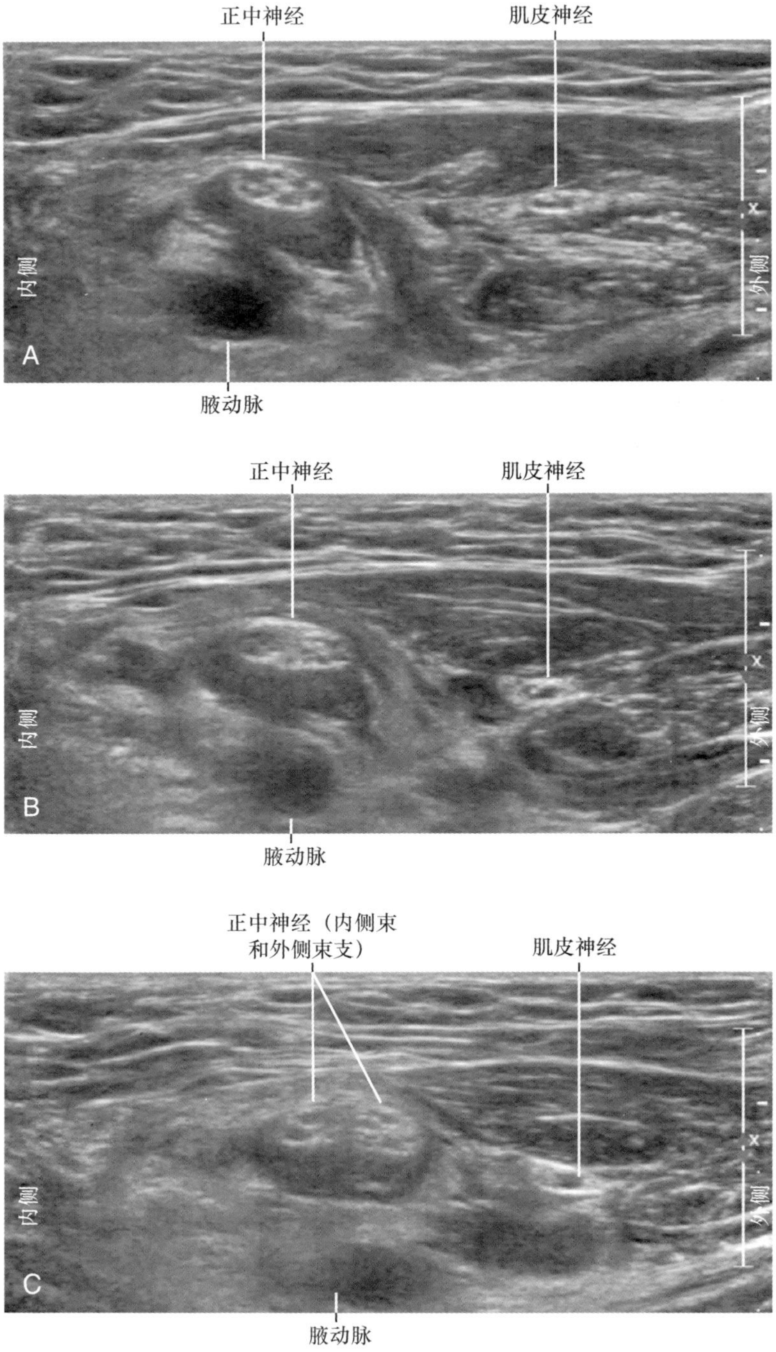

图 32-13　腋窝阻滞后正中神经的远端（**A**）和近端（**B** 和 **C**）短轴图像。正中神经发自内侧束和外侧束，这些分支在成功的腋窝阻滞后常可显示，因为局部麻醉药向近端分布可提供反向声学对比，显示神经边界

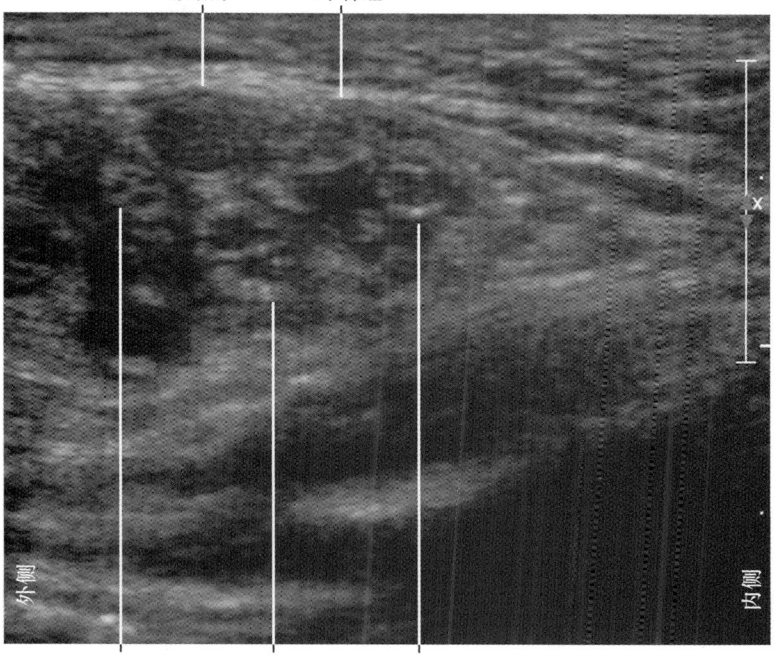

图 32-14 幼童腋窝阻滞后的短轴图像。腋窝阻滞是一种多功能的阻滞，适用于许多临床情况

33 肌皮神经阻滞

肌皮神经是臂丛外侧束的一个分支。神经支配所有的肘部手臂屈肌（肱二头肌、肱肌和喙肱肌）。肌皮神经还发出前臂外侧皮神经。

肌皮神经通常穿过喙肱肌，在喙肱肌两部分和肱二头肌短头之间形成的三角形区域[1]穿出喙肱肌。在远端，肌皮神经位于肱二头肌和肱肌之间。

建议技术

肌皮神经在腋窝处的超声成像可以帮助区域阻滞[2]。这样直接解决了传统腋窝阻滞的一个主要缺点。

肌皮神经的外侧走行和穿过喙肱肌时的形态改变是超声识别的典型特征[3]。肌皮神经在喙肱肌内通常表现为扁平状，因此这是区域阻滞的一个理想位置。相对高的表面积–体积比可能会提高阻滞发挥作用的阈值。

阻滞在手臂外展时进行，从手臂外侧进针。探头和阻滞针的选择并非关键。针尖定位在肌皮神经外侧缘，位于腋窝水平喙肱肌的筋膜层内。

肌皮神经的外侧皮支可以在神经从喙肱肌穿出后的远端行更加有选择性的阻滞。穿出点通常很易识别，因为神经在此处呈三角形。这种方法对于肌皮神经近端运动支的阻滞不可行。此外，肌皮神经自喙肱肌穿出后至发出皮神经分支之前，在肱二头肌内仍走行约 4 cm[4]。

据估计，越过式走行的肌皮神经（肌皮神经从喙肱肌越过而不是穿过）发生率为 8% ～ 30%[5]。这通常不会引起问题，因为神经可以直接成像。

正中神经和肌皮神经融合是另一种常见变异（低位外侧束）。在这些融合神经中，正中神经侧支通常比肌皮神经侧支更粗，位置更浅[6]。有时可见小的肌支从肌皮神经侧支自内向外发出。

在一些患者，前臂外侧皮神经延伸到拇指背侧（肌皮神经主导支配手背）。通过解剖上的鼻烟窝结构行局部浸润麻醉可以同时阻滞支配手背的桡神经浅支和肌皮支。

关键点

肌皮神经阻滞	要点
解剖	肌皮神经通常从外侧穿过喙肱肌 肌皮神经在喙肱肌内呈扁平状 肌皮神经在穿出喙肱肌时呈三角形 肌皮神经直径约 2.5 mm
图像方向	肌皮神经位于腋动脉外侧
体位	手臂外展、掌心向上
操作者	站在扶手板的外侧（头侧）（便携超声系统） 站在患者侧（具有移动显示的超声系统）
显示	经过扶手板（便携超声系统） 经过操作台（具有移动显示的超声系统）
探头	高频线阵，38 ～ 50 mm 接触面
初始深度设定	25 mm
穿刺针	21 ～ 22 G，50 ～ 70 mm 长
解剖位置	从腋窝近端开始扫查 向远端滑动探头观察肌皮神经离开腋动脉
方法	肌皮神经短轴切面，平面内法，从外到内 将针尖置于喙肱肌内肌皮神经外侧角
超声评估	注射应在喙肱肌内沿肌皮神经分布
解剖变异	越过式肌皮神经（8% ～ 30%） 肌皮神经可以越过而不是穿过喙肱肌 肌皮神经-正中神经融合（5% ～ 10%） 在腋窝，肌皮神经可以和正中神经融合 这有时被称为低位外侧束

参考文献

1. Tagliafico AS, Michaud J, Marchetti A, et al. US imaging of the musculocutaneous nerve. *Skeletal Radiol* 2011;**40**(5):609–16. Epub 2010, Oct 8.
2. Spence BC, Sites BD, Beach ML. Ultrasound-guided musculocutaneous nerve block: a description of a novel technique. *Reg Anesth Pain Med* 2005;**30**:198–201.
3. Schafhalter-Zoppoth I, Gray AT. The musculocutaneous nerve: ultrasound appearance for peripheral nerve block. *Reg Anesth Pain Med* 2005;**30**:385–90.

4. Macchi V, Tiengo C, Porzionato A, et al. Musculocutaneous nerve: histotopographic study and clinical implications. *Clin Anat* 2007;**20**:400–6.
5. Remerand F, Laulan J, Couvret C, et al. Is the musculocutaneous nerve really in the coracobrachialis muscle when performing an axillary block? An ultrasound study. *Anesth Analg* 2010;**110**(6):1729–34. Epub 2010, Apr 30.
6. Orebaugh SL, Pennington S. Variant location of the musculocutaneous nerve during axillary nerve block. *J Clin Anesth* 2006;**18**:541–4.

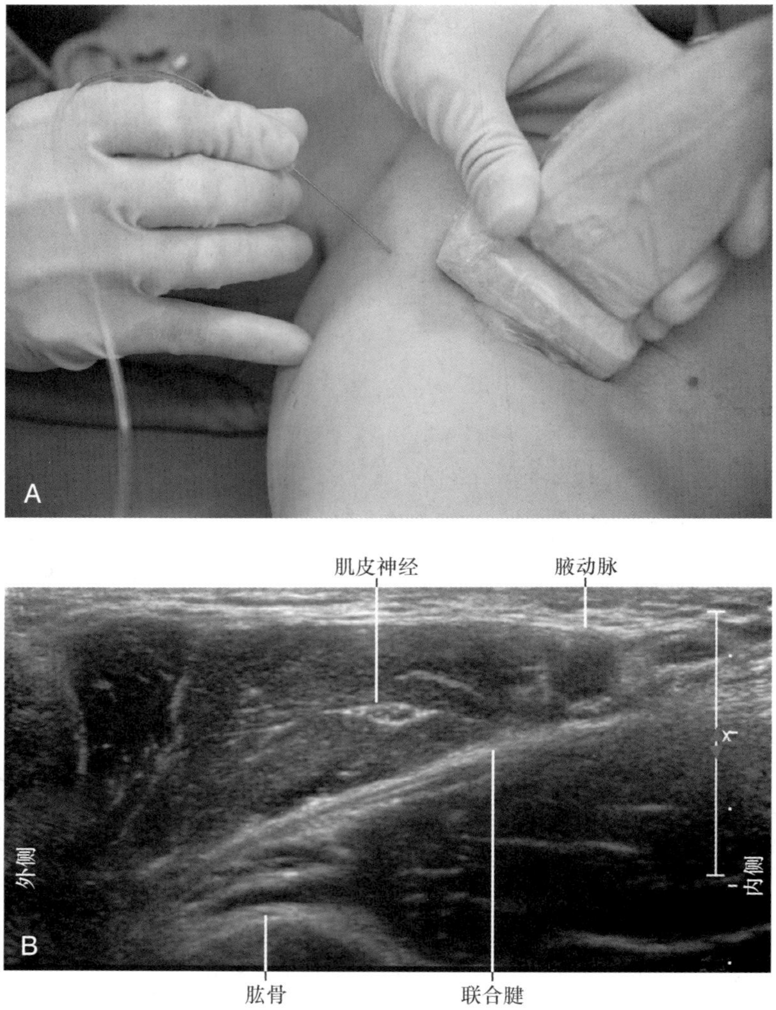

图 33-1　**A**. 体表照片显示腋窝肌皮神经阻滞方法，其显示了从前臂外侧的平面内法；**B**. 针置入前对应的超声图像

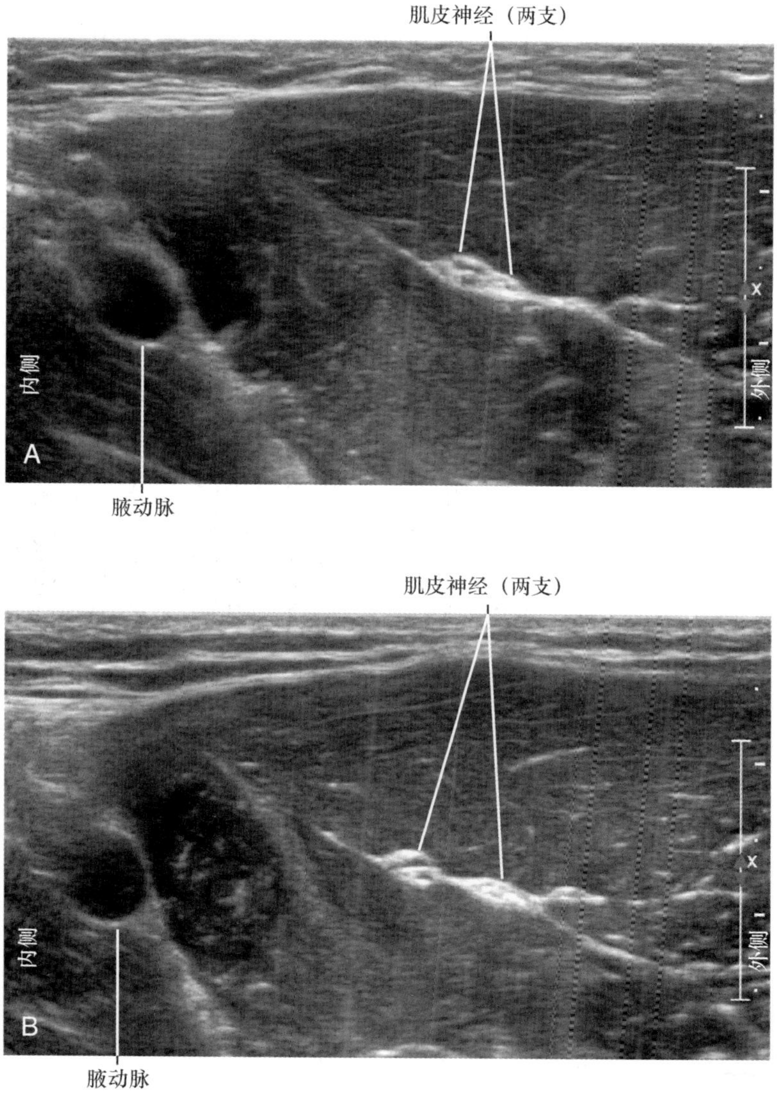

图 33-2 在臂远端肌皮神经的前后分支。超声图像显示分支的近端（**A**）和远端（**B**）。肌皮神经阻滞通常在近端进行，以获得完全麻醉

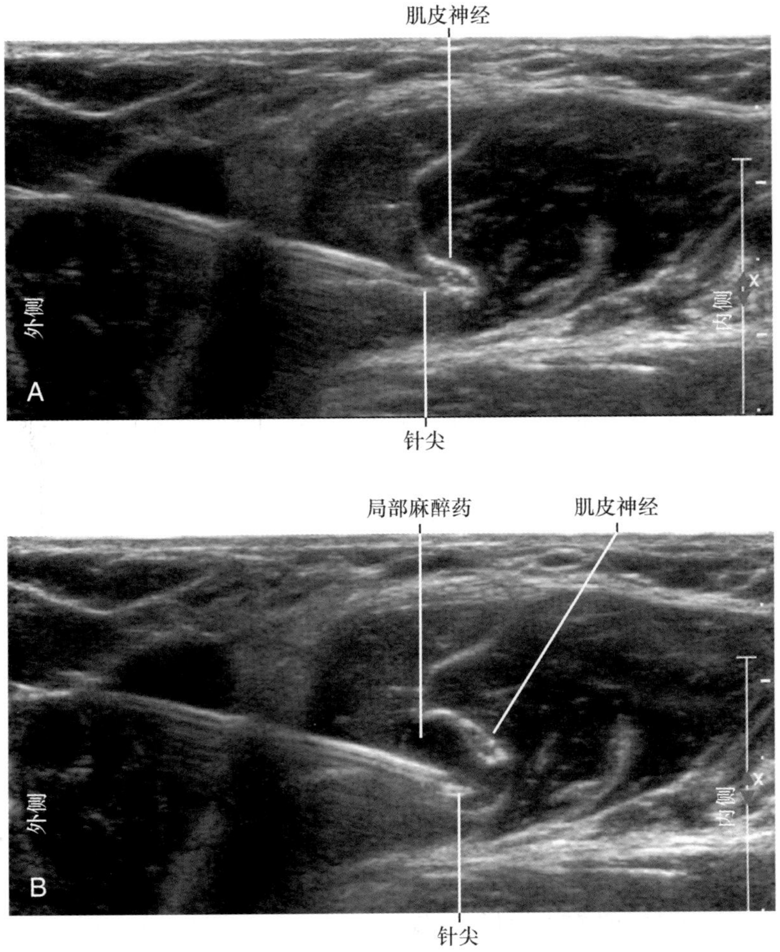

图 33-3　图像序列显示腋窝肌皮神经阻滞。**A**. 平面内法显示针尖置于肌皮神经外侧面；**B**. 注射后，局部麻醉药包绕肌皮神经分布

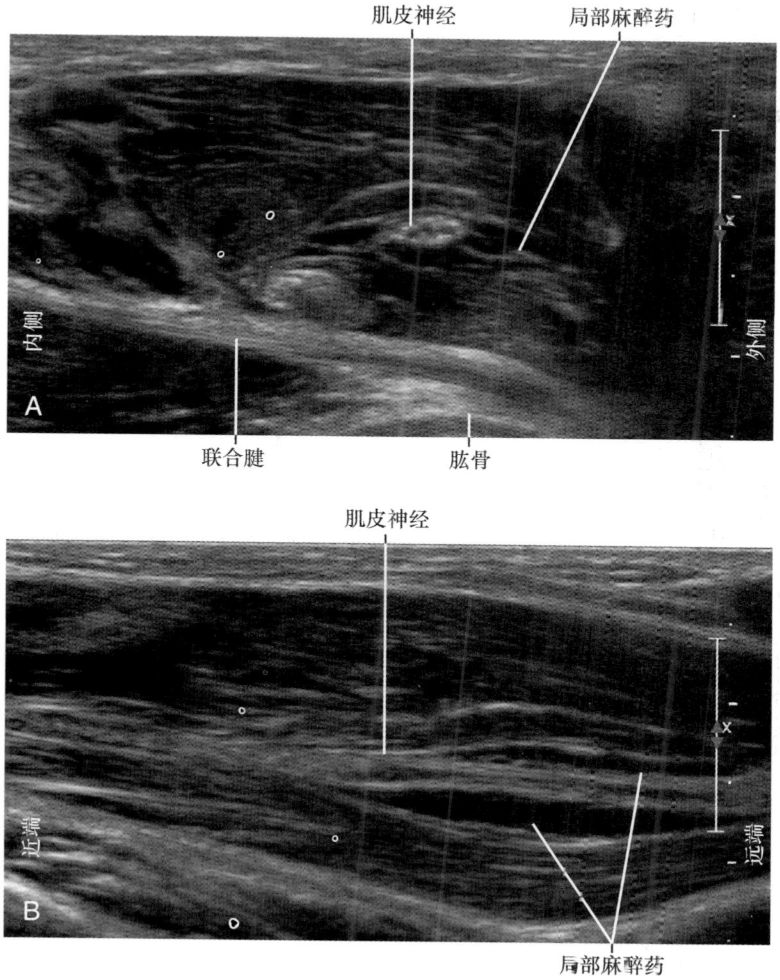

图 33-4 腋窝处肌皮神经阻滞后局部麻醉药分布。注射后，短轴图像显示局部麻醉药包绕肌皮神经（**A**），长轴图像显示沿神经分布（**B**）

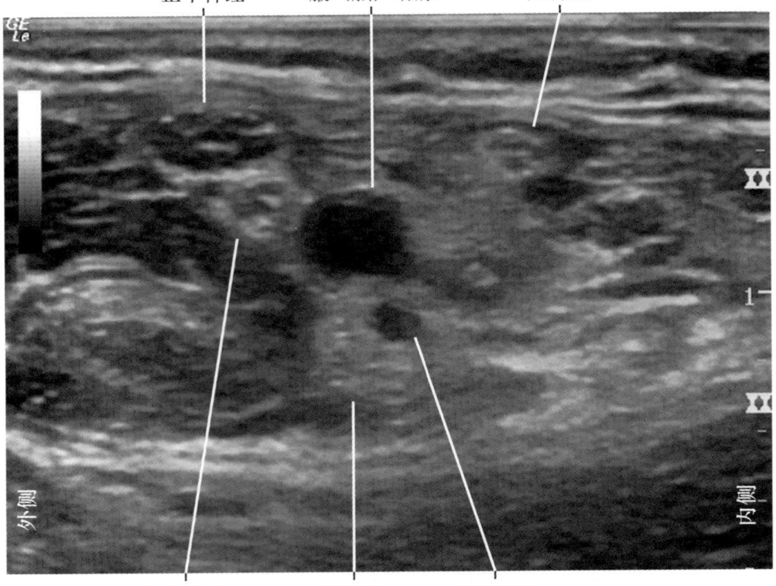

图 33-5　肌皮-正中神经融合（低位外侧束）。在这种变异中，腋窝处两支神经融合。肌支和皮支可能在融合远端直接分别发出

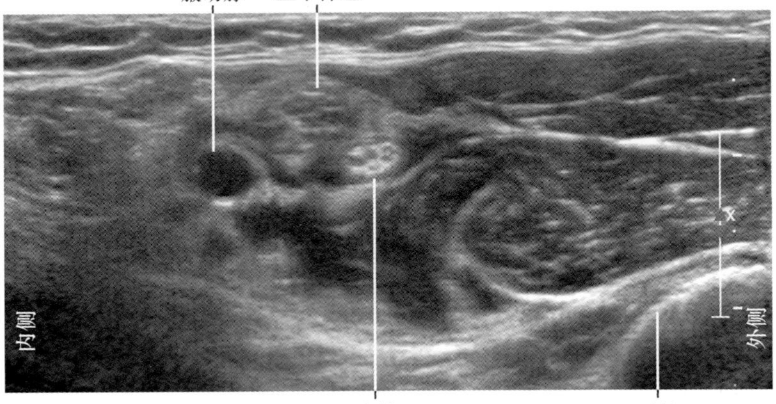

图 33-6　肌皮-正中神经融合（低位外侧束）。区域阻滞后，局部麻醉药使融合神经分离

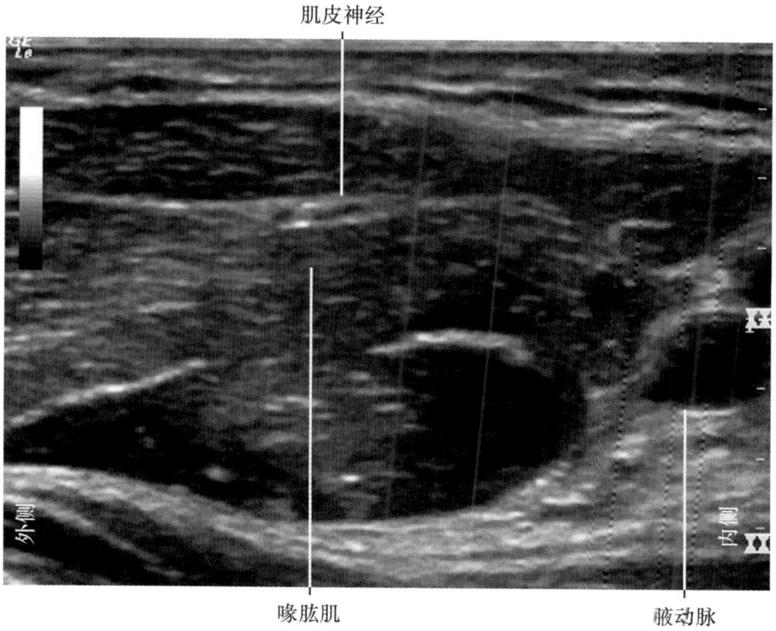

图 33-7 越过式肌皮神经。在大多数人，肌皮神经穿过喙肱肌，而有些人肌皮神经越过喙肱肌。在大多数情况下，肌皮神经可以直接成像，从而有利于区域阻滞

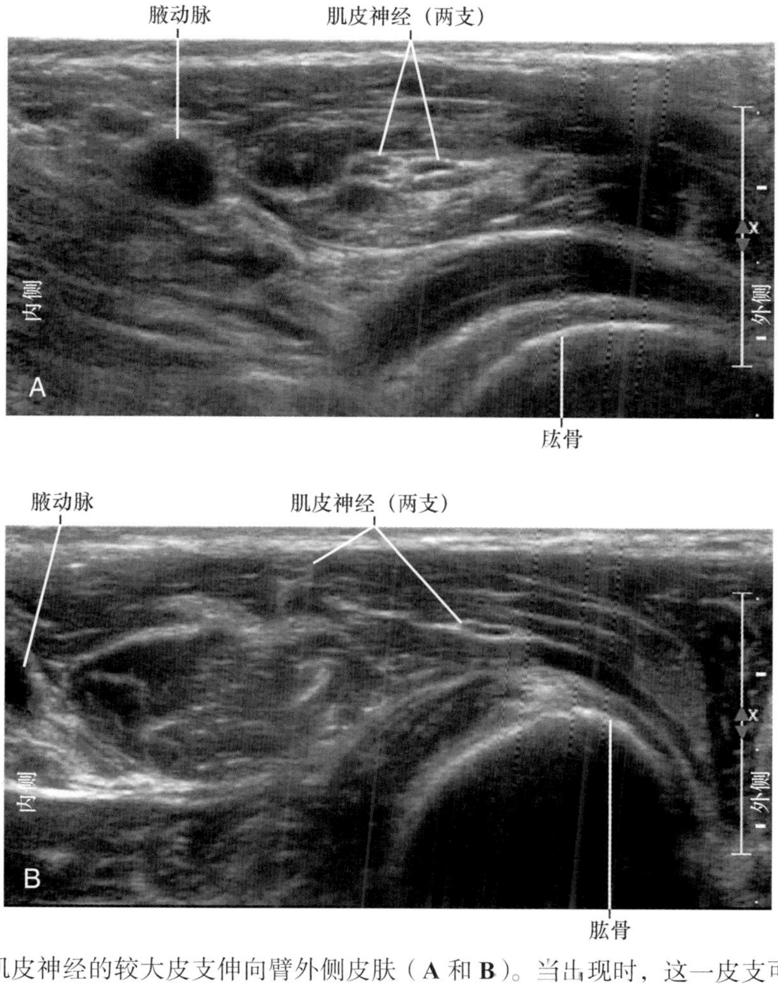

图 33-8 在一些人可见肌皮神经的较大皮支伸向臂外侧皮肤（**A** 和 **B**）。当出现时，这一皮支可能对于手臂止血带耐受很重要

34 前臂阻滞

臂丛终末支神经（正中神经、桡神经和尺神经）的周围阻滞可以根据患者的具体情况进行，为患者提供便利[1-2]。这些操作可用于预防和治疗术后疼痛。超声引导下桡神经、尺神经和正中神经阻滞也可用于急诊科，为手部手术提供麻醉[3]。

前臂阻滞可提供手部的感觉麻醉并阻滞手内肌。然而，手外肌（支配手指屈伸的更近端分支）未被阻滞，因此可能存在一些手的运动。前臂阻滞对于需要保留手部主动运动的手术非常有用，如扳机指松解术，同样适用于其他不需要止血带的小的手部手术。因为前臂阻滞麻醉手近端掌侧和背侧皮神经，这些阻滞通常比传统腕部阻滞更完全。因为肘部的前臂屈肌和伸肌未被阻滞，所以前臂阻滞后不需要手臂吊带。

参考文献

1. Gebhard RE, Al-Samsam T, Greger J, et al. Distal nerve blocks at the wrist for outpatient carpal tunnel surgery offer intraoperative cardiovascular stability and reduce discharge time. *Anesth Analg* 2002;**95**:351–5.
2. Gray AT, Schafhalter-Zoppoth I. Ultrasound guidance for ulnar nerve block in the forearm. *Reg Anesth Pain Med* 2003;**28**:335–9.
3. Liebmann O, Price D, Mills C, et al. Feasibility of forearm ultrasonography-guided nerve blocks of the radial, ulnar, and median nerves for hand procedures in the emergency department. *Ann Emerg Med* 2006;**48**:558–62.

35 桡神经阻滞

桡神经是臂丛后束的分支，发出运动支支配伸肌−旋后肌肌群。在腋窝包绕腋动脉的三支神经（正中神经、桡神经和尺神经）中，桡神经最难显示，也最不易进行穿刺阻滞[1]。

桡神经在其走行过程中都有分支，包括前臂的后侧皮支（感觉）、桡神经深支（运动）和桡神经浅支（感觉）。

前臂后侧皮支在肱骨外上髁近端约 16 cm 处从桡神经发出[2]。这一分支提供肘关节和前臂后面的感觉。

桡神经在肱骨外上髁肘窝处分为浅支和深支。桡神经在分叉前经常表现为“蛇眼征”。在桡神经分叉处筋膜层内，桡神经浅支略位于桡神经深支内侧。手臂内旋时，在外上髁远端滑动探头扫查易于探及桡神经深支穿过旋后肌。这个起始扫查点非常有用，可帮助发现桡总神经和很难显示的浅支。

桡神经浅支在前臂中 1/3 处伴行桡动脉外侧。桡神经浅支在前臂外侧肱桡肌深面走行。多数患者手背感觉支配为桡神经为主型，主要由桡神经浅支提供[3]。

建议技术

桡神经浅支可以在前臂近端 1/3 进入桡动脉外侧并发出细小分支前进行阻滞[4-5]。在这一位置，桡浅神经被肱桡肌覆盖并越过旋后肌。从前臂外侧采用平面内法易于将阻滞针尖置于神经深方。手臂内旋方便针的放置。同样，桡神经可以在更接近肘窝处神经分为浅支（感觉）和深支（运动）前进行阻滞。

桡神经阻滞也可以在上臂远端神经从肱骨桡神经沟行出后进行。桡神经位于分隔肱桡肌和深方肱肌的筋膜内。手臂内旋抬高有利于从后外侧臂进行桡神经成像并阻滞。在这个位置，桡神经呈圆形或椭圆形。注射靶点是肱肌（深层）和肱桡肌（浅层）之间的筋膜层。前臂后侧皮神经在肘部以上位于桡神经后面浅方，因此建议针回撤时再次注射，以确保完整的阻滞。

桡神经从桡神经沟行出的位置正是外侧肌间隔附着于肱骨处。此附着处沿肱骨形成外侧髁上嵴。外侧肌间隔分隔肱桡肌和肱三头肌，因此分隔形成的髁上嵴指向桡神经后面。桡神经从桡神经沟行出后向前绕行。神经在肱肌和肱桡肌之间的筋膜走行。

神经评估

桡神经的感觉阻滞可以在示指和拇指之间的背侧间隙进行测试。桡神经深支运动阻滞会导致垂腕。

关键点

桡神经浅支阻滞	要点
解剖	肱桡肌在前臂覆盖桡神经浅支
图像方向	桡神经浅支位于桡动脉外侧
体位	手臂内旋
操作者	站在扶手板的外侧（头侧）
显示	经过扶手板
探头	高频线阵，23 ～ 38 mm 接触面
初始深度设定	25 mm
穿刺针	25 G，38 mm 长
解剖位置	前臂近端 1/3
方法	桡神经浅支短轴切面，平面内法，从外到内 将针尖穿过邻近桡神经浅支的肱桡肌 局部麻醉药应位于肱桡肌深方，包绕桡神经浅支
超声评估	注射应沿桡神经浅支分布
解剖变异	可能存在桡神经浅支在更近端发出的变异

参考文献

1. Chan VW, Perlas A, McCartney CJ, et al. Ultrasound guidance improves success rate of axillary brachial plexus block. *Can J Anaesth* 2007;**54**:176–82.
2. MacAvoy MC, Rust SS, Green DP. Anatomy of the posterior antebrachial cutaneous nerve: practical information for the surgeon operating on the lateral aspect of the elbow. *J Hand Surg (Am)* 2006;**31**:908–11.
3. Auerbach DM, Collins ED, Kunkle KL, et al. The radial sensory nerve. An anatomic study. *Clin Orthop Relat Res* 1994;**308**:241–9.
4. Ikiz ZA, Ucerler H. Anatomic characteristics and clinical importance of the superficial branch of the radial nerve. *Surg Radiol Anat* 2004;**26**:453–8.
5. Visser LH. High-resolution sonography of the superficial radial nerve with two case reports. *Muscle Nerve* 2009;**39**(3):392–5.

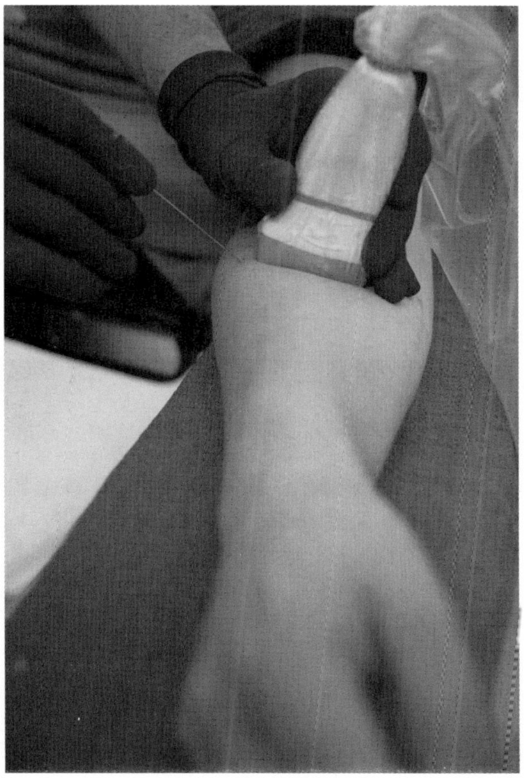

图 35-1 体表照片显示前臂桡神经浅支阻滞，显示从前臂外侧面进针的平面内法

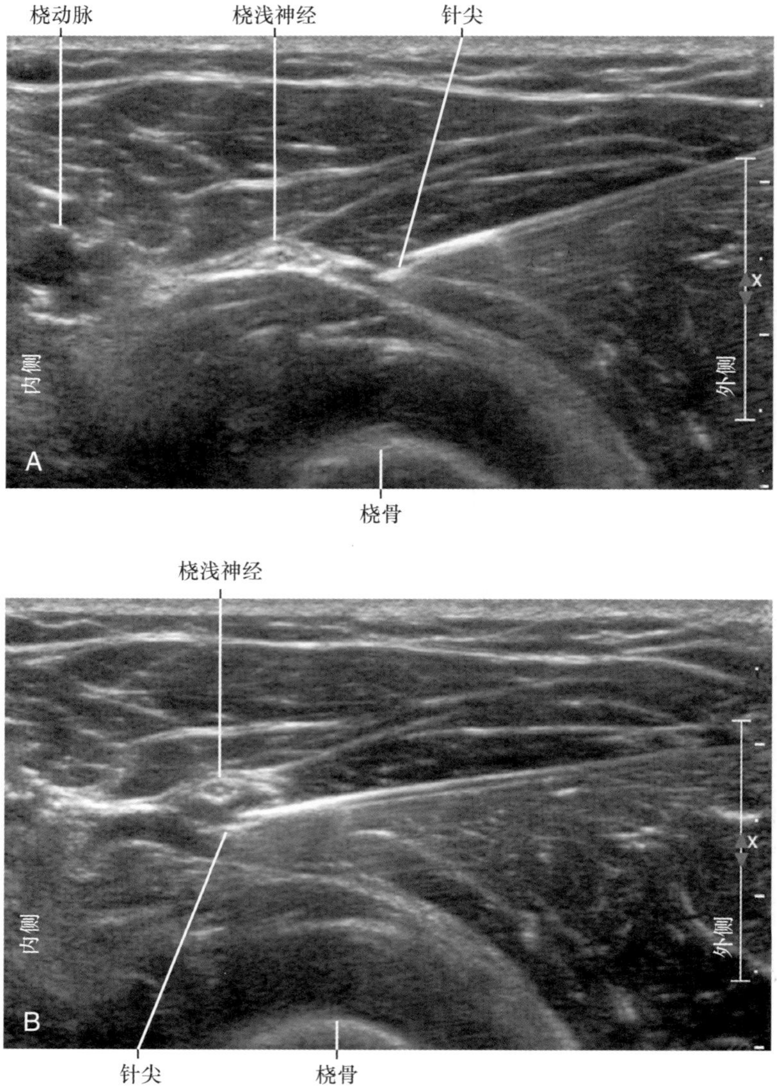

图 35-2　图像序列显示前臂桡神经浅支阻滞。**A**. 平面内法显示针尖置于桡神经浅支深方；**B**. 注射后，局部麻醉药包绕桡神经浅支分布，引起手背感觉阻滞

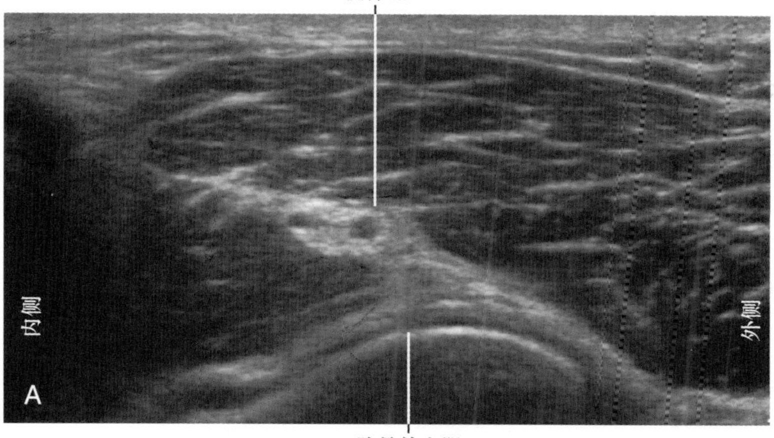

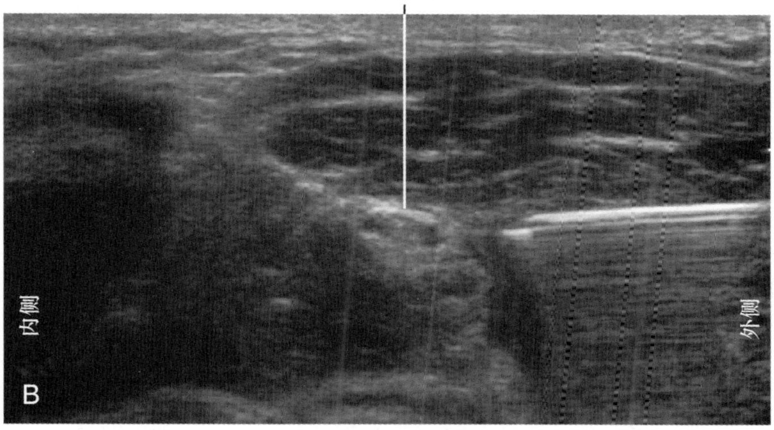

图 35-3 肘窝处桡神经呈“蛇眼征”（**A**）。“蛇眼征”由浅支（感觉支）和深支（运动支）构成，恰在桡神经深支穿入旋后肌之前的位置。在手臂外侧，平面内法行桡神经阻滞（**B**）。假如桡神经在这一部位阻滞，运动支阻滞将导致垂腕

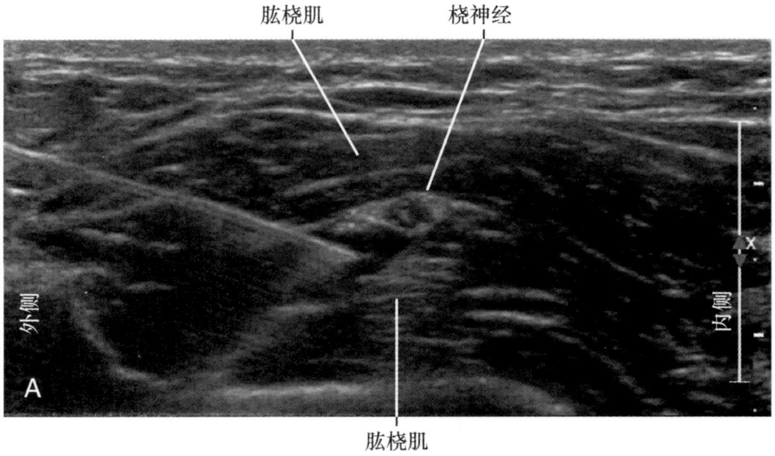

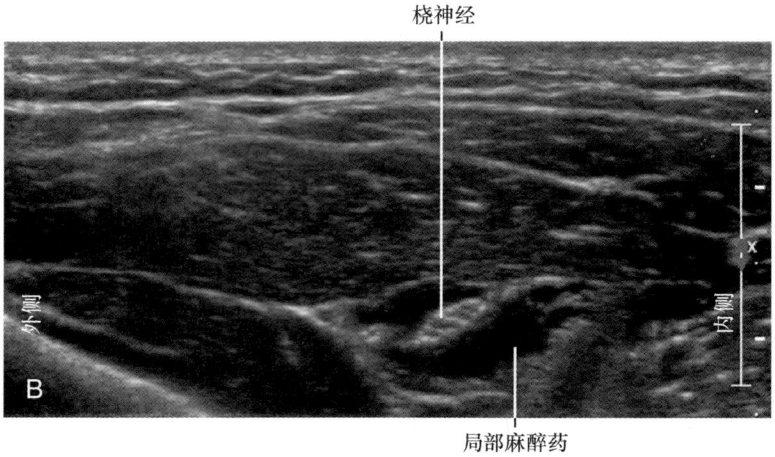

图 35-4　在上臂远端桡神经沟与肱骨外上髁之间的桡神经短轴切面，显示阻滞针位置（**A**）。肱肌分隔桡神经和深方肱骨，肱桡肌覆盖桡神经。注射后可见局部麻醉药包绕桡神经周围（**B**）。桡神经在这一部位阻滞导致感觉和运动都被阻滞

36 正中神经阻滞

正中神经是臂丛内侧束和外侧束的分支。正中神经提供手掌大部分的感觉支配，是腋窝神经血管束的一部分，并继续在肱动脉内侧伴行至肘部近端。

在前臂，正中神经位于指深屈肌与指浅屈肌之间。此处，超声扫查正中神经通常回声最高[1]。

正中神经最大的两个分支是前骨间神经和掌皮支。前骨间神经（纯粹的运动神经）在外上髁远端 5～8 cm 处从正中神经发出，其在正中神经深方拇长屈肌和指深屈肌之间走行（支配两肌）。正中神经的掌皮支在腕部近端 5 cm 处正中神经桡侧发出[2-3]。

建议技术

超声引导下正中神经阻滞的位置通常在前臂中段，因为此处神经回声较高且没有邻近肌腱[1]。选择此处还因为它远离腕管，位于掌皮支发出的近端，而又位于前臂骨间运动支的远端。在前臂中段，正中神经位于指浅屈肌和指深屈肌之间的筋膜层，这为靶向药物注射而不接触神经提供了一个方法。阻滞时上肢外旋，于前臂掌侧进行阻滞。平面内法和平面外法都可用于阻滞。从前臂外侧平面内法倾斜进针阻滞正中神经可避开桡动脉和桡神经浅支。

手应放松使正中神经可移动而不紧张。腕关节过伸会牵拉正中神经，如果时间过长，可导致神经功能受损[4]。因此，正中神经阻滞应在腕关节中立位进行。

肘部附近正中神经位于肱动脉内侧。肘部近端正中神经阻滞常用于术后恢复室，因为前臂有外科敷料覆盖。如果使用这种方法，必须注意避免穿刺肱动脉，因为这可能导致正中神经外膜血肿[5-6]。

虽然正中动脉通常在发育过程中自然退化，但高分辨率超声可在 25% 左右的无症状个体中检出永存正中动脉[7]。永存正中动脉有时伴随高位正中神经分叉或双正中神经，在这种情况下，动脉通常位于分叉神经中间。当永存正中动脉相对于神经偏于一侧时，阻滞应针对神经的非动脉侧进针，以避免造成神经内血肿。

神经评估

正中神经感觉阻滞的效果可以在手掌近示指根部进行测试。运动阻滞可以通过患者拇指受阻情况下用拇指触碰小指底部的对掌运动进行测试。另外，也可选择拇短展肌进行运动阻滞测试。

关键点

正中神经阻滞	要点
解剖	在前臂中段，正中神经位于指浅屈肌和指深屈肌之间 正中神经直径约 3 mm
体位	掌心朝上
操作者	站在扶手板的外侧（头侧）
显示	经过扶手板
探头	高频线阵，23 ～ 38 mm 接触面
初始深度设定	25 mm
穿刺针	25 G，38 mm 长
解剖位置	前臂中段掌侧面
方法	正中神经短轴，平面内法，从外到内 将针尖置于指浅屈肌和指深屈肌之间的正中神经外侧角
超声评估	注射药液应沿正中神经向远端分布至掌皮支
解剖变异	永存正中动脉（25%） 正中神经分叉（5%） 这两种变异共存 永存正中动脉可以分隔分叉的正中神经

参考文献

1. Jamadar DA, Jacobson JA, Hayes CW. Sonographic evaluation of the median nerve at the wrist. *J Ultrasound Med* 2001;**20**:1011–14.
2. Bezerra AJ, Carvalho VC, Nucci A. An anatomical study of the palmar cutaneous branch of the median nerve. *Surg Radiol Anat* 1986;**8**:183–8.
3. Tagliafico A, Pugliese F, Bianchi S, et al. High-resolution sonography of the palmar cutaneous branch of the median nerve. *AJR Am J Roentgenol* 2008;**191**:107–14.
4. Chowet AL, Lopez JR, Brock-Utne JG, et al. Wrist hyperextension leads to median nerve conduction block: implications for intra-arterial catheter placement. *Anesthesiology* 2004;**100**:287–91.
5. Macon WL 4th, Futrell JW. Median-nerve neuropathy after percutaneous puncture of the brachial artery in patients receiving anticoagulants. *N Engl J Med* 1973;**288**:1396.
6. Chuang YM, Luo CB, Chou YH, et al. Sonographic diagnosis and treatment of a median nerve epineural hematoma caused by brachial artery catheterization. *J Ultrasound Med* 2002;**21**:705–8.
7. Gassner EM, Schocke M, Peer S, et al. Persistent median artery in the carpal tunnel: color Doppler ultrasonographic findings. *J Ultrasound Med* 2002;**21**:455–61.

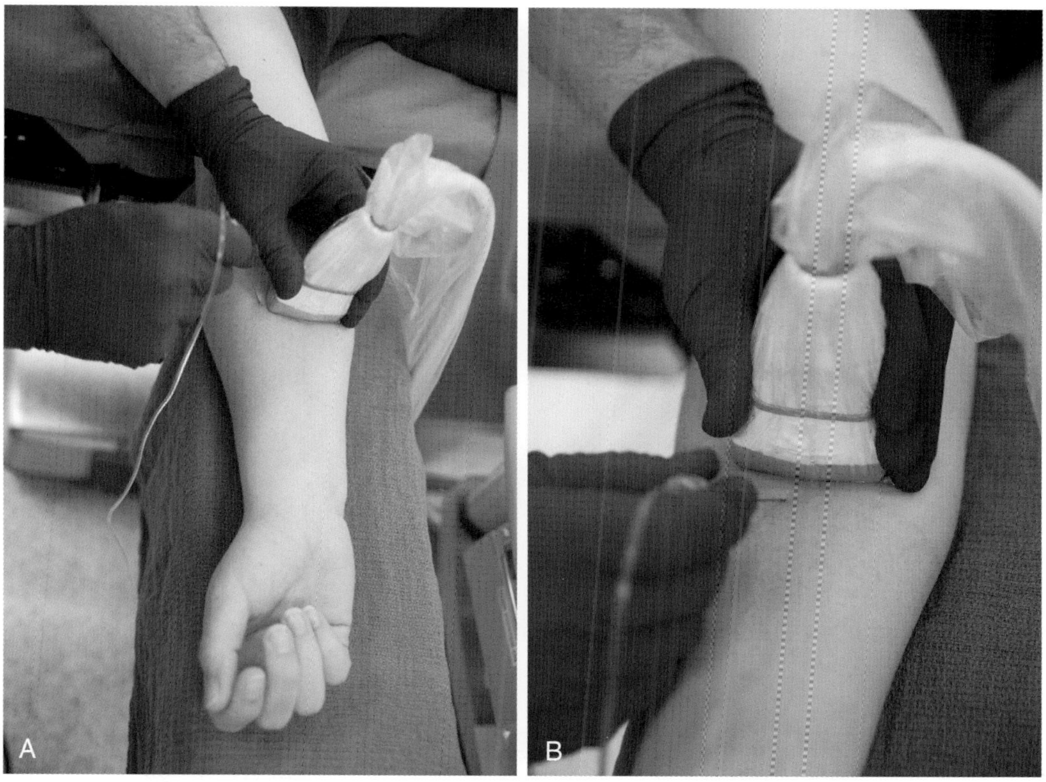

图 36-1 体表照片显示前臂正中神经阻滞的平面内法（**A**）和平面外法（**B**）。采用平面内技术时，针从前臂外侧面进入；采用平面外技术时，针从远端向近端刺入

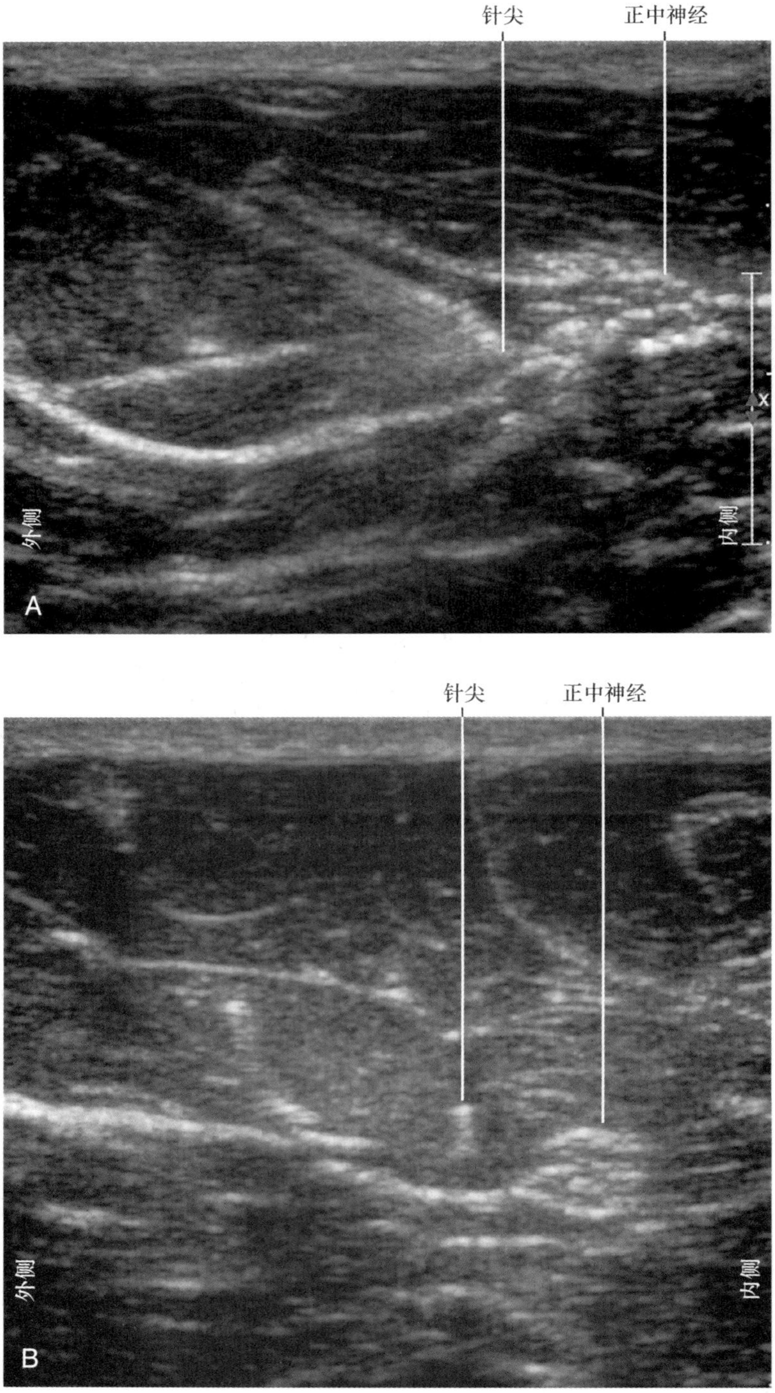

图 36-2　超声图像显示平面内法（**A**）和平面外法（**B**）正中神经阻滞

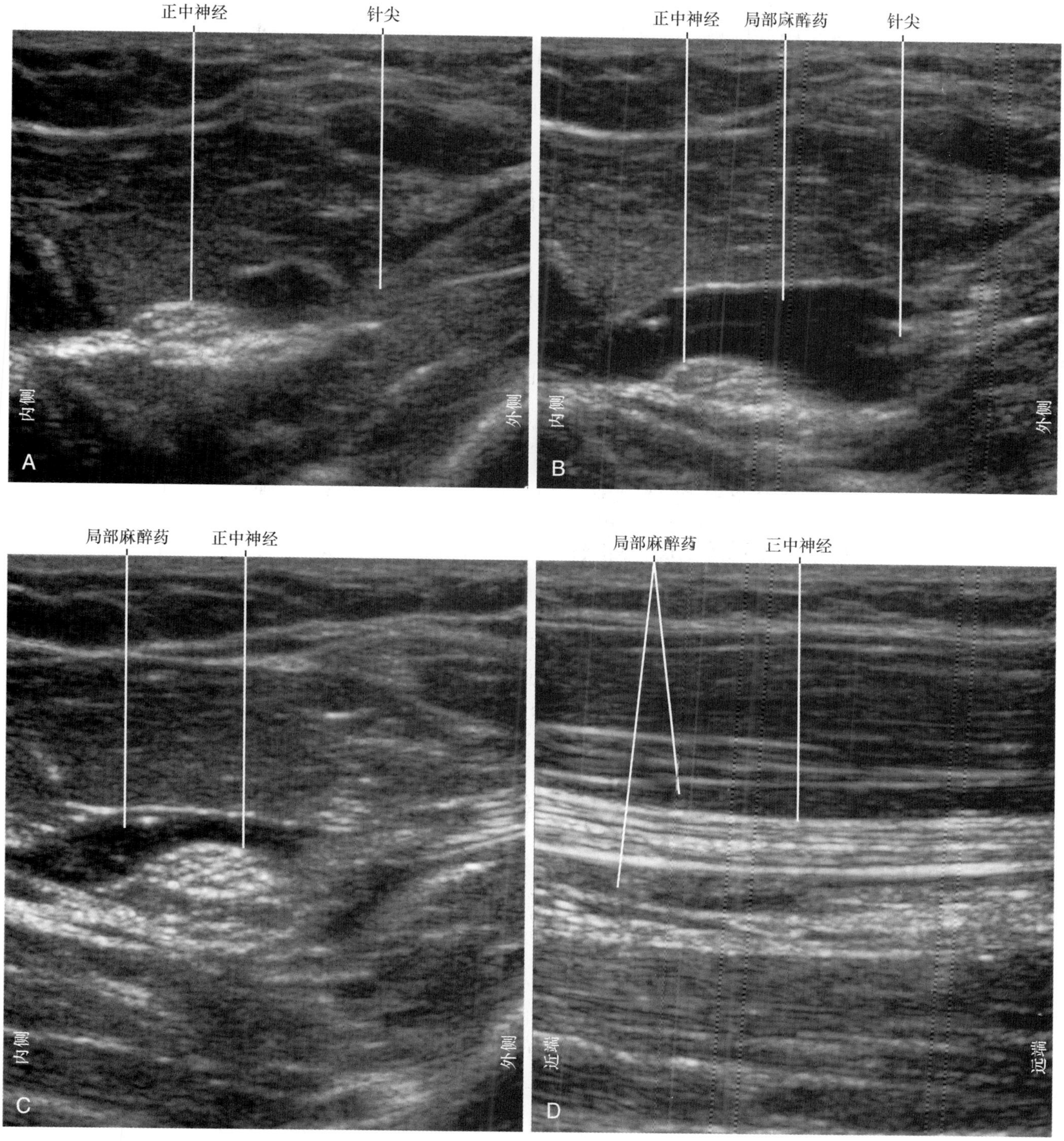

图 36-3 图像序列显示前臂正中神经阻滞。平面内法显示针尖置于指浅屈肌与指深屈肌之间，正中神经外侧（**A** 和 **B**）。因为局部麻醉药主要分布于神经表面，多余的局部麻醉药就沉积到神经深方。完全的药物注射后，局部麻醉药包绕正中神经（**C**）并沿神经分布（**D**）

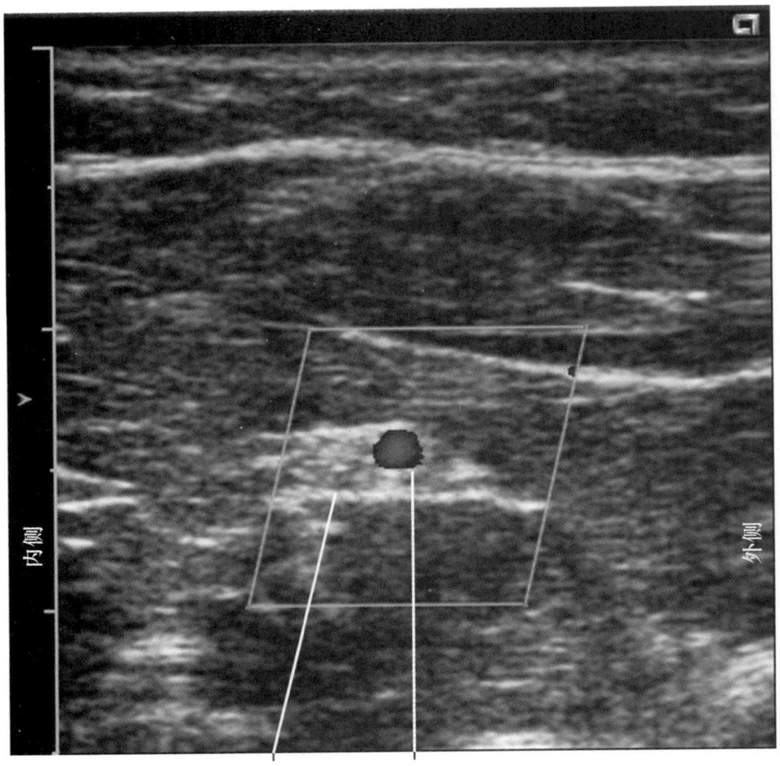

图 36-4　相对常见的解剖变异是永存正中动脉。对于本例变异，永存正中动脉与正中神经位于同一结缔组织束内，并将正中神经分为两部分。当识别这一变异后，针尖应置于神经旁，远离动脉（见彩图）

37 尺神经阻滞

尺神经是臂丛内侧束的分支，提供手尺侧背面和掌面的感觉。尺神经在腋窝离开神经血管束，穿过肘管。在前臂，尺神经与尺动脉伴行并位于动脉内侧，通常位于尺动脉和尺侧腕屈肌腱之间。尺神经在前臂腕近端发出背侧皮支[1-2]。在钩骨水平，尺神经分为浅感觉支和深运动支。

建议技术

尺神经阻滞通常在前臂尺神经与尺动脉并行处的近端进行[3]。在该位置，尺神经呈椭圆形或三角形。患者取仰卧位，掌心向上进行阻滞。使用平面内法，从前臂外侧将针尖刺入，置于连结尺神经和尺动脉的筋膜层。阻滞针进入这一平面的最好方法是针尖刺入筋膜，回撤针时缓慢注射。

一种比较常见的（3% ～ 10%）解剖变异是尺浅动脉，此时尺动脉位于屈肌表面[4]。

神经评估

尺神经阻滞的神经评估包括测试手尺侧的感觉。运动评估可以通过测试背侧和掌侧的骨间肌功能来完成，这些肌肉分别外展和内收手指。

关键点

尺神经阻滞	要点
解剖	尺神经位于尺动脉和尺侧腕屈肌之间 尺神经直径约 3 mm
图像方向	在前臂，尺神经位于尺动脉尺侧（内侧）
体位	手臂旋后，掌心朝上
操作者	站在扶手板的外侧（头侧）
显示	经过扶手板
探头	高频线阵，23 ～ 38 mm 的接触面
最初深度设定	25 mm

关键点

尺神经阻滞	要点
针	25 G，38 mm 长
解剖位置	前臂中段，尺神经和尺动脉并行处近端
方法	尺神经短轴切面，平面内法，从外到内 将针尖置于尺神经和尺动脉并行处之间
超声评估	注射药液应沿尺神经向远端分布，达尺神经远端皮支
解剖变异	尺浅动脉（3% ～ 10%，尺动脉位于屈肌浅方）

参考文献

1. Botte MJ, Cohen MS, Lavernia CJ, et al. The dorsal branch of the ulnar nerve: an anatomic study. *J Hand Surg (Am)* 1990;**15**:603–7.
2. Grossman JA, Yen L, Rapaport D. The dorsal cutaneous branch of the ulnar nerve: an anatomic clarification with six case reports. *Chir Main* 1998;**17**:154–8.
3. Gray AT, Schafhalter-Zoppoth I. Ultrasound guidance for ulnar nerve block in the forearm. *Reg Anesth Pain Med* 2003;**28**:335–9.
4. Schafhalter-Zoppoth I, Gray AT. Ultrasound-guided ulnar nerve block in the presence of a superficial ulnar artery. *Reg Anesth Pain Med* 2004;**29**:297–8.

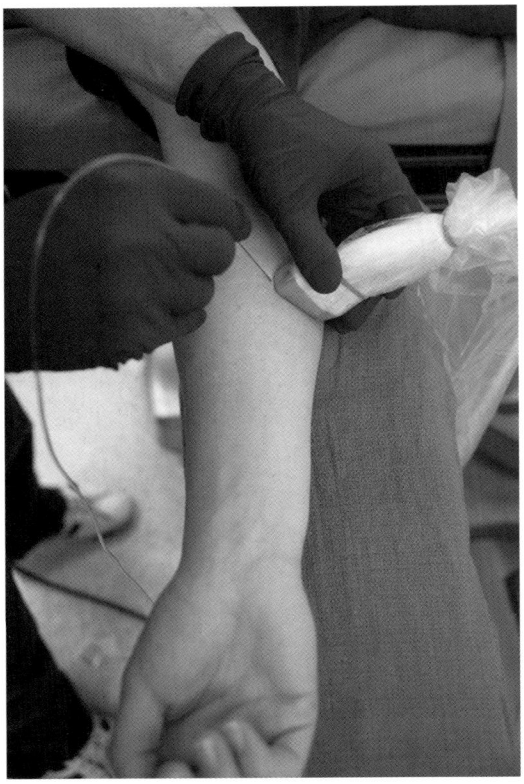

图 37-1　体表照片显示前臂尺神经阻滞方法，平面内法从前臂外侧面进针

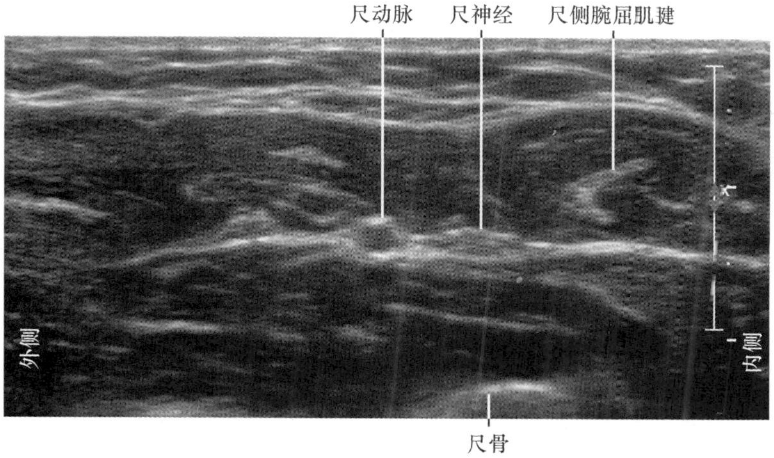

图 37-2 前臂尺神经短轴图像，显示尺侧腕屈肌腱和尺动脉。尺神经通常位于尺侧腕屈肌腱和尺动脉之间

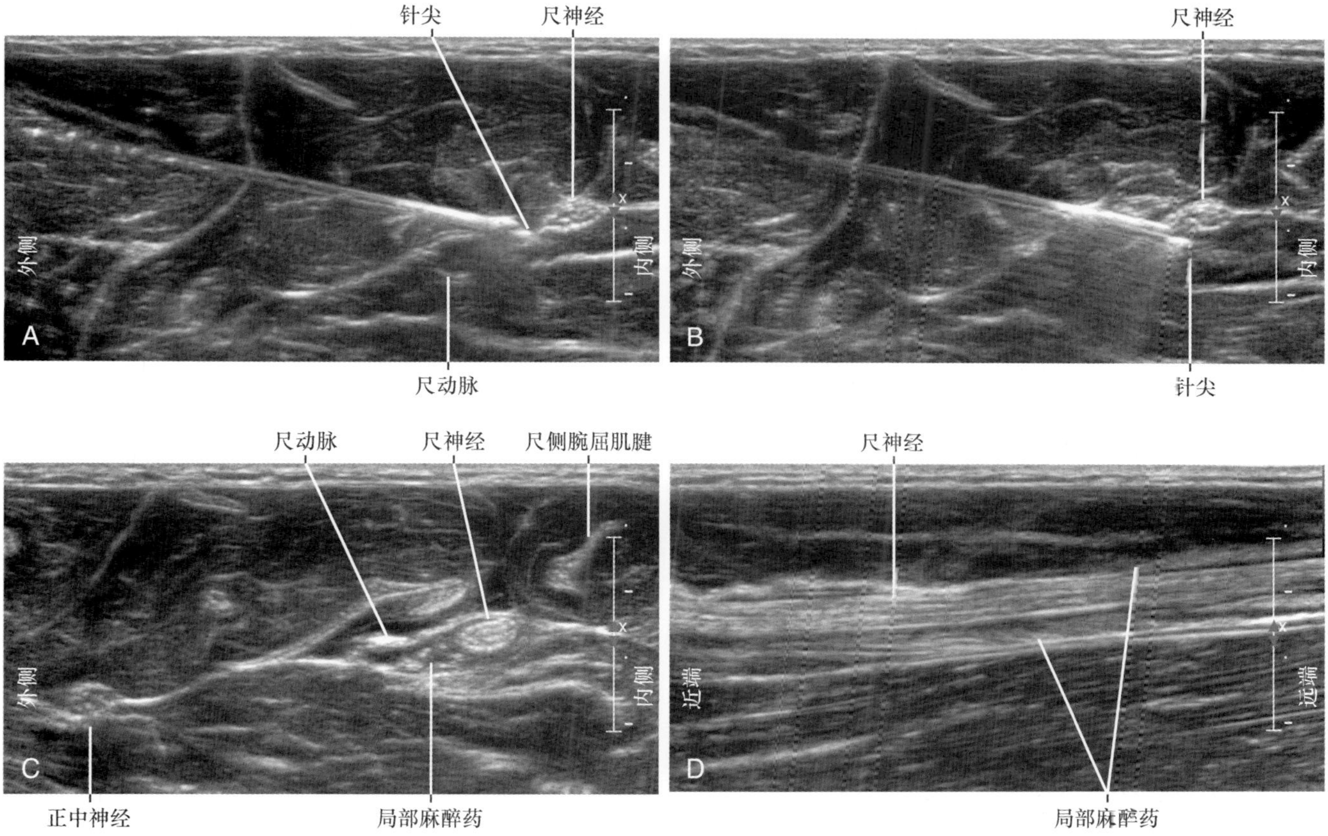

图 37-3 图像序列显示前臂尺神经阻滞。平面内法显示针尖置于尺动脉和尺神经之间（**A** 和 **B**）。注射后，局部麻醉药包绕尺神经（**C**）并沿神经分布（**D**）

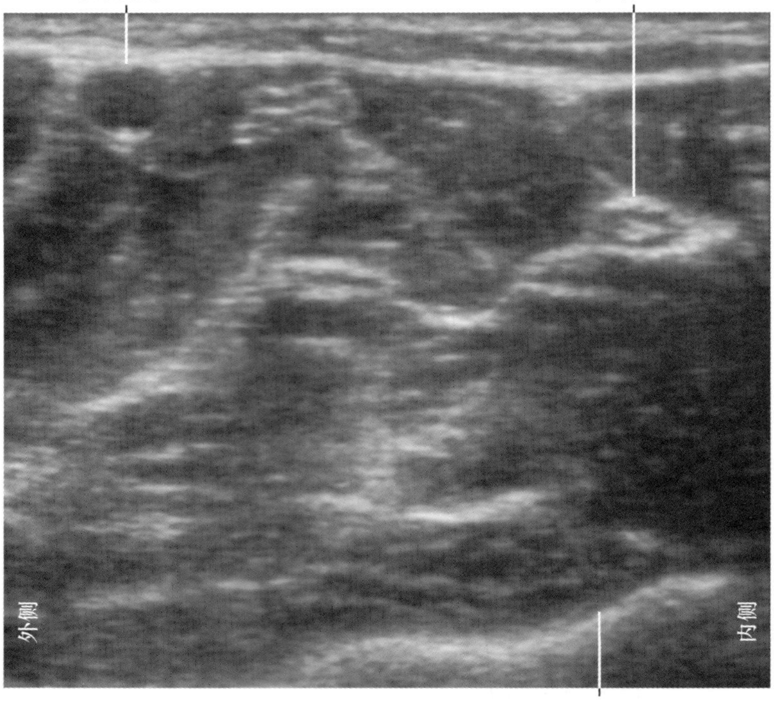

图 37-4　相对常见的解剖变异是尺浅动脉。在这一变异，尺动脉位于屈肌浅方而不是邻近尺神经

第四部分

下肢阻滞

38 股外侧皮神经阻滞

股外侧皮神经（lateral femoral cutaneous nerve，LFCN）为发自腰 2、3 神经根的感觉支，是提供大腿外侧面皮肤感觉的腰丛分支。神经从腰丛发出后横向越过髂肌并上升到髂前上棘。股外侧皮神经通常在髂前上棘的内侧进入大腿前方，从内到外越过缝匠肌。

股外侧皮神经的解剖变异很常见，神经穿行出骨盆时最多可有四个分支。神经从髂前上棘内侧经过，但与髂前上棘的距离多变，甚至可越过骨盆骨到达大腿前方。除了跨越缝匠肌表面，有些患者股外侧皮神经可以穿行缝匠肌，据估计，发生率为 3% ～ 22%。股外侧皮神经被称为离散神经，这个名称提示该神经为一组神经。与其他皮神经一样，股外侧皮神经的分支广泛进入皮下组织。罕见情况下（≈ 7%），股外侧皮神经可能缺如，其支配区由髂腹股沟神经和股神经覆盖。

在大腿近端，高分辨率超声可以显示位于缝匠肌浅方的股外侧皮神经[1-2]。神经在缝匠肌表面走行的特点是由内到外越过缝匠肌。神经和肌肉的最佳显示位置恰在髂前上棘内侧及稍远端。与其他小神经一样，需要沿神经长轴走行路径进行扫描确认神经。最佳成像技术是沿已知神经走行滑动探头短轴观察。股外侧皮神经越过缝匠肌处易于显像，因为此处神经被低回声的肌肉包绕，比高回声的皮下组织提供了更好的声对比。虽然股外侧皮神经的超声成像已有报道，但神经通常很小（直径 1 ～ 3 mm），在大腿前部高回声的皮下组织内，超声显示可能会很困难。

股外侧皮神经阻滞可以单独进行或与其他下肢阻滞联合，可用于皮瓣移植和大腿外侧切口的手术。这是负重患者为数不多的的下肢阻滞技术之一（该组技术还包括踝关节阻滞和隐神经阻滞）。股外侧皮神经阻滞结合其他下肢阻滞后可以提高大腿止血带耐受[3]。

如果有充足的药物剂量，超声引导下股神经阻滞后单独的股外侧皮神经阻滞并非必需。然而，因为靶向性的注射使股神经阻滞药物剂量减少更加可行，股神经周围的其他神经，如股外侧皮神经将不会同时被阻滞。

超声成像对感觉异常性股痛（meralgia paresthetica；来自希腊语，meros 含义为大腿，algos 含义为疼痛）的诊断和治疗可能有帮助。股痛可来源于机械性牵拉或股外侧皮神经外压性损伤。感觉异常性股痛患者中已有神经形态异常的描述，在这种情况下可出现股外侧皮神经的梭形肿大、束状结构消失和充血[4-6]。

建议技术

股外侧皮神经阻滞时，取仰卧位。首先在髂前上棘处横断扫查获取缝匠肌近附着点处的短轴图像。通过滑动探头在局部近端和远端之间来回扫查可以识别股外侧皮神经，后者特征性地向外越过缝匠肌。

从大腿外侧进针可采用平面内法。对于较瘦的患者，导声垫可能有利于显示邻近髂前上棘的股外侧皮神经，因为凝胶垫可包绕骨骼周围。

股外侧皮神经的直接显示并不是成功阻滞的关键。当进行股外侧皮神经阻滞，超声不能显示神经时，作者建议在邻近髂前上棘处短轴切面显示缝匠肌。在此处，缝匠肌呈三角形或圆形。缝匠肌前缘的筋膜层（特别是阔筋膜）可以通过在间隙内注射局部麻醉药分离，以达到阻滞股外侧皮神经的效果。

关键点

股外侧皮神经阻滞	要点
解剖	股外侧皮神经通常越过缝匠肌 股外侧皮神经位于缝匠肌和阔筋膜张肌之间 股外侧皮神经邻近髂前上棘附着处通常为三角形 股外侧皮神经直径约 2.5 mm
体位	仰卧位
操作者	站在患者旁
显示	经过操作台
探头	高频线阵，23 ～ 38 mm 的接触面
初始深度设定	20 mm
针	25 G，38 mm 长
解剖位置	大腿外侧近端，髂前上棘远端 1 ～ 2 cm 探头来回滑动扫查（近端和远端） 寻找股外侧皮神经越过缝匠肌
方法	短轴显示股外侧皮神经，平面内法从外到内进针 将针尖置于股外侧皮神经和缝匠肌之间 针尖也可置于缝匠肌和阔筋膜张肌之间
超声评估	局部麻醉药应沿股外侧皮神经向远端分布
解剖变异	股外侧皮神经可穿过缝匠肌 股外侧皮神经可近端分叉，难以显示

临床要点

- 股外侧皮神经可在髂腰肌筋膜和阔筋膜之间显示。探头轻压，可在这两层筋膜之间的组织内显示神经，并刺入穿刺针[7]。
- 髂前上棘和膝关节外侧面连线中点处的皮肤麻木程度可用于评估股外侧皮神经阻滞效果。
- 在部分患者，斜矢状面超声图像可以显示股外侧皮神经与旋髂深动脉交叉走行[8]。这一切面平行于神经走行，而与动脉走行方向垂直。

参考文献

1. Thain LM, Downey DB. Sonography of peripheral nerves: technique, anatomy, and pathology. *Ultrasound Q* 2002;**18**:225–45.
2. Van Holsbeeck M, Introcaso JH, editors. *Musculoskeletal ultrasound*. 2nd ed. St. Louis: Mosby; 2001.
3. Morin AM, Pandurovic M, Eberhart LH, et al. Is a blockade of the lateral cutaneous nerve of the thigh an alternative to the classical femoral nerve blockade for knee joint arthroscopy? A randomised controlled study. *Anaesthesist* 2005;**54**:991–9.
4. Hurdle MF, Weingarten TN, Crisostomo RA, et al. Ultrasound-guided blockade of the lateral femoral cutaneous nerve: technical description and review of 10 cases. *Arch Phys Med Rehabil* 2007;**88**:1362–4.
5. Tumber PS, Bhatia A, Chan VW. Ultrasound-guided lateral femoral cutaneous nerve block for meralgia paresthetica. *Anesth Analg* 2008;**106**:1021–2.
6. Tagliafico A, Serafini G, Lacelli F, et al. Ultrasound-guided treatment of meralgia paresthetica (lateral femoral cutaneous neuropathy): technical description and results of treatment in 20 consecutive patients. *J Ultrasound Med* 2011;**30**(10):1341–6.
7. Ng I, Vaghadia H, Choi PT, et al. Ultrasound imaging accurately identifies the lateral femoral cutaneous nerve. *Anesth Analg* 2008;**107**:1070–4.
8. Damarey B, Demondion X, Boutry N, et al. Sonographic assessment of the lateral femoral cutaneous nerve. *J Clin Ultrasound* 2009;**37**:89–95.

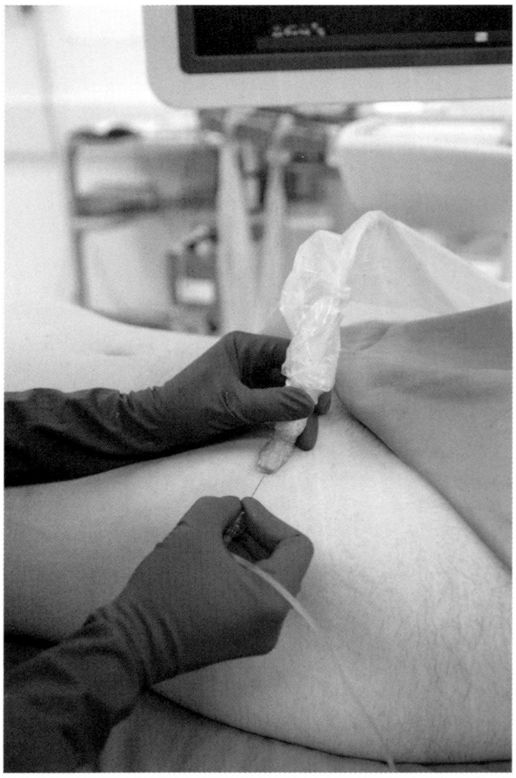

图 38-1　体表照片显示从大腿外侧平面内法阻滞股外侧皮神经

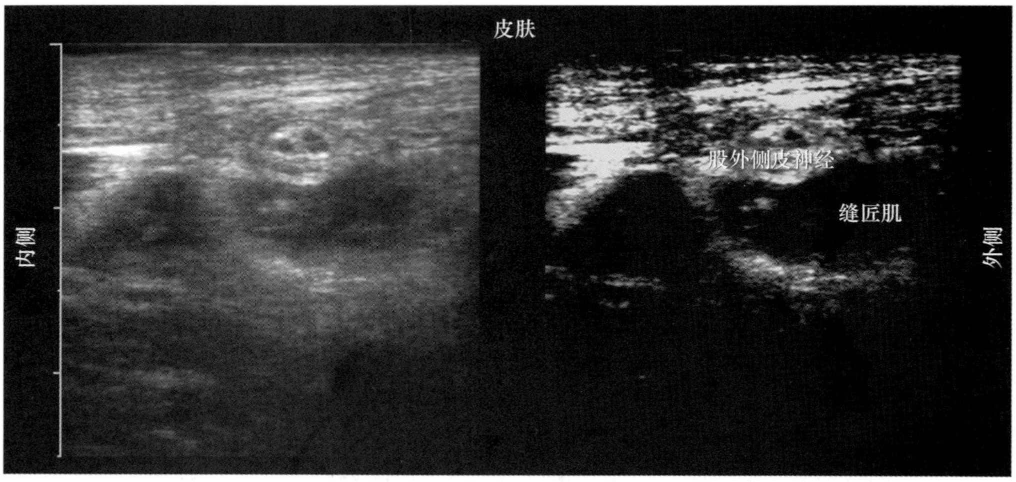

图 38-2　股外侧皮神经在缝匠肌于髂前上棘的起点处附近越过缝匠肌的短轴图像。本例神经呈较大的双束状，在大腿远端分支

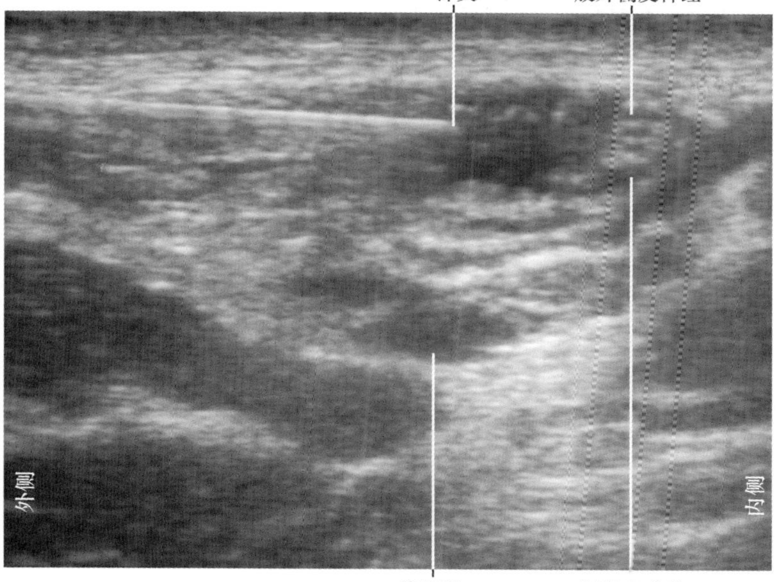

图 38-3 平面内法股外侧皮神经阻滞，声像图显示注射局部麻醉药的针尖已到位。在此例，神经被药液推离缝匠肌

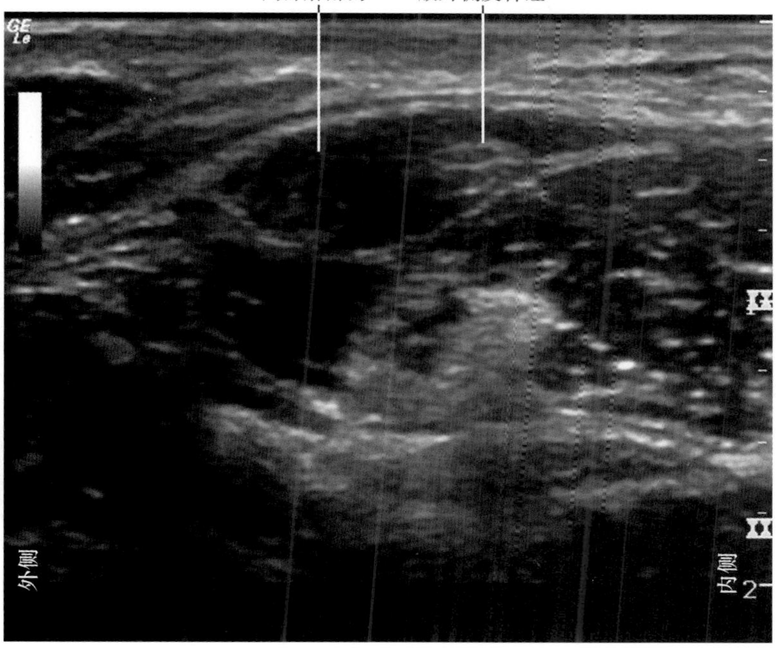

图 38-4 平面内法阻滞显示局部麻醉药包绕股外侧皮神经分布

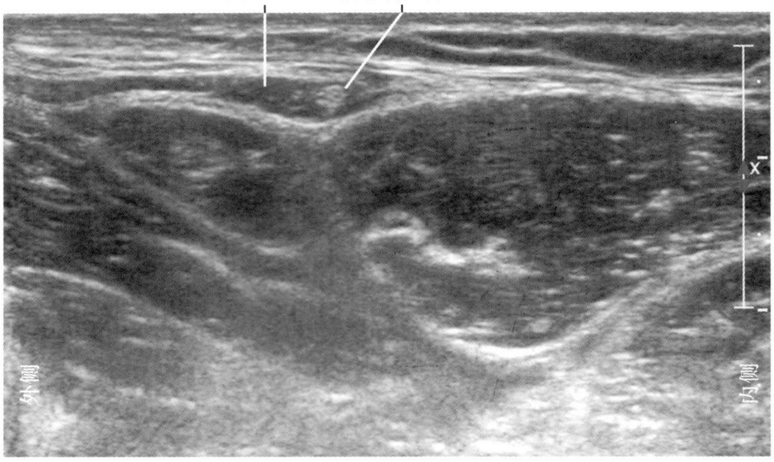

图 38-5　注射后，可见局部麻醉药包绕股外侧皮神经

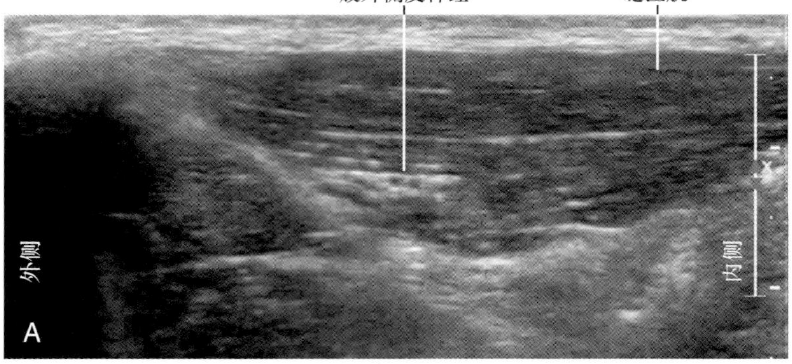

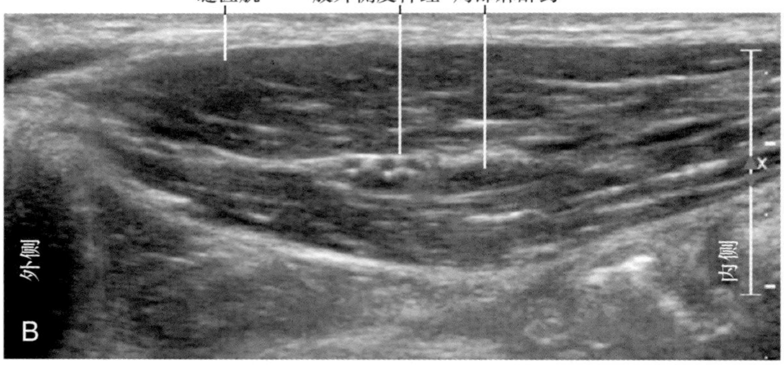

图 38-6　穿过式股外侧皮神经。在这一解剖变异中，股外侧皮神经穿过缝匠肌而不是越过。尽管相对少见，但这一变异很易识别。本例分别显示局部麻醉药注射前（**A**）和注射后（**B**）

39 髂筋膜阻滞

髂筋膜阻滞为前入路腰丛阻滞，可获得下肢广泛的麻醉和镇痛效果。这一阻滞可以为后外侧切口的髋关节手术提供镇痛。髂筋膜阻滞也可为髋部骨折患者缓解疼痛或在脊髓麻醉手术前帮助患者摆放体位。髂筋膜阻滞比孤立的股神经阻滞提供更好的大腿止血带耐受。髂筋膜注射能够可靠阻滞股神经和股外侧皮神经。部分相邻神经也有可能被阻滞（包括髂腹股沟神经、生殖股神经、闭孔神经和副闭孔神经）。经典的髂筋膜阻滞由触觉引导（当阻滞针穿过大腿阔筋膜与髂筋膜时感受到“双突破感”）。

建议技术

患者取仰卧位（髋关节轻度伸展）。对于超重的患者，血管收缩或头高足低位（反 Trendelenburg）可能是必要的。将探头沿长轴方向显示位于股神经外侧的髂肌。因为髂肌的倾斜走行，在这一区域肌肉比股神经位置表浅。由于深方的耻骨上支，髂肌局部形成隆起。旋髂深动脉位于腹股沟韧带近端，髂筋膜浅方 1～2 cm 处。该动脉直径为 2～3 mm，位于髂肌隆起的中央。沿髂筋膜走行向外倾斜探头，能增强髂筋膜显示[1]。

使用从远端到近端的平面内方法进针。针尖置于髂筋膜与髂肌之间是这一阻滞的关键[2]，恰位于旋髂深动脉远端位置。穿刺针从越过髂肌隆起的腹股沟韧带深方穿过。这一长轴进针方法与用手习惯相关（右利手进行右侧阻滞，左利手进行左侧阻滞）。

髂筋膜下初始注射时液体分布成透镜状。随着剂量增加，注射的药物沿髂肌表面分布，类似山形。可以使用长阻滞针向下分离注射的药液，促进药液近端分布。大多数操作者使用大剂量的局部麻醉药（例如，平均体型的成年患者用量为 20 ml）广泛分布来阻滞腰丛的多个神经分支。

旋髂深动脉是髂外动脉的返支，是近端髂筋膜阻滞的有利标志。股外侧皮神经位于旋髂深动脉和髂肌之间。因此，近端髂筋膜阻滞注入的药液应分布在旋髂深动脉深方，包绕股外侧皮神经及股神经。

临床要点

- 腹股沟上髂筋膜深方注射是麻醉股外侧皮神经和股神经的有效方法。正确注射的药液形成透镜（或纺锤）形状。
- 旋髂深动脉是针尖置入的一个重要标志。它位于腹股沟韧带近端髂筋膜浅方 1～2 cm。
- 可在坐骨神经阻滞前进行髂筋膜阻滞，以减少针刺入过程中患者的不适。

参考文献

1. Hebbard P, Ivanusic J, Sha S. Ultrasound-guided supra-inguinal fascia iliaca block: a cadaveric evaluation of a novel approach. *Anaesthesia* 2011;**66**(4):300–5. doi: 10.1111/j.1365–2044.2011.06628.x. Epub 2011, Feb 24.
2. Dalens B, Vanneuville G, Tanguy A. Comparison of the fascia iliaca compartment block with the 3-in-1 block in children. *Anesth Analg* 1989;**69**(6):705–13. Erratum in: *Anesth Analg* 1990;**70**(4):474.

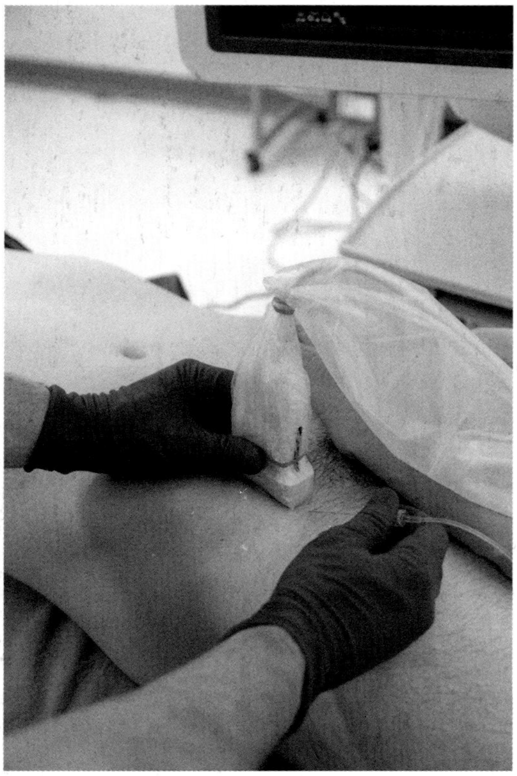

图 39-1　超声引导下近端髂筋膜阻滞的体位。体表照片显示长轴切面平面内法进针

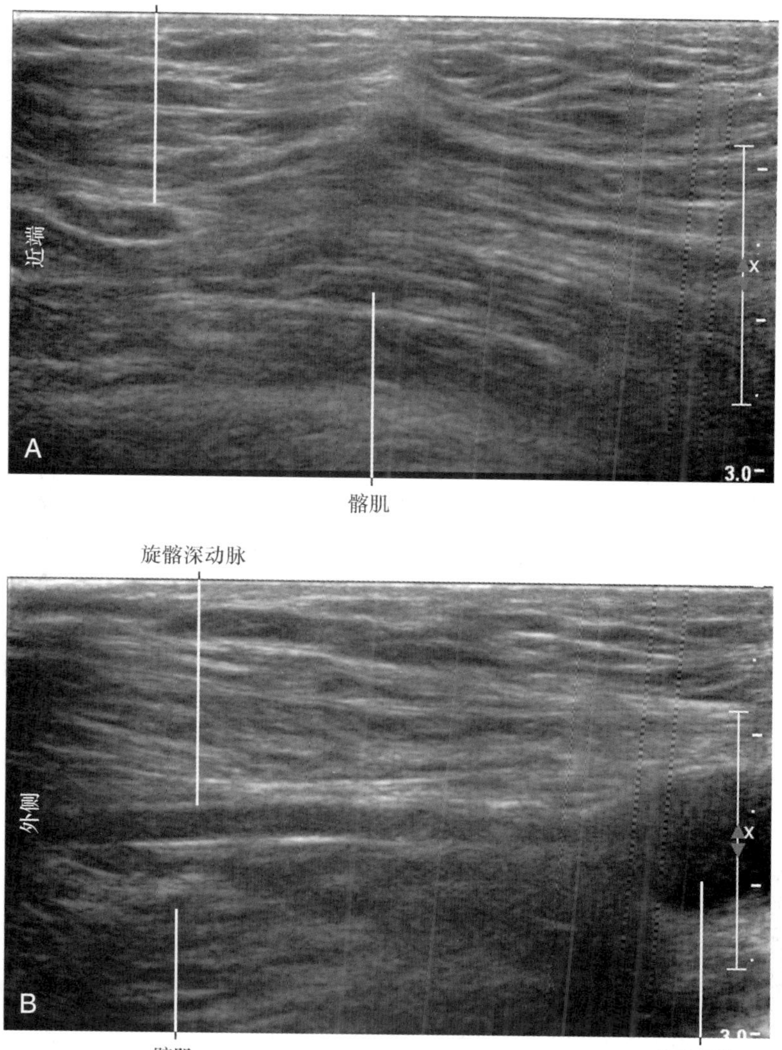

图 39-2 超声引导下髂筋膜阻滞的长轴（冠状轴）图像。**A**. 旋髂深动脉显示为短轴切面；**B**. 旋转探头获取动脉长轴图像证实旋髂深动脉起自髂外动脉

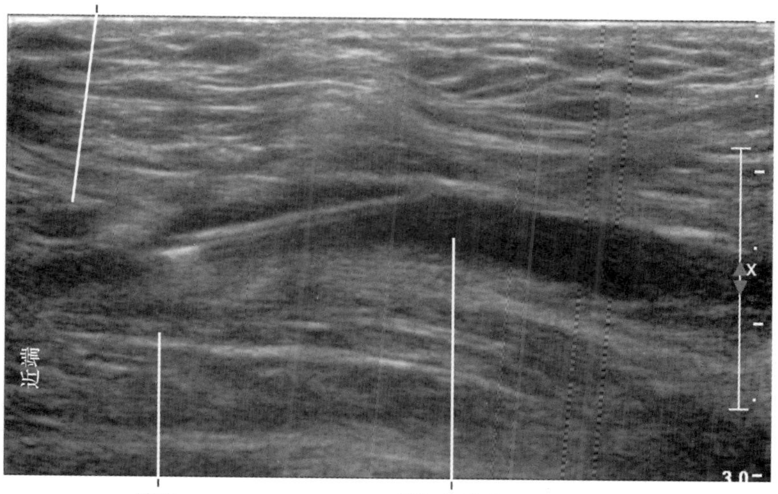

图 39-3 超声引导下髂筋膜阻滞的长轴平面内法。针尖在髂肌隆起和旋髂深动脉的远端刺入髂筋膜。注射后药液沿近端和远端腰丛神经分布

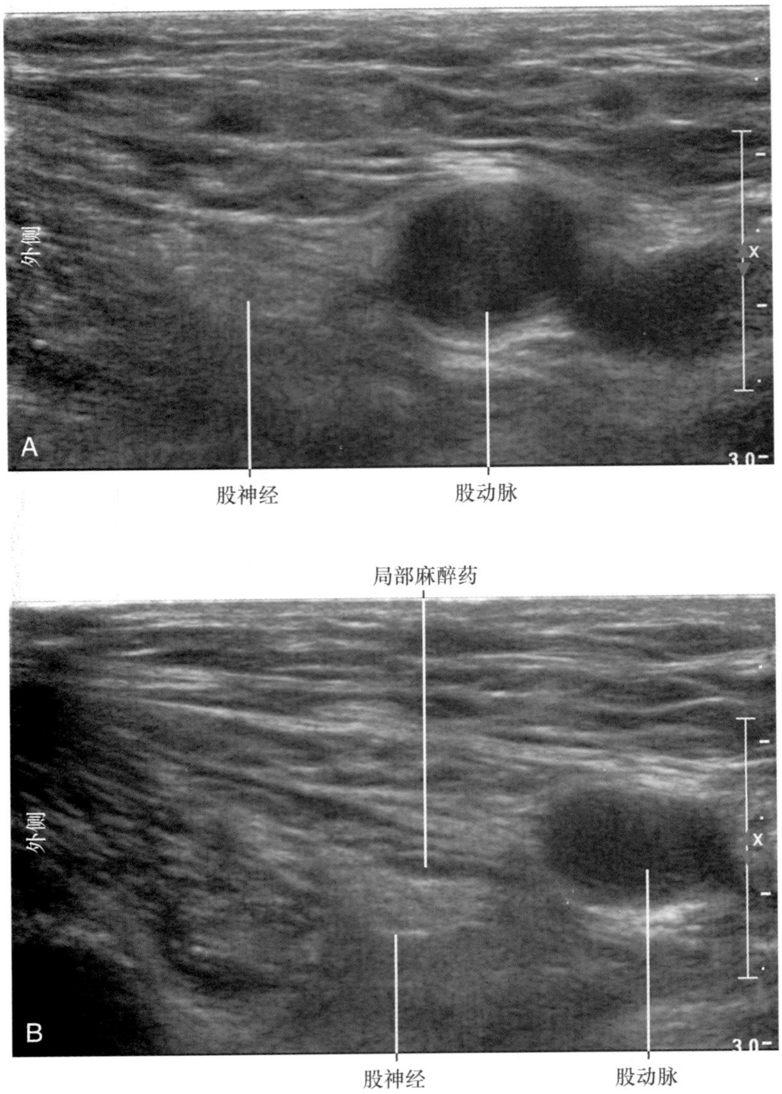

图 39-4　短轴切面图像评估确认注射的药液分布至股神经周围。超声图像显示注射前（**A**）和注射后（**B**）。局部麻醉药分布在股神经前表面

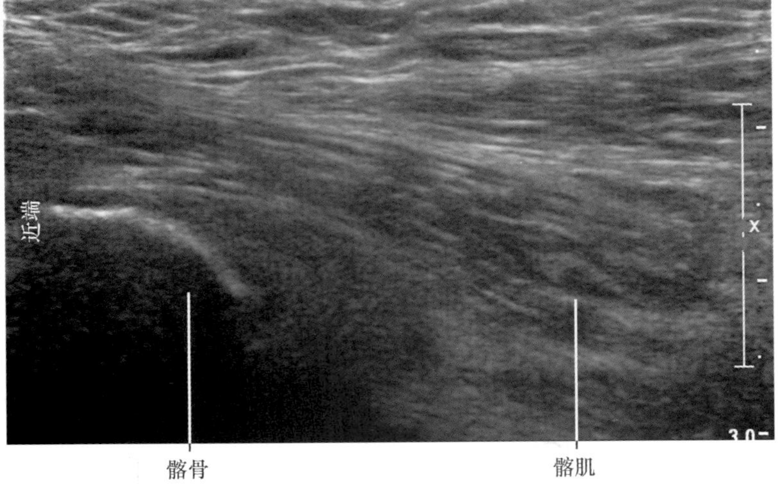

图 39-5　近端髂筋膜阻滞的长轴切面参考图像。冠状切面显示髂前上嵴，表明对于髂筋膜阻滞，探头位置过于偏外

40 股神经阻滞

股神经是腰丛的最大分支，它发出运动神经支配股四头肌、缝匠肌和耻骨肌。感觉支包括股前皮神经、髌下神经和隐神经，这些神经分别支配大腿前面、髌骨、小腿和足部内侧。

正常股神经横截面呈椭圆形或三角形，在腹股沟区前后径约 3 mm、内外径约 10 mm[1]。股神经通常位于股动脉外侧，但在 15% 的病例可与股动脉接触或位于股动脉深方。在大约 1/3 的个体，股神经在腹股沟上区短轴扫查呈三角形。

股神经被高回声的皮下组织和筋膜覆盖。神经位于低回声的髂腰肌表面，髂腰肌有一个内外倾斜的特点。此倾斜特点使得神经外侧份略接近皮肤表面。在高回声的筋膜和低回声的肌肉交界处，神经可能很难显示。最好的神经显示位置在腹股沟皱褶的近端，股神经和股动脉在远端分为小分支之前。在这一近端位置，股神经在髂腰肌表面形成一个小凹痕。这是因为股神经通常位于髂肌（外侧）和腰肌（内侧）之间的凹槽处。探头倾斜导致的各向异性会严重影响股神经的显示[2]。在超声引导下可进行更近端的药物注射并因此产生更完整的股神经阻滞效果。

建议技术

股神经阻滞取仰卧位，神经短轴成像。穿刺进针的靶点为神经外侧角，以避开股血管并使注射更接近皮肤表面。平面外法（从远端到近端）和平面内法（从外侧到内侧）都可以使用。将针尖定位于髂筋膜与髂腰肌之间是关键[3]。针尖位置直接邻近神经并不重要。

针尖应置于股神经深方，注射药液使神经向表面抬起。当放置导管时，这一技术尤为重要。成功注射药液不仅包绕股神经，而且沿着它的远端分支分布。如果怀疑注射未包绕股神经，可沿神经走行滑动探头验证远端局部麻醉药的分布。如果局部麻醉药只出现在股神经浅方，说明相关的髂筋膜仍完好无损。

钝阻滞针可用于检测组织层次，无论是通过视觉检查针推进时的隆起和反冲还是通过触觉检查。如果使用锋利的穿刺针，操作者的手部动作和针尖位置将更密切相关。在病态肥胖患者，股神经阻滞有必要联合使用超声引导下和神经刺激器。在这些患者，股动脉成像可以为神经刺激提供近似定位。

股动脉深方可出现后方回声增强[4]，不要把这一伪像与股神经混淆。股神经与髂腰肌腱也可以区分，因为髂腰肌腱通常位于深方髂腰肌内。

由外向内平面内法进行股神经阻滞有潜在的缺陷，因为针道较长，可能会接近股外侧皮神经。另外，针有可能沿髂筋膜滑动，使其变形而不是刺穿它。特别当针尖接近股动脉时，这种现象尤其危险。

许多机构已经发现平面外法进针非常安全和有效[5]。然而，操作者必须了解未显示的针道，股动脉的分支可能就位于扫查平面外未显示的针道内[6]。穿刺针进针前进行局部扫查会有帮助。

使用神经刺激引导股神经置管的血管穿刺率约为 6%[7]。超声引导下可能会降低这一发生率。腹股沟血管穿刺可导致血液流到腹膜后区域，即使穿刺点位于腹股沟韧带远端[8]。

关键点

股神经阻滞	要点
解剖	股神经位于股动脉外侧髂腰肌表面 股神经位于髂肌和腰肌之间的凹陷 股外侧皮神经可位于股神经前面 股神经直径约 3 mm×10 mm
图像方向	髂腰肌表面从外到内倾斜
体位	仰卧位，大腿轻度外展 可能需要血管收缩
操作者	站在患者旁
显示	经过操作台
探头	高频线阵，38 ～ 50 mm 的接触面
最初深度设定	25 ～ 30 mm
针	20 ～ 21 G，70 mm 长
解剖位置	探头沿腹股沟皱褶开始扫查 近端滑动探头，直到短轴显示股动脉和股神经 股神经最佳成像通常是在腹股沟皱褶近端 1 ～ 2 cm
方法	短轴显示股神经，从外侧平面内法进针 针尖在股神经外侧角穿过髂筋膜 股神经深方注射（股神经和髂腰肌之间）
超声评估	注射药液应沿股神经分支分布（短轴滑动扫查评估）
解剖变异	股神经与股动脉的距离存在差异 不同的神经形态（通常呈椭圆形或三角形）

临床要点

- 部分临床医生建议股神经阻滞使用斜向平面外法[9]。这种方法从大腿外侧将针尖置于神经后面。针尖在股神经外侧角穿过髂筋膜。
- 髂腰肌腱位于股动脉深方，不应被错认为股神经[10]。
- 探头位置对股神经的显示至关重要。如果探头位置太偏于远端，股神经和动脉将分离[11]。这将影响神经显示，因为很难显示小的股神经分支，特别是在高回声的皮下组织内的表面分支（只有注射无回声液体后这些分支才能被看见）。如果探头位置太偏于近端，在髂肌表面的神经和动脉则距离探头过远。

参考文献

1. Gruber H, Peer S, Kovacs P, et al. The ultrasonographic appearance of the femoral nerve and cases of iatrogenic impairment. *J Ultrasound Med* 2003;**22**:163–72.
2. Soong J, Schafhalter-Zoppoth I, Gray AT. The importance of transducer angle to ultrasound visibility of the femoral nerve. *Reg Anesth Pain Med* 2005;**30**:505.
3. Dalens B, Vanneuville G, Tanguy A. Comparison of the fascia iliaca compartment block with the 3-in-1 block in children. *Anesth Analg* 1989;**69**:705–13.
4. Filly RA, Sommer FG, Minton MJ. Characterization of biological fluids by ultrasound and computed tomography. *Radiology* 1980;**134**:167–71.
5. Sites BD, Spence BC, Gallagher JD, et al. Characterizing novice behavior associated with learning ultrasound-guided peripheral regional anesthesia. *Reg Anesth Pain Med* 2007;**32**:107–15.
6. Orebaugh SL. The femoral nerve and its relationship to the lateral circumflex femoral artery. *Anesth Analg* 2006;**102**:1859–62.
7. Wiegel M, Gottschaldt U, Hennebach R, et al. Complications and adverse effects associated with continuous peripheral nerve blocks in orthopedic patients. *Anesth Analg* 2007;**104**:1578–82.
8. Spies JB, Berlin L. Complications of femoral artery puncture. *AJR Am J Roentgenol* 1998;**170**:9–11.
9. Fredrickson M. "Oblique" needle-probe alignment to facilitate ultrasound-guided femoral catheter placement. *Reg Anesth Pain Med* 2008;**33**:383–4.
10. Mulroy RD. The iliopsoas muscle complex: iliacus muscle, psoas tendon release. *Clin Orthop* 1965;**38**:81–5.
11. Muhly WT, Orebaugh SL. Ultrasound evaluation of the anatomy of the vessels in relation to the femoral nerve at the femoral crease. *Surg Radiol Anat* 2011;**33**(6):491–4.

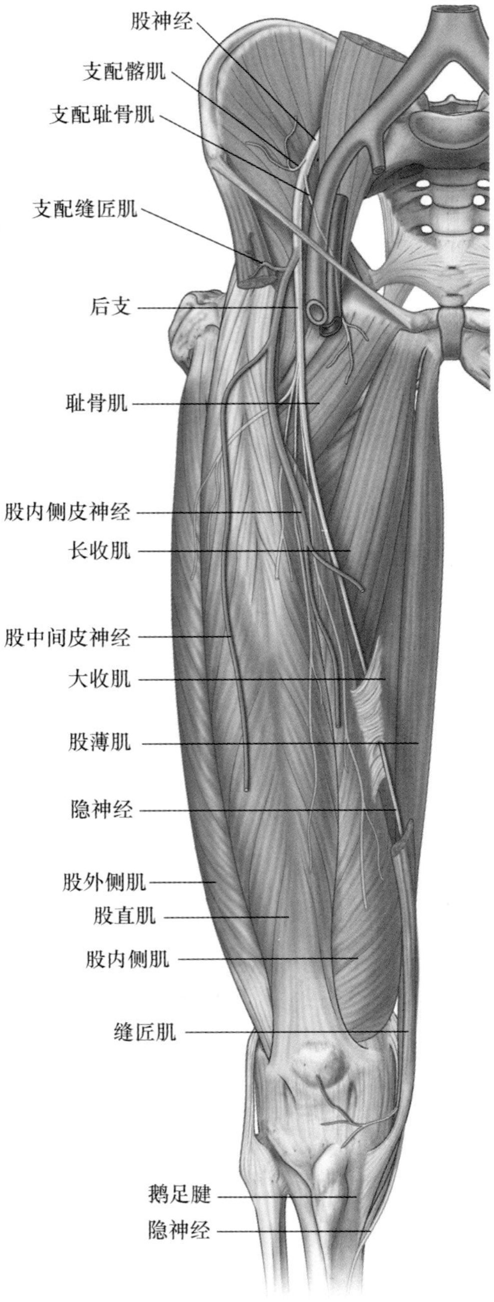

图 40-1　股神经走行（From Drake RL，Vogl W，Mitchell AWM. Gray's anatomy for students. Philadelphia：Churchill Livingstone；2004.）（见彩图）

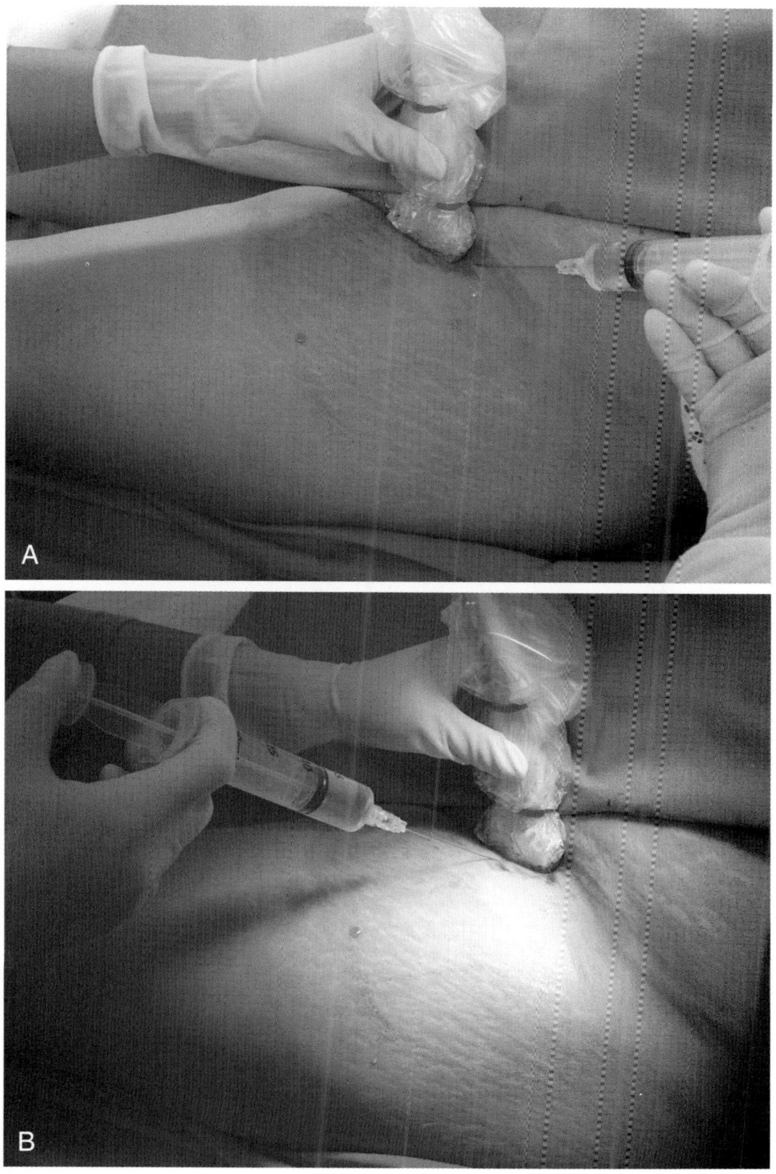

图 40-2 体表照片显示腹股沟区股神经阻滞。**A**. 经股外侧的平面内法；**B**. 平面外法

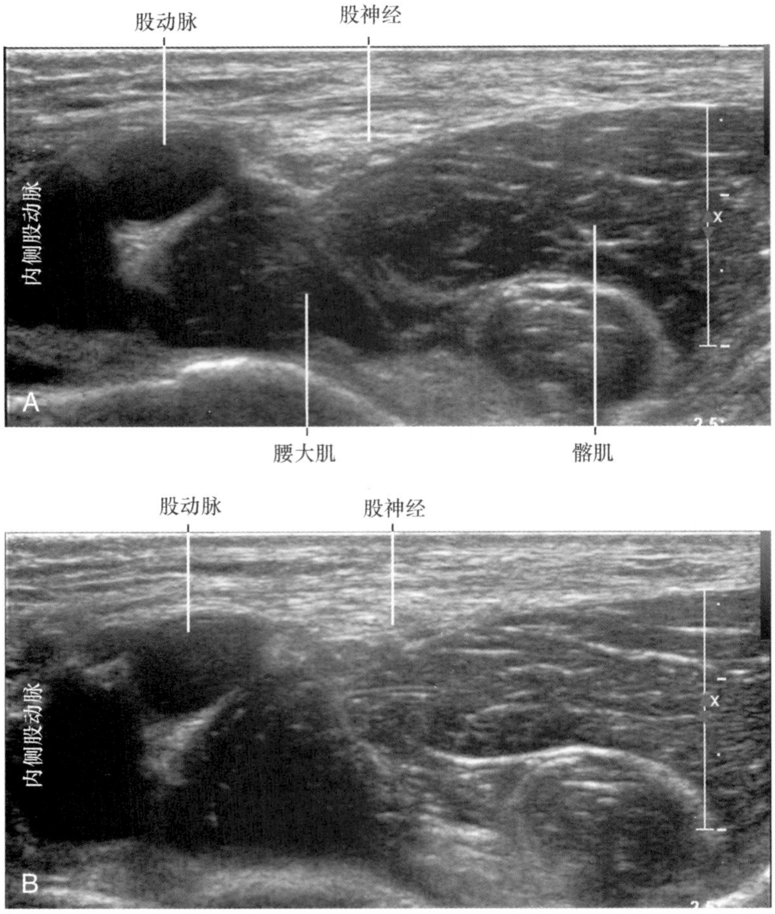

图 40-3　腹股沟区股神经的短轴图像。探头倾斜对于显示股神经很重要（**A** 和 **B**）。在此例，当探头倾斜时，三角形的股神经回声消失（各向异性特征）

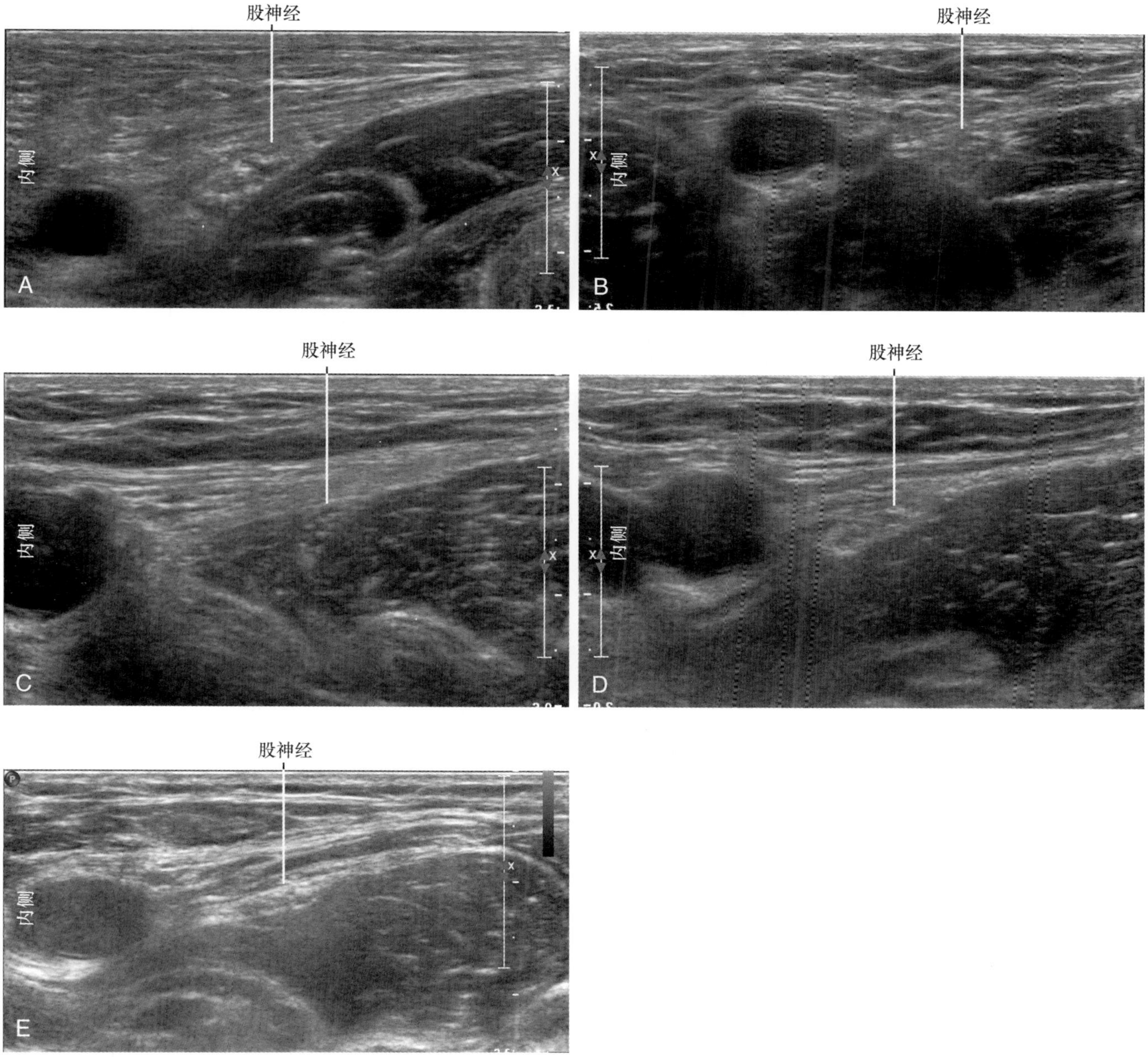

图 40-4 腹股沟区股神经的形态。短轴图像显示叶形（**A**）、三角形（**B**）、月形（**C**）、椭圆形（**D**）和锯齿形（**E**）股神经。股神经的超声图像比较复杂是因为神经位于高回声的皮下组织和低回声肌肉的交界处。在很多情况下，股神经只显示为髂腰肌表面的压痕

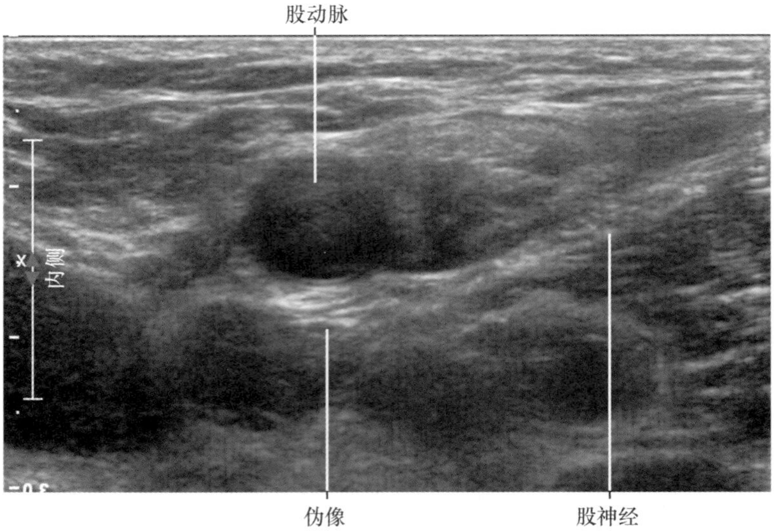

图 40-5　股动脉深方的后方回声增强伪像，类似股神经

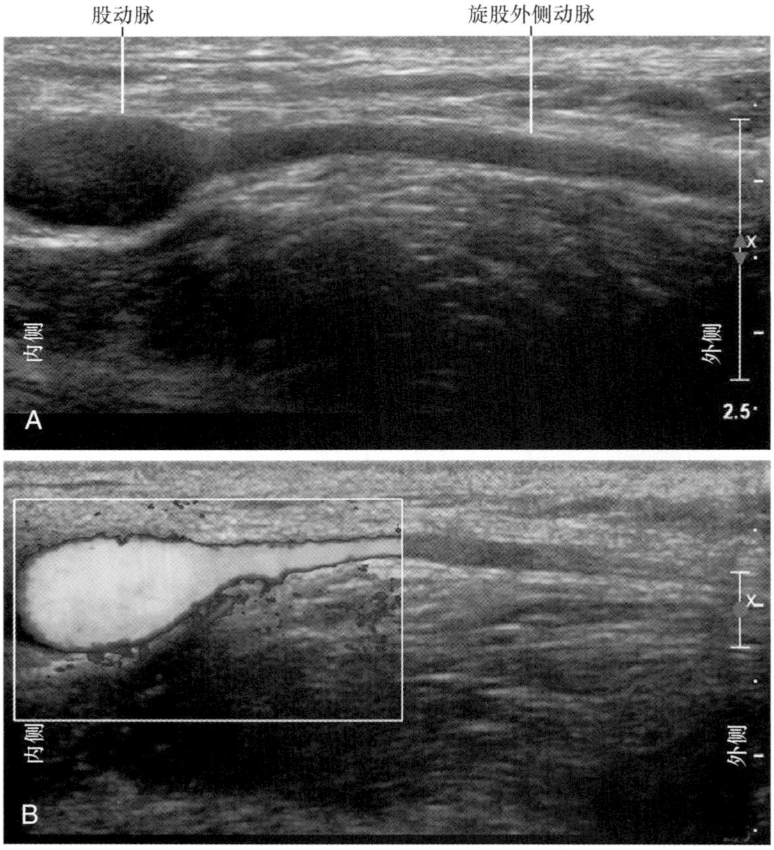

图 40-6　A. 股动脉短轴图像和旋股外侧动脉的长轴图像；B. 能量多普勒彩色充盈管腔，证实为血管（见彩图）

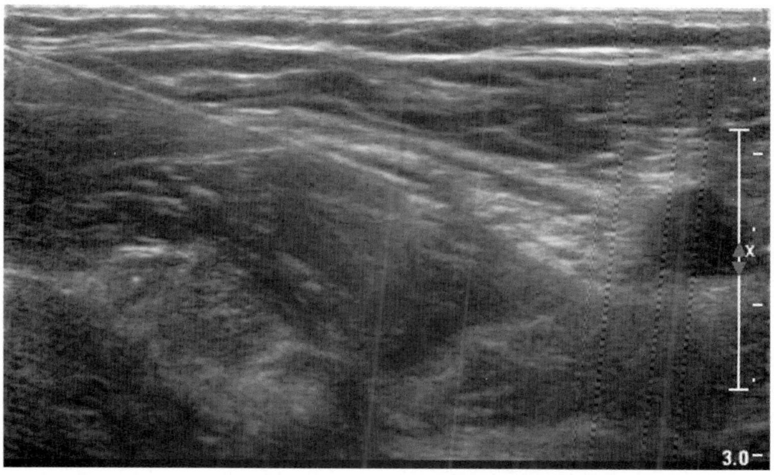

图 40-7 短轴平面内法股神经阻滞。针尖从外侧经过髂腰肌筋膜，在神经外侧角接近股神经

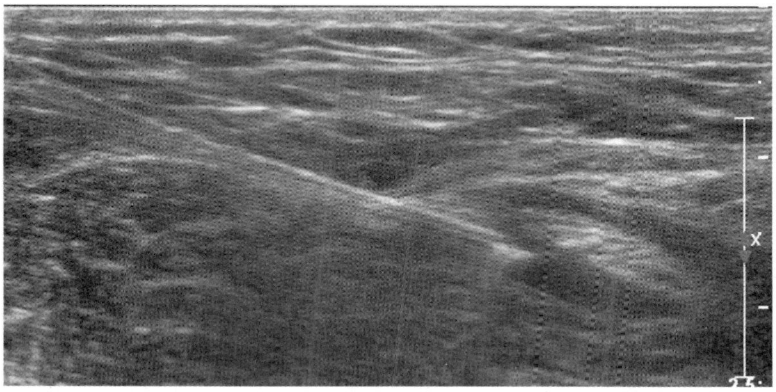

图 40-8 注射局部麻醉药后显示股神经。通过后方回声增强和更好地显示神经边界提高了神经的显示。可见局部麻醉药完全包绕神经

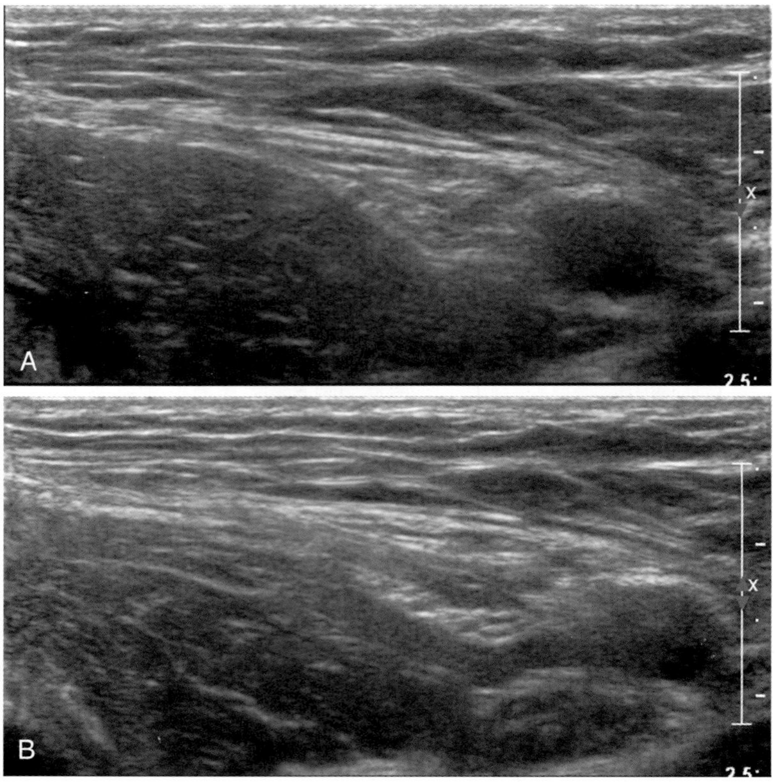

图 40-9　局部麻醉药注射前（**A**）和注射后（**B**）的股神经短轴图像。在此例可见三角形的股神经位于髂肌和腰肌之间的凹陷。注药后神经束显示更清晰

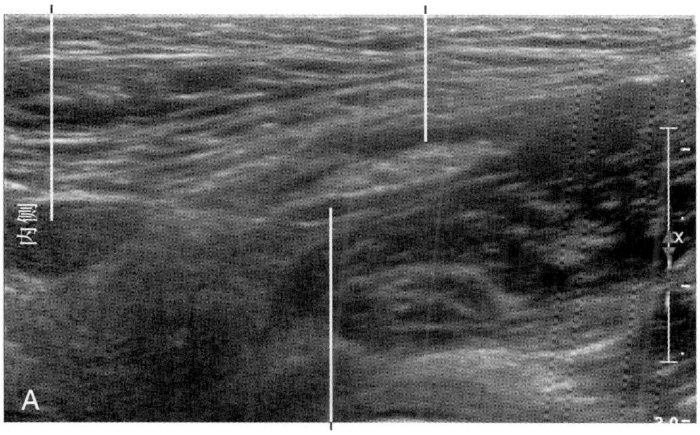

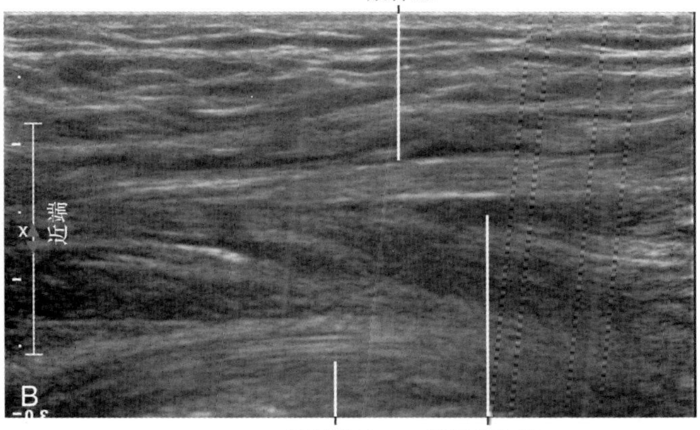

图 40-10 注射局部麻醉药后股神经短轴（**A**）和长轴（**B**）图像。局部麻醉药沿神经走行分布，证实阻滞成功

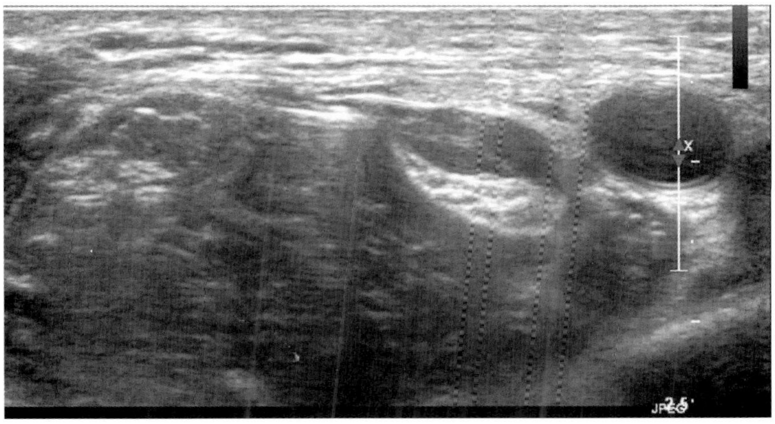

图 40-11 注射局部麻醉药后股神经短轴图像。在此例，局部麻醉药分离股神经和髂耻弓，股神经呈“涡纹”状

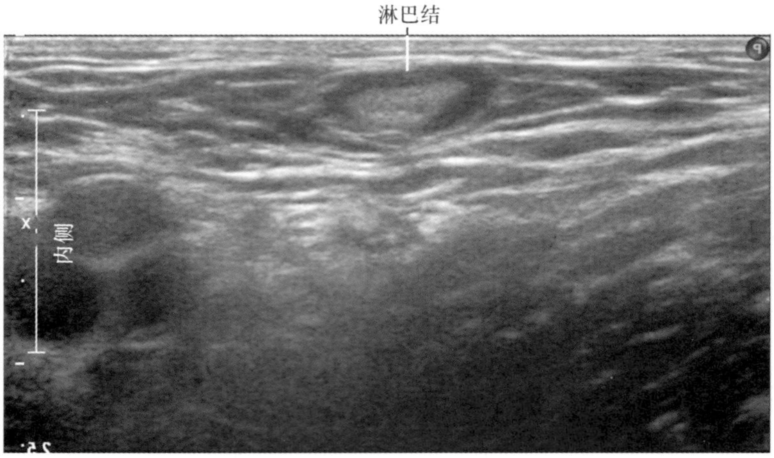

图 40-12　股神经阻滞时常可见腹股沟淋巴结。淋巴结表现为椭圆形和高回声淋巴门

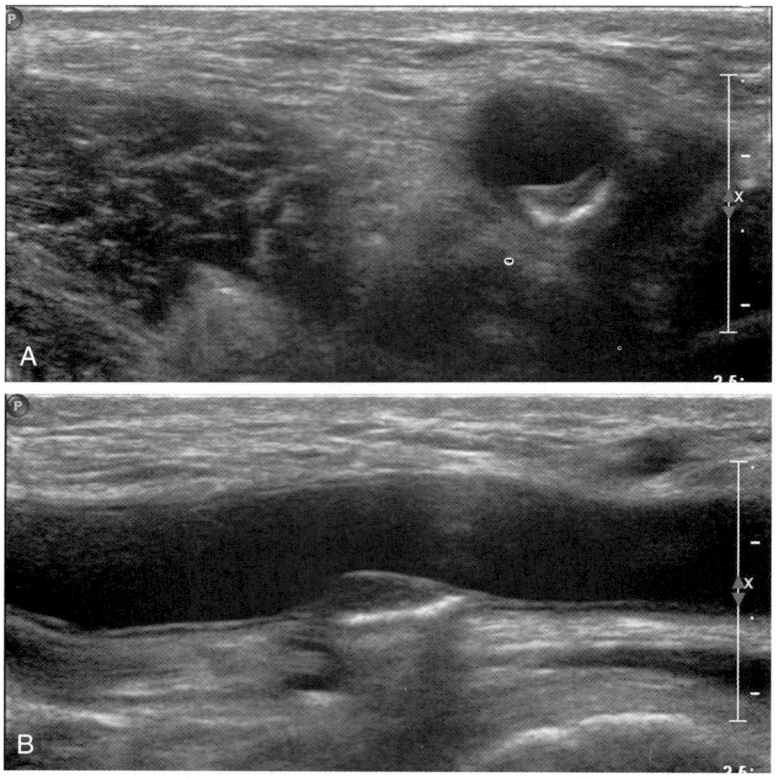

图 40-13　股神经阻滞时，短轴（**A**）和长轴（**B**）图像可见股动脉斑块。这是一种常见的病理改变，可能需要进一步的医疗检查

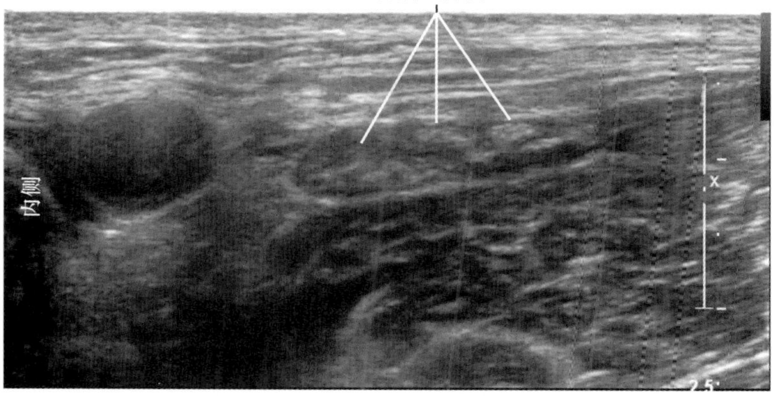

图 40-14 注射局部麻醉药后观察股神经分支。本例探头向远端滑动，短轴切面显示神经。可见局部麻醉药包绕和沿细小神经分支分布，证实区域阻滞成功

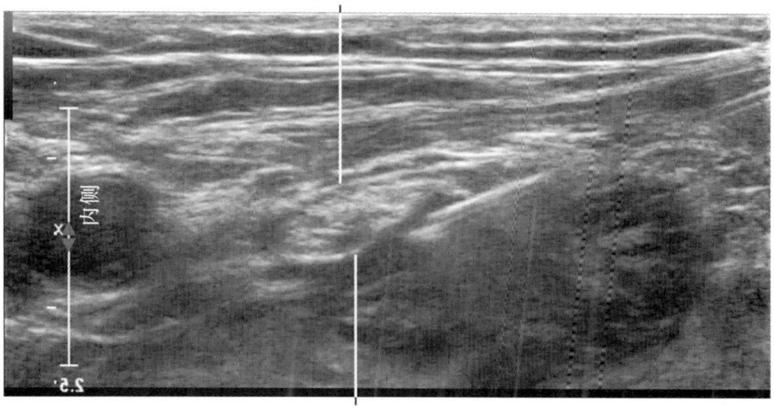

图 40-15 股神经阻滞时神经内注射。本例局部麻醉药不小心注射到股神经内，导致神经内的小囊状积液。患者没有神经系统后遗症

41 隐神经阻滞

隐神经是在大腿与股浅动脉伴行的股神经的感觉分支，和髌下神经和股内侧肌神经一起走行[1]。在缝匠肌深方，这一复合体形成缝匠肌下丛，也可能包括闭孔神经后支的分支[2]。股动脉在收肌管入口与这些神经分离[3-4]。

隐神经在组成鹅足腱的缝匠肌腱和股薄肌腱之间穿入皮下组织，并在膝关节皱褶附近与大隐静脉伴行。隐神经和大隐静脉从小腿一直伴行到内踝前面。隐神经阻滞对于脚和踝关节的手术麻醉非常重要，因为它支配小腿内侧、内踝和足。沿隐神经走行有许多途径可进行阻滞[5]。

建议技术

缝匠肌下丛阻滞（大腿中部）

隐神经阻滞可在大腿中部进行，患者取仰卧位。从大腿前面平面内法可以引导针尖穿过缝匠肌。缝匠肌下神经丛可成像为股浅动脉前的“高回声三角”。针尖穿过神经前面的筋膜层，避开神经血管束。这种缝匠肌下隐神经阻滞是位置最深的隐神经阻滞，因此需要一个陡峭的进针角度。但缝匠肌下丛通常可以直接超声成像。接近缝匠肌下丛神经筋膜层的最佳方法通常是将阻滞针穿过缝匠肌而不是股内侧肌。这种穿过缝匠肌的方法类似于先前描述的利用神经刺激进行的隐神经阻滞[6]。

大收肌腱膜阻滞（大腿远端）

隐神经阻滞也可以在患者仰卧位时于大腿远端进行[7]。使用平面内法引导，针尖紧邻缝匠肌穿过股内侧肌。通过将探头置于大腿远端内侧面行肌肉短轴切面成像，穿刺针从前方进入。局部麻醉药注射应分布在缝匠肌深方筋膜平面。在这一筋膜平面，隐神经和伴随的股动脉分支有时可以直接成像

皮下浸润阻滞（小腿近端）

隐神经阻滞也可以在小腿的胫骨结节水平进行[8]。使用平面内或平面外法，局部麻醉药在邻近大

隐静脉的皮下组织浸润。此时，隐神经和大隐静脉均位于筋膜浅层。如果大隐静脉难以显示，可以在近端应用止血带。

关键点

隐神经阻滞	要点
解剖	隐神经位于缝匠肌深方，股浅动脉前面
体位	仰卧位，腿外旋膝关节屈曲
操作者	站在患者旁
显示	经过操作台
探头	高频线阵，38 ～ 50 mm 接触面
初始深度设定	35 mm
穿刺针	20 ～ 21 G，70 mm 长
解剖位置	大腿中部，内侧面
方法	短轴显示隐神经和缝匠肌，从前到后平面内法 将针尖在股浅动脉前面穿过缝匠肌
超声评估	注射药液应在缝匠肌深方沿隐神经分布
解剖变异	隐神经和股浅动脉的位置可能改变

临床要点

- 隐神经是股神经后支的一个分支。
- 隐神经与股动脉的位置关系是从外（近腹股沟区）到前（在收肌管）。
- 大腿中部隐神经阻滞，短轴成像时缝匠肌立置于屏幕边缘，阻滞针穿过缝匠肌，在其深方注射。
- 这种方法类似于缝匠肌下隐神经阻滞[6]。
- 旋转腿部使缝匠肌更多地覆盖隐神经。这使针道穿过缝匠肌而不是股内侧肌。针穿过股内侧肌使患者更不舒服，更难进入含有神经的筋膜层。
- 缝匠肌深方注射后，在已知隐神经走行区域滑动探头扫查来验证局部麻醉药沿缝匠肌下从分支的分布。
- 隐神经的远端阻滞可能更具选择性、血管穿刺风险较小。然而，采用这些远端方法，神经的直接成像可能困难。

参考文献

1. Thiranagama R. Nerve supply of the human vastus medialis muscle. *J Anat* 1990;**170**:193–8.
2. Bouaziz H, Vial F, Jochum D, et al. An evaluation of the cutaneous distribution after obturator nerve block. *Anesth Analg* 2002;**94**:445–9.
3. Scholten FG, Mali WP, Hillen B, et al. US location of the adductor canal hiatus: morphologic study. *Radiology* 1989;**172**:75–8.
4. Tubbs RS, Loukas M, Shoja MM, et al. Anatomy and potential clinical significance of the vastoadductor membrane. *Surg Radiol Anat* 2007;**29**:569–73.
5. Benzon HT, Sharma S, Calimaran A. Comparison of the different approaches to saphenous nerve block. *Anesthesiology* 2005;**102**:633–8.
6. Mansour NY. Sub-sartorial saphenous nerve block with the aid of nerve stimulator. *Reg Anesth* 1993;**18**:266–8.
7. Krombach J, Gray AT. Sonography for saphenous nerve block near the adductor canal. *Reg Anesth Pain Med* 2007;**32**:369–70.
8. Gray AT, Collins AB. Ultrasound-guided saphenous nerve block. *Reg Anesth Pain Med* 2003;**28**:148.

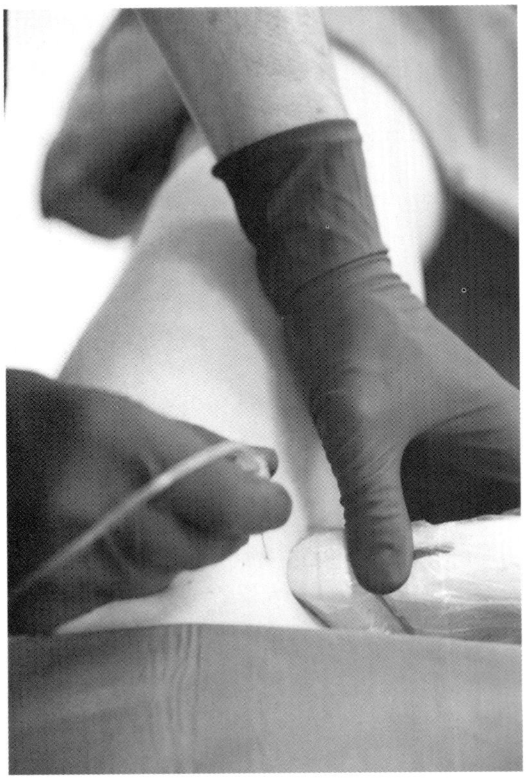

图 41-1　体表照片显示大腿中部缝匠肌下隐神经阻滞，从大腿前面平面内法进针

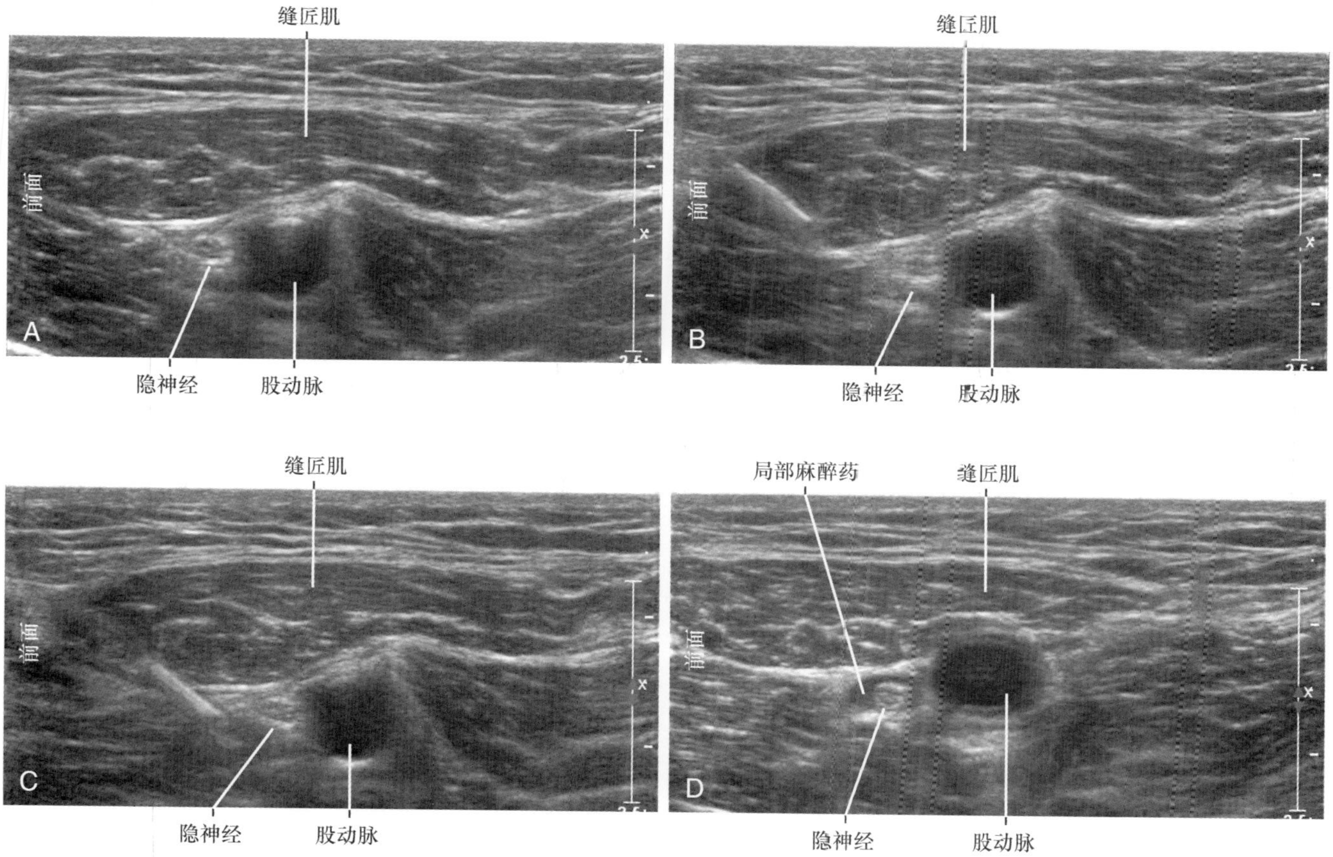

图 41-2　图像序列显示大腿中部缝匠肌下隐神经阻滞。**A**. 短轴显示缝匠肌和缝匠肌下丛；**B** 和 **C**. 平面内法显示针尖穿过缝匠肌，以股动脉前面的筋膜层为靶点；**D**. 注射局部麻醉药后，药液在缝匠肌深方包绕神经分布

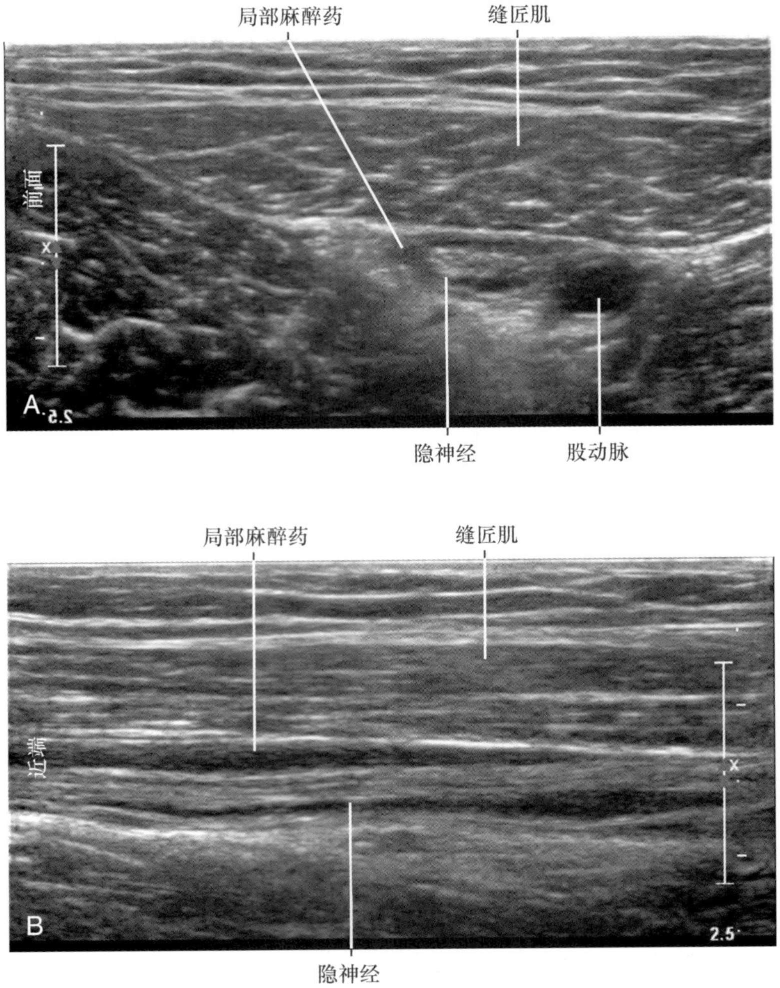

图 41-3　缝匠肌下注射后短轴（**A**）和长轴（**B**）图像显示药液分布。扫查证实局部麻醉药包绕并沿神经分布

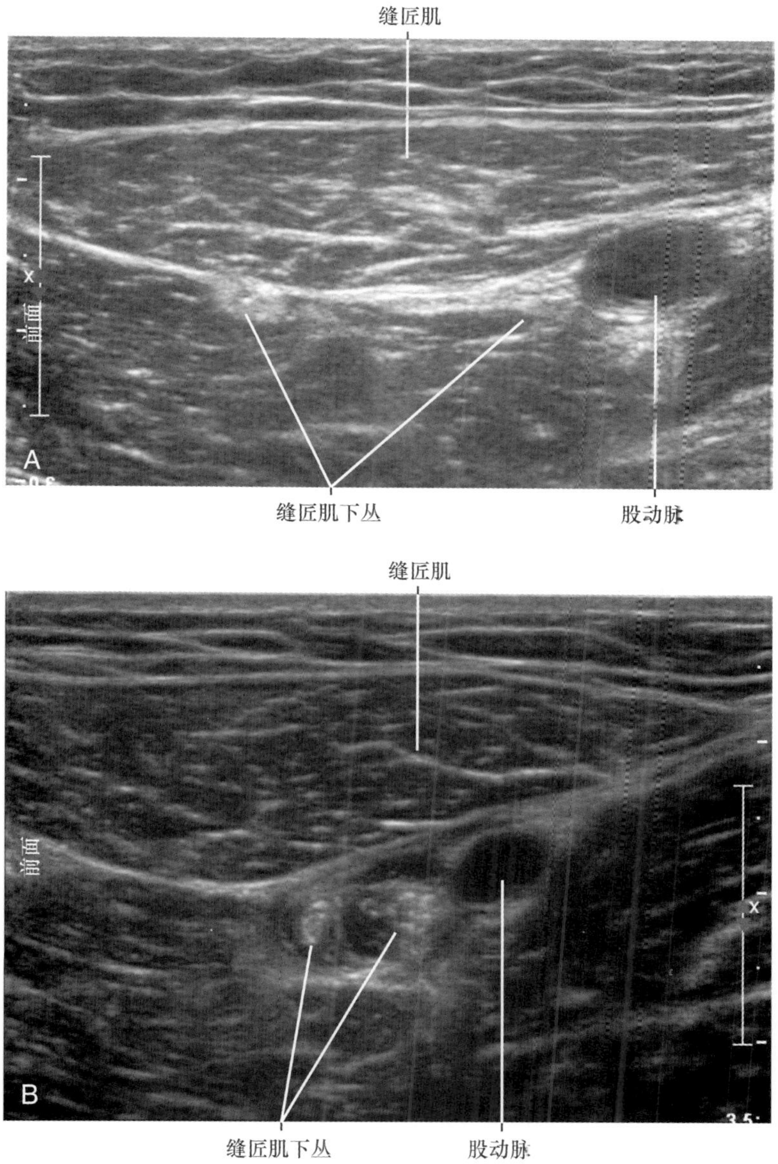

图 41-4 缝匠肌下隐神经阻滞的短轴图像。某些病例可以识别出两个神经（可能是隐神经和股内侧肌神经）。本处显示两例（**A** 和 **B**）

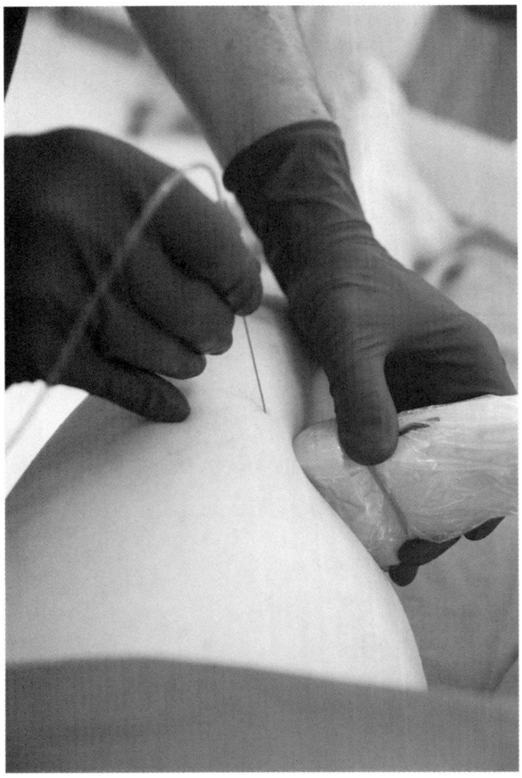

图 41-5　体表照片显示大腿远端隐神经阻滞方法，从大腿前面平面内法进针

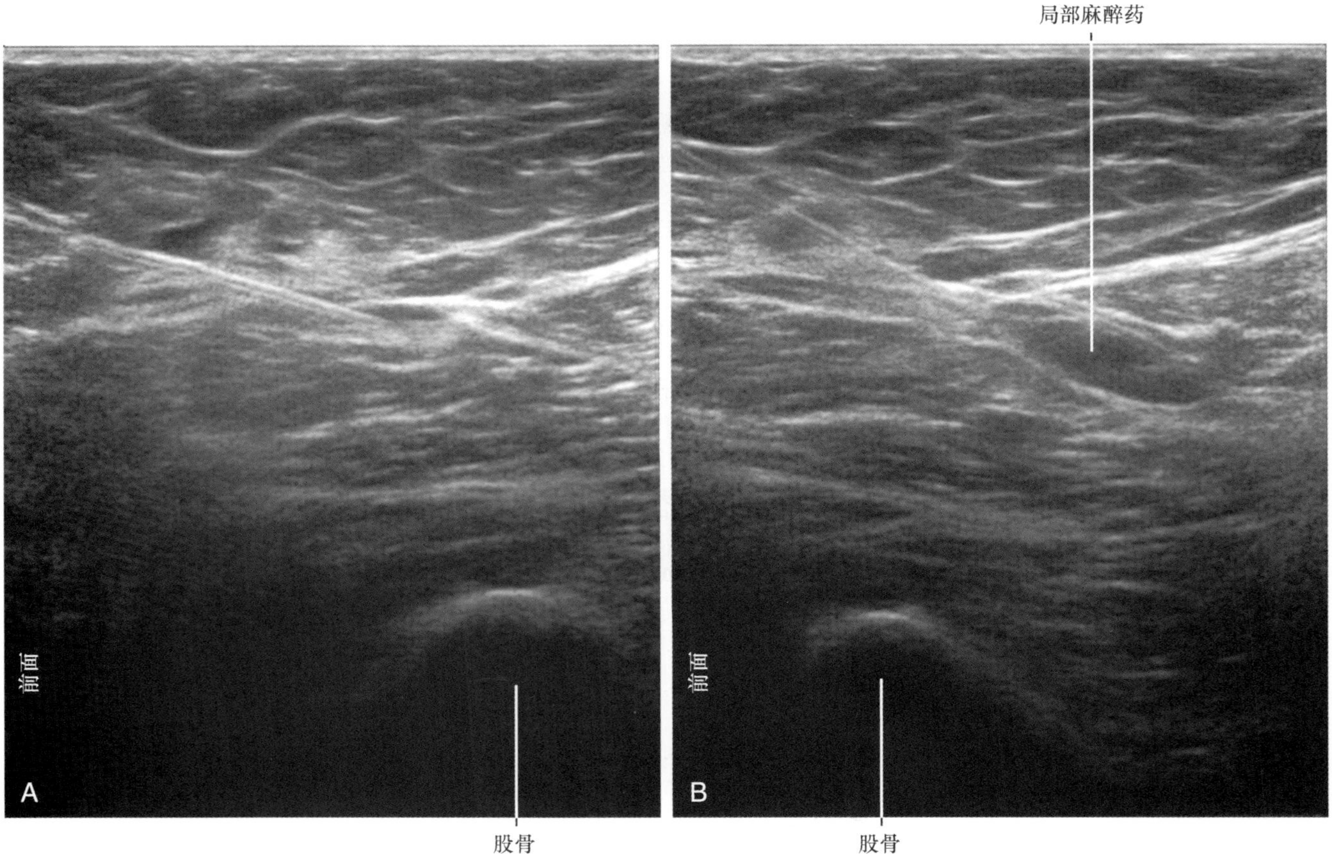

图 41-6　图像序列显示大腿远端隐神经阻滞。**A**. 注射前，显示股内侧肌和缝匠肌之间的平面；**B**. 注射后，局部麻醉药分离这一包含隐神经的筋膜平面

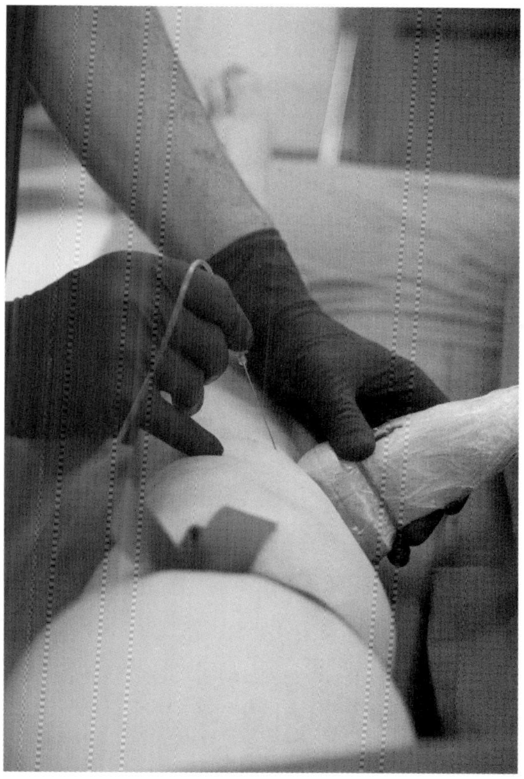

图 41-7 体表照片显示小腿近端隐神经阻滞方法，从小腿前面平面内法进针。应用大腿止血带使大隐静脉扩张，提高可见性。在该位置，隐神经与大隐静脉伴行

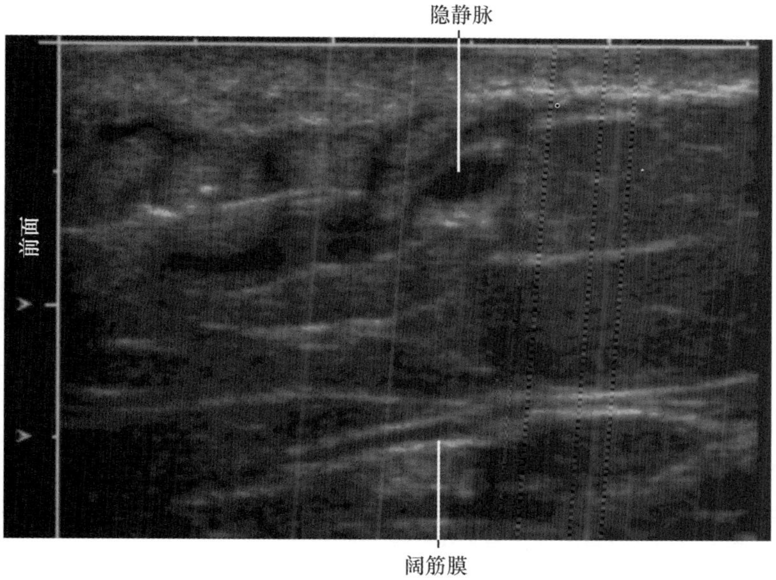

图 41-8 超声图像显示局部麻醉药在小腿近端皮下组织内包绕隐神经浸润，从小腿前面平面内法进针

42 闭孔神经阻滞

闭孔神经发自腰丛，支配大腿内侧的大部分收肌。其他收肌是耻骨肌（由股神经支配）和大收肌（部分由坐骨神经支配）。因为富含运动神经纤维，常选闭孔神通过肌电图记录其复合动作电位（compound motor action potentials，CMAPs）[1]。

由闭孔神经支配的皮肤区域变异很大[2]。然而，在下肢较大手术后，闭孔神经阻滞具有吗啡节俭效应。以多个下肢神经为靶点的阻滞（例如，后路腰丛阻滞或前方三联阻滞）中，闭孔神经阻滞的成功率较低。因此，闭孔神经阻滞是下肢镇痛的重要辅助手段。闭孔神经阻滞的其他适应证包括缓解髋关节疼痛，治疗内收肌痉挛，预防经尿道膀胱侧壁肿瘤切除术时的闭孔神经刺激。下肢外展强度变化是评估闭孔神经阻滞效果的最好方法。然而，即使是完整的闭孔神经阻滞，仍有一些残留的内收肌力，因为耻骨肌（股神经支配）和腘绳肌腱的大收肌成分（坐骨神经支配）保持完整。

建议技术

闭孔神经的前、后支沿着圆形的短收肌外侧缘近端汇合。闭孔神经分支呈薄而扁平的神经束分散到肌肉群内，在超声图像上表现为"白色条纹"外观[3]。重要的是，闭孔神经分支平面垂直于超声束，使其回声增强。虽然闭孔神经前、后支在短收肌外侧缘汇合，但在大多数（75%～80%）个体中实际上并不接触，因为分支在闭孔外肌近端仍彼此分离[4]。因此，闭孔神经阻滞通常是一个多点注射技术，分别针对两支。

阻滞时患者取仰卧位，腿部稍微外展。在大腿内侧显示闭孔神经分支和短收肌的短轴切面。在近端和远端之间滑动探头连续扫查是观察闭孔神经分支在短收肌外侧缘汇合的最好方法。常使用平面外法，因为平面内法针道接近股血管。阻滞通常在闭孔神经前支和后支被短收肌分离处进行，先阻滞位于深方的后支。局部麻醉药应在覆盖短收肌和闭孔神经分支的筋膜内分布。如果闭孔神经不能显示，可选择经短收肌注射。应避免穿刺相邻的闭孔动脉，因为穿刺这些血管可引起出血[5]。

关键点

闭孔神经阻滞	要点
解剖	闭孔神经分支位于短收肌的前面和后面 闭孔神经分支经常伴行各自的动脉

关键点

闭孔神经阻滞	要点
图像方向	闭孔神经分支沿短收肌外侧缘汇合
体位	仰卧位，腿轻度外旋
操作者	站在患者旁
显示	经过操作台
探头	中-高频线阵，38 ～ 50 mm 接触面
初始深度设定	40 ～ 50 mm（闭孔神经后支的深度是股神经的两倍）
穿刺针	20 ～ 21 G，70 mm 长
解剖位置	从大腿内侧开始扫查到股血管
方法	短轴显示闭孔神经分支，从外侧面平面内法进针 将针尖穿过短收肌，针缓慢回撤时注射 局部麻醉药应覆盖短收肌的后面和前面
超声评估	注射药液应沿闭孔神经分支分布（短轴滑动扫查）
解剖变异	闭孔神经分支和闭孔动脉的关系可变 闭孔神经分支可能进入短收肌

临床要点

- 副闭孔神经出现在大约 8.7% 的个体[6]。当出现时，这一神经部分参与耻骨肌的运动支配。
- 在一些患者中，可见闭孔神经分支进入短收肌，闭孔神经表现为三个分支。闭孔动脉相对于闭孔神经的位置可变。

参考文献

1. Atanassoff PG, Weiss BM, Brull SJ, et al. Compound motor action potential recording distinguishes differential onset of motor block of the obturator nerve in response to etidocaine or bupivacaine. *Anesth Analg* 1996;**82**:317–20.
2. Bouaziz H, Vial F, Jochum D, et al. An evaluation of the cutaneous distribution after obturator nerve block. *Anesth Analg* 2002;**94**:445–9.
3. Soong J, Schafhalter-Zoppoth I, Gray AT. Sonographic imaging of the obturator nerve for regional block. *Reg Anesth Pain Med* 2007;**32**:146–51.
4. Choquet O, Capdevila X, Bennourine K, et al. A new inguinal approach for the obturator nerve block: anatomical and randomized clinical studies. *Anesthesiology* 2005;**103**:1238–45.
5. Akata T, Murakami J, Yoshinaga A. Life-threatening haemorrhage following obturator artery injury during transurethral bladder surgery: a sequel of an unsuccessful obturator nerve block. *Acta Anaesthesiol Scand*

1999;**43**:784–8.
6. Woodburne RT. The accessory obturator nerve and the innervation of the pectineus muscle. *Anat Rec* 1960;**136**:367–9.

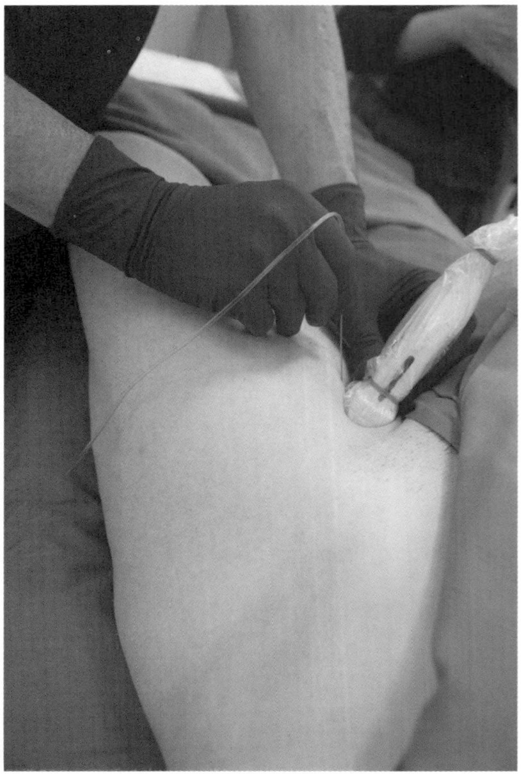

图 42-1　体表照片显示平面外法大腿内侧闭孔神经阻滞

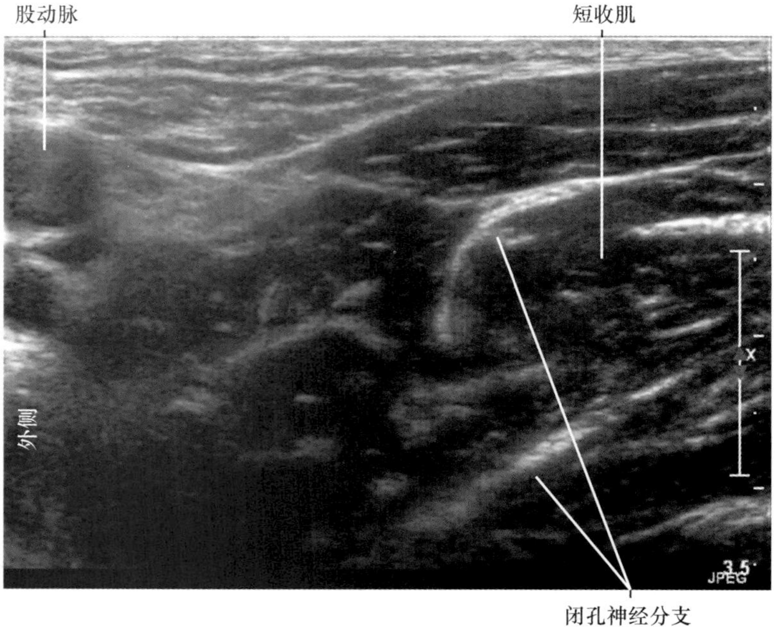

图 42-2　大腿内侧超声图像显示闭孔神经的分支。前后分支位于短收肌的前面和后面，股动静脉的内侧

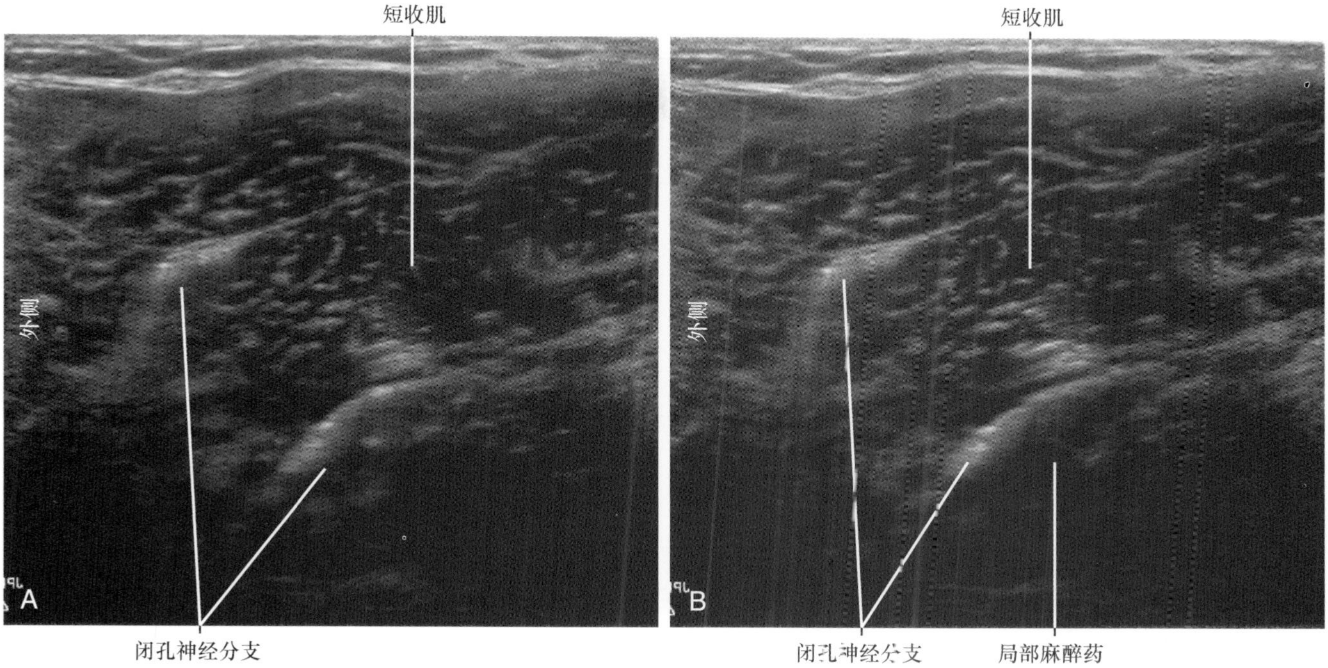

图 42-3 图像序列显示平面外法闭孔神经阻滞。**A.** 针尖穿过邻近闭孔神经后支的短收肌；**B.** 注射后局部麻醉药包绕后支

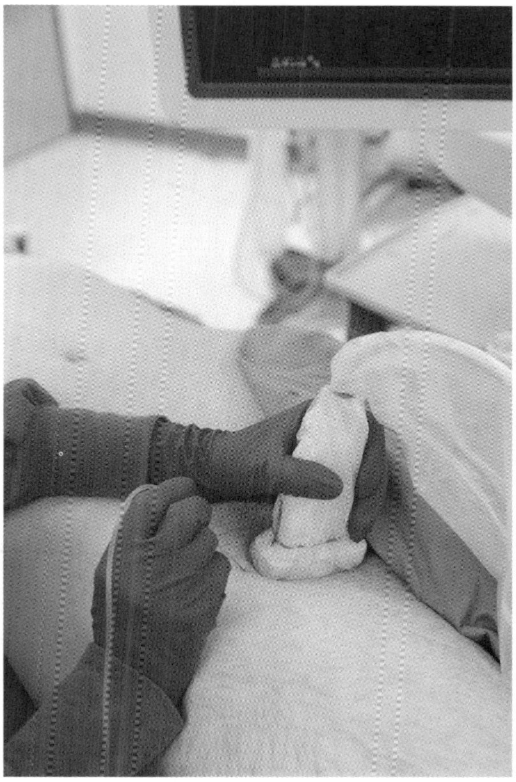

图 42-4 体表照片显示大腿内侧平面内法闭孔神经阻滞

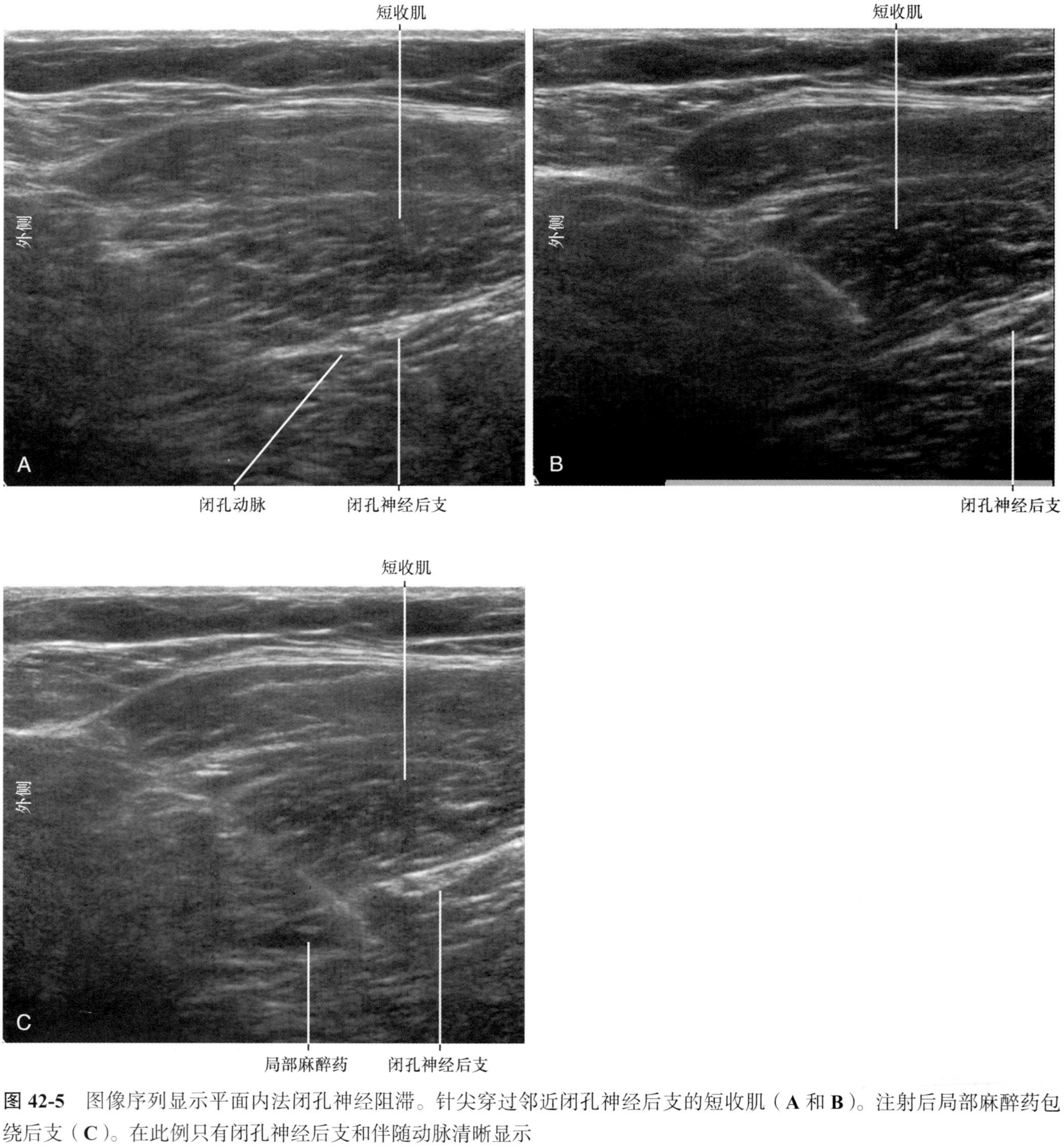

图 42-5　图像序列显示平面内法闭孔神经阻滞。针尖穿过邻近闭孔神经后支的短收肌（**A** 和 **B**）。注射后局部麻醉药包绕后支（**C**）。在此例只有闭孔神经后支和伴随动脉清晰显示

43 坐骨神经阻滞

近端坐骨神经阻滞是下肢手术多用途的区域麻醉。它通常与股神经阻滞相结合，获取更加完整的小腿麻醉。坐骨神经（腰 4 至骶 3）是人体最大的神经，超声扫查横径可超过 17 mm [1]。尽管体积大，但坐骨神经在臀区和近端大腿可能难以显示。局部解剖的声像图特征是识别神经的必要条件。

建议技术

臀下区有一个“高回声三角”，包括高回声的坐骨神经和邻近的半腱肌-股二头肌联合腱和半膜肌腱。这些近端肌腱超声扫查类似坐骨神经。坐骨神经总是位于腘绳肌腱外侧。半膜肌肌腱的特点是近端较大的扁平腱膜。半腱肌和股二头肌形成联合腱，位于坐骨神经的内侧面。短轴切面滑动探头以确定神经，并与相邻的肌腱鉴别，通常优于长轴成像。

俯卧位是近端坐骨神经阻滞最稳定的途径。经大腿外侧的平面内法是近端坐骨神经阻滞相对容易的方法。如果俯卧位困难，外侧法可以用于此阻滞。宽频线阵探头（5 cm 或更大）可以为阻滞提供更大的成像区域，因为操作空间不限于这一区域。

臀下区坐骨神经的解剖变异主要包括识别腓总神经和胫神经的独立分支 [2-3]。这表明坐骨神经在梨状肌近端分支。如果变异被正确识别，超声引导下多点注射技术可以提供完全的坐骨神经阻滞。

坐骨神经位于大转子（外侧）和坐骨结节（内侧）之间。这些骨性结构是臀区坐骨神经阻滞的有用标志 [4]。在一些患者，于坐骨神经近端内侧可以识别臀下动脉。

关键点

坐骨神经阻滞	要点
解剖	穿支动脉从坐骨神经前面经过（大收肌侧） 半腱肌-股二头肌联合腱指向坐骨神经内侧 半膜肌位于坐骨神经内侧 坐骨神经直径约 6 mm×18 mm
图像方向	坐骨神经位于腘绳肌腱外侧
体位	外侧

关键点

坐骨神经阻滞	要点
操作者	站在患者旁
显示	经过操作台
探头	中频线阵，50 mm 接触面
初始深度设定	40 ～ 60 mm
穿刺针	20 ～ 21 G，70 ～ 90 mm 长
解剖位置	从臀下区近后中线开始扫查 如果成像困难，可以从腘窝向近端追查
方法	短轴显示坐骨神经，从外侧平面内法进针 将针尖置于坐骨神经和穿支动脉之间
超声评估	注射药液应沿坐骨神经分布（长轴）
解剖变异	坐骨神经在梨状肌近端分支（5% ～ 10%） 可能需要分别注射 不同的神经形态（通常为椭圆形或三角形）

临床要点

- 许多体位可以用于近端坐骨神经阻滞。俯卧位是首选，因为经大腿外侧的平面内法可以稳定成像。另一个相对容易的方法是侧卧位，髋关节抬起以提供稳定性。
- 当识别坐骨神经外侧伴行动脉后，将针尖置于神经和动脉之间的结缔组织中。这可能需要阻滞针穿刺结缔组织，并在回撤时缓慢注射，以确定包绕神经的正确层次。
- 在臀下区域包绕坐骨神经的筋膜较厚。这强调了正确的针尖位置和局部麻醉药分布的重要性。
- 坐骨神经位于半膜肌肌腱外侧。股二头肌-半腱肌联合腱指向坐骨神经内侧面，因为神经位于两条肌肉之间的皱褶处[5]。通常可见穿支动脉穿过分离坐骨神经和大收肌的肌间隔并走行于坐骨神经前面。有时坐骨神经必须从腘窝分叉处向近端追踪扫查。

参考文献

1. Heinemeyer O, Reimers CD. Ultrasound of radial, ulnar, median, and sciatic nerves in healthy subjects and patients with hereditary motor and sensory neuropathies. *Ultrasound Med Biol* 1999;**25**:481–5.
2. Benzon HT, Katz JA, Benzon HA, et al. Piriformis syndrome: anatomic considerations, a new injection technique, and a review of the literature. *Anesthesiology* 2003;**98**:1442–8.
3. Pokorny D, Jahoda D, Veigl D, et al. Topographic variations of the relationship of the sciatic nerve and the piriformis muscle and its relevance to palsy after total hip arthroplasty. *Surg Radiol Anat* 2006;**28**:88–91.
4. Chan VW, Nova H, Abbas S, et al. Ultrasound examination and localization of the sciatic nerve: a volunteer study. *Anesthesiology* 2006;**104**:309–14.
5. Bruhn J, Moayeri N, Groen GJ, et al. Soft tissue landmark for ultrasound identification of the sciatic nerve in the infragluteal region: the tendon of the long head of the biceps femoris muscle. *Acta Anaesthesiol Scand* 2009;**53**(7):921–5. Epub 2009, Apr 27.

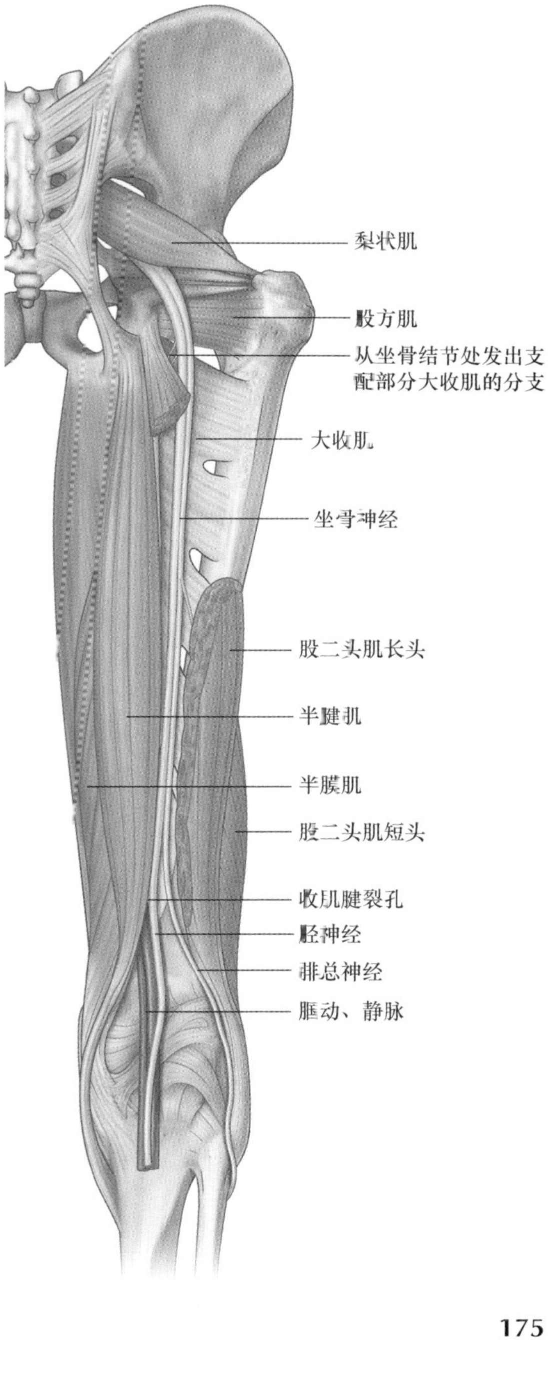

图 43-1 坐骨神经走行（From Drake RL，Vogl W，Mitchell AWM. Gray's anatomy for students. Philadelphia：Churchill Livingstone；2004.）（见彩图）

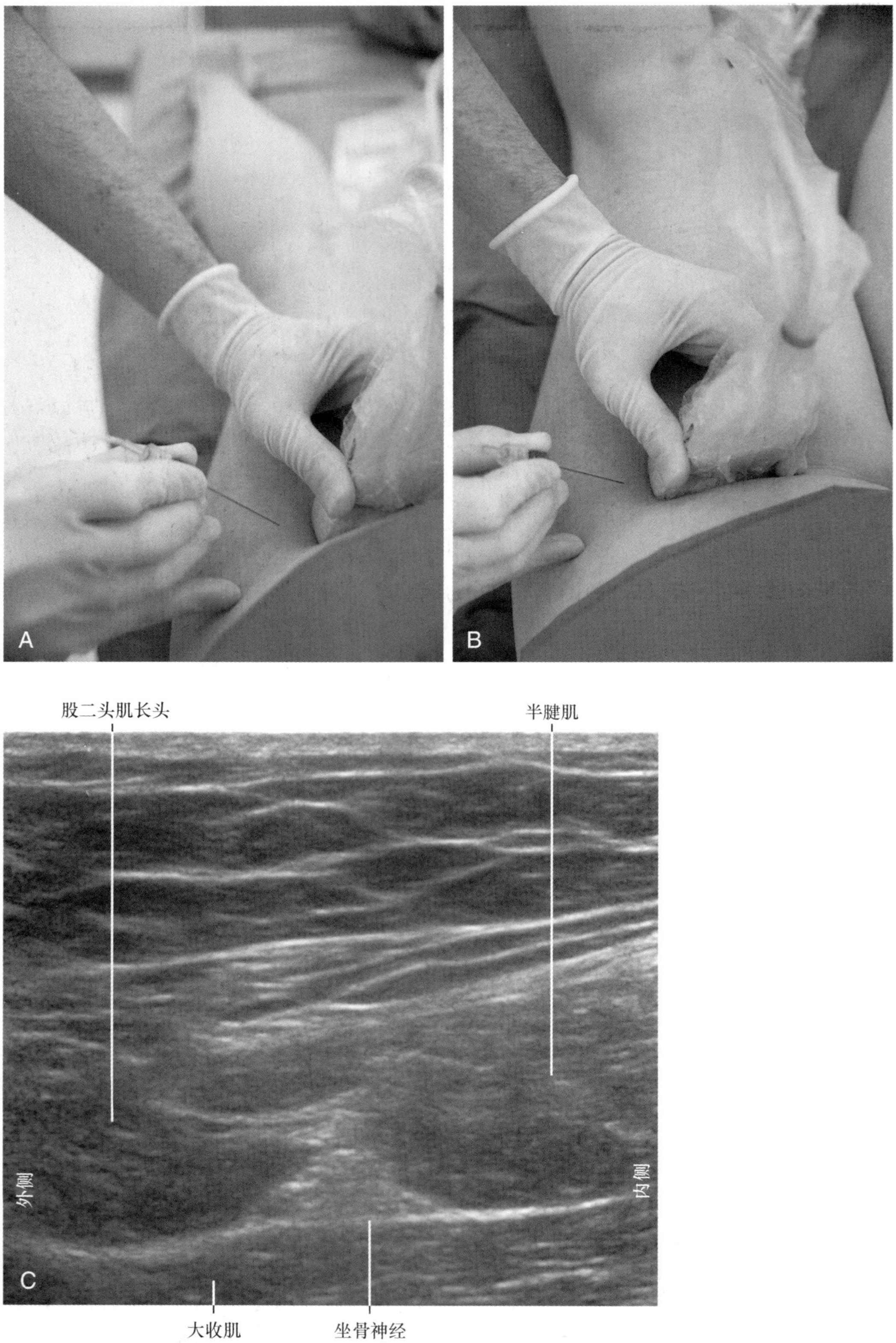

图 43-2　体表照片显示臀下区坐骨神经阻滞的方法。**A** 和 **B**. 经大腿外侧的平面内法；**C**. 对应的坐骨神经横断面的超声图像。臀下坐骨神经通常表现为三角形，边界为股二头肌长头腱（后外侧）、半腱肌（后内侧）和大收肌（前面）。坐骨神经阻滞通常以神经外侧角为靶点

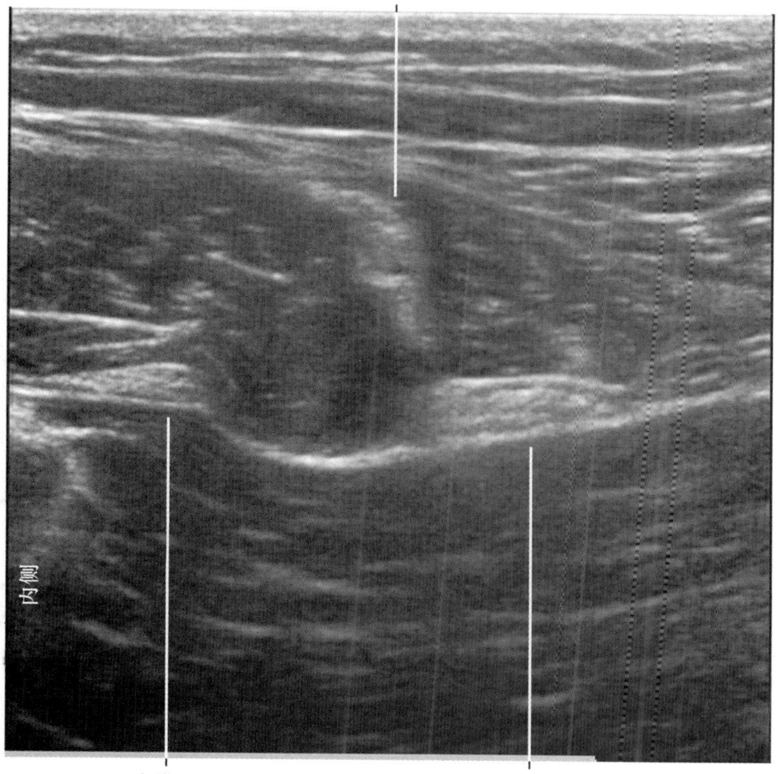

图 43-3 坐骨神经近端的短轴图像显示内部回声。逗号样或 S 形股二头肌-半腱肌联合腱指向坐骨神经内侧。半膜肌腱呈扁平泪滴状位于内侧。这些腘绳肌腱对于近端坐骨神经阻滞是有用的超声标志

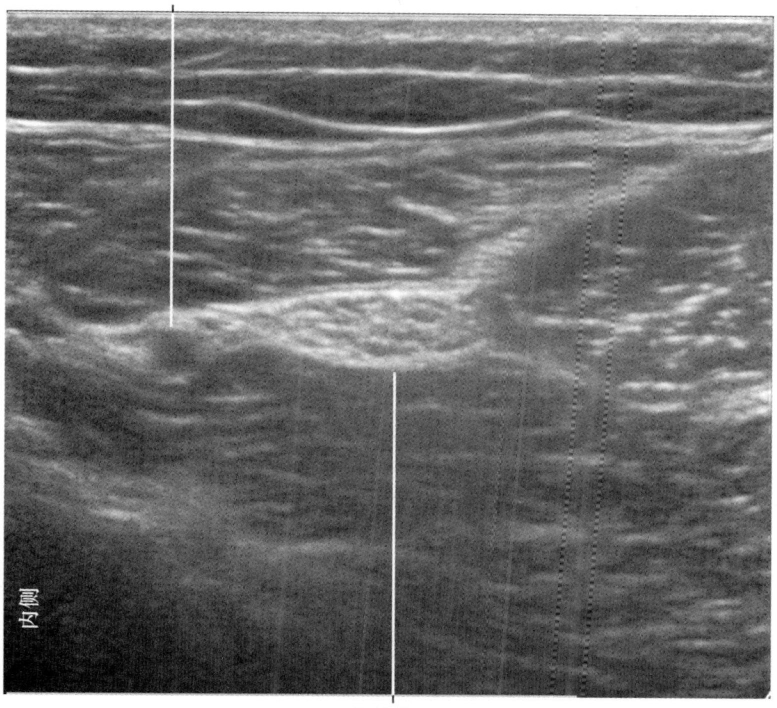

图 43-4 在大腿近端，穿支动脉特征性地斜向走行越过坐骨神经的前面。因为穿支动脉相对于坐骨神经呈 45° 斜向走行，所以无论神经短轴或长轴成像，动脉都表现为短轴图像。穿支动脉穿过肌间隔，越过大收肌

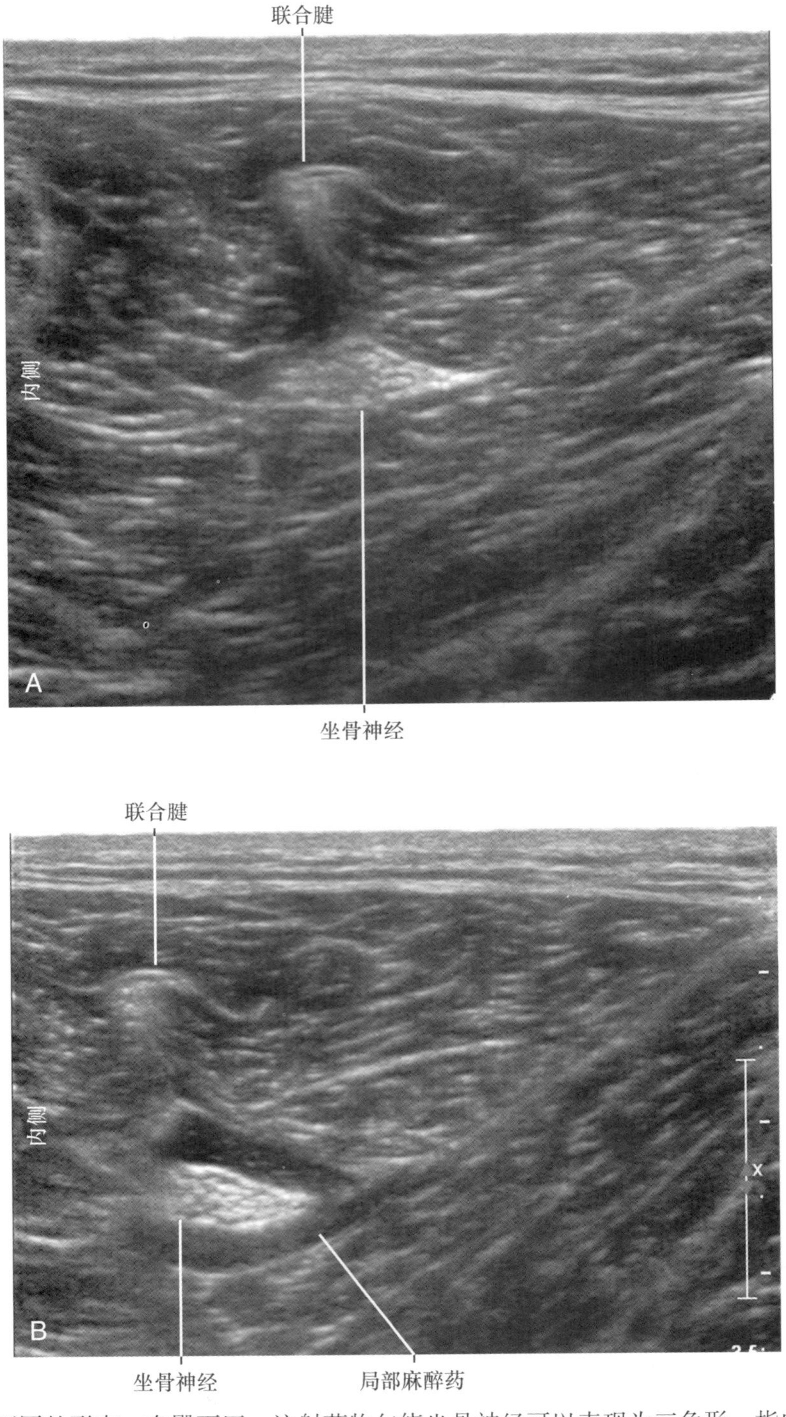

图 43-5　坐骨神经具有不同的形态。在臀下区，注射药物包绕坐骨神经可以表现为三角形，指向半腱肌和股二头肌的联合腱。“臀下”一词是指臀皱褶远端区域。超声图像显示注射前（**A**）和注射后（**B**）

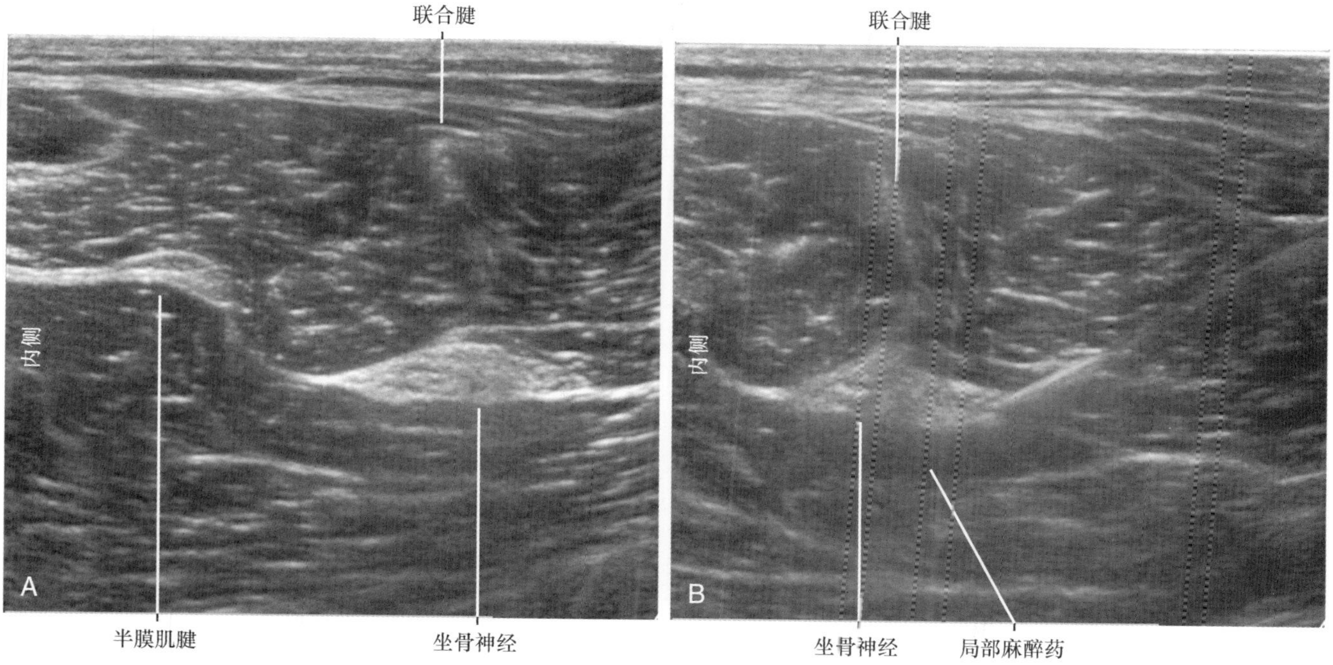

图 43-6 在大腿近端，短轴平面内法行坐骨神经阻滞。将神经外侧角作为靶点行局部麻醉药注射。超声图像显示注射前（**A**）和注射后（**B**）

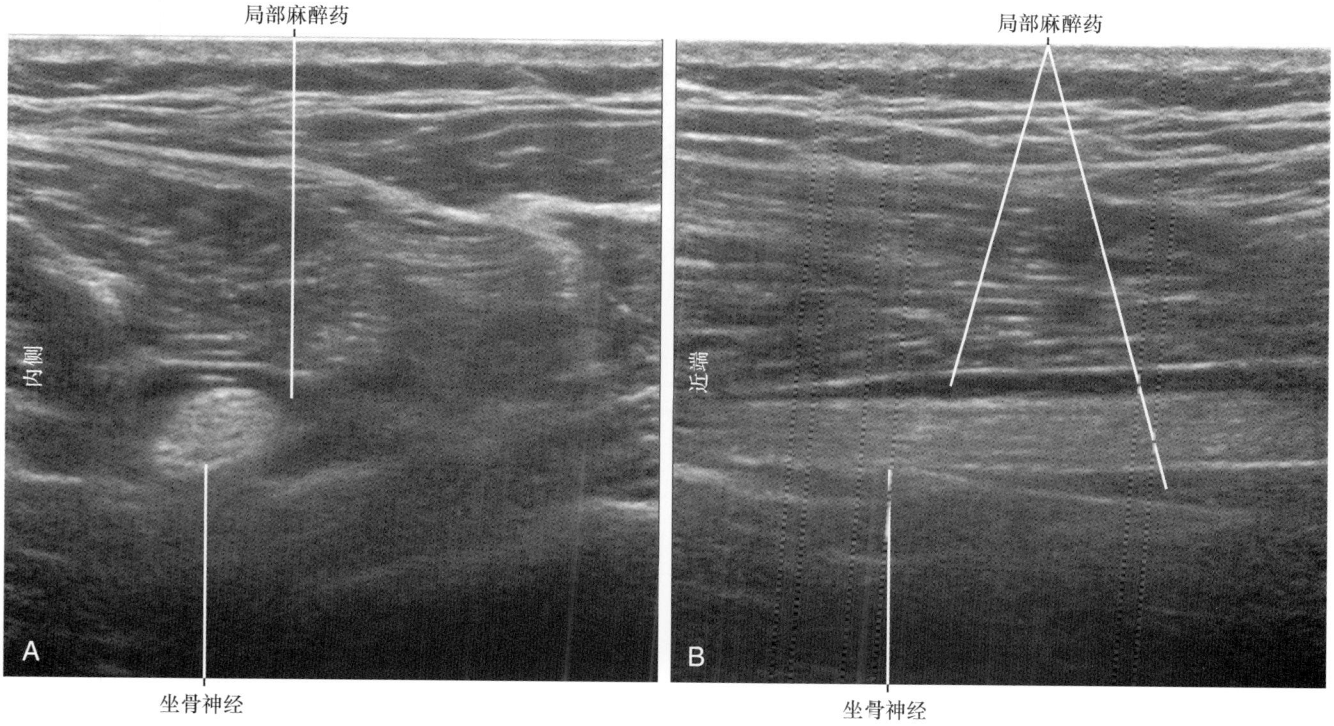

图 43-7 因为坐骨神经粗大平直，长轴图像可以用来评估沿坐骨神经走行的药液分布。局部麻醉药应分布于神经的前、后两面，以显示边界。图中显示对应的短轴（**A**）和长轴（**B**）图像

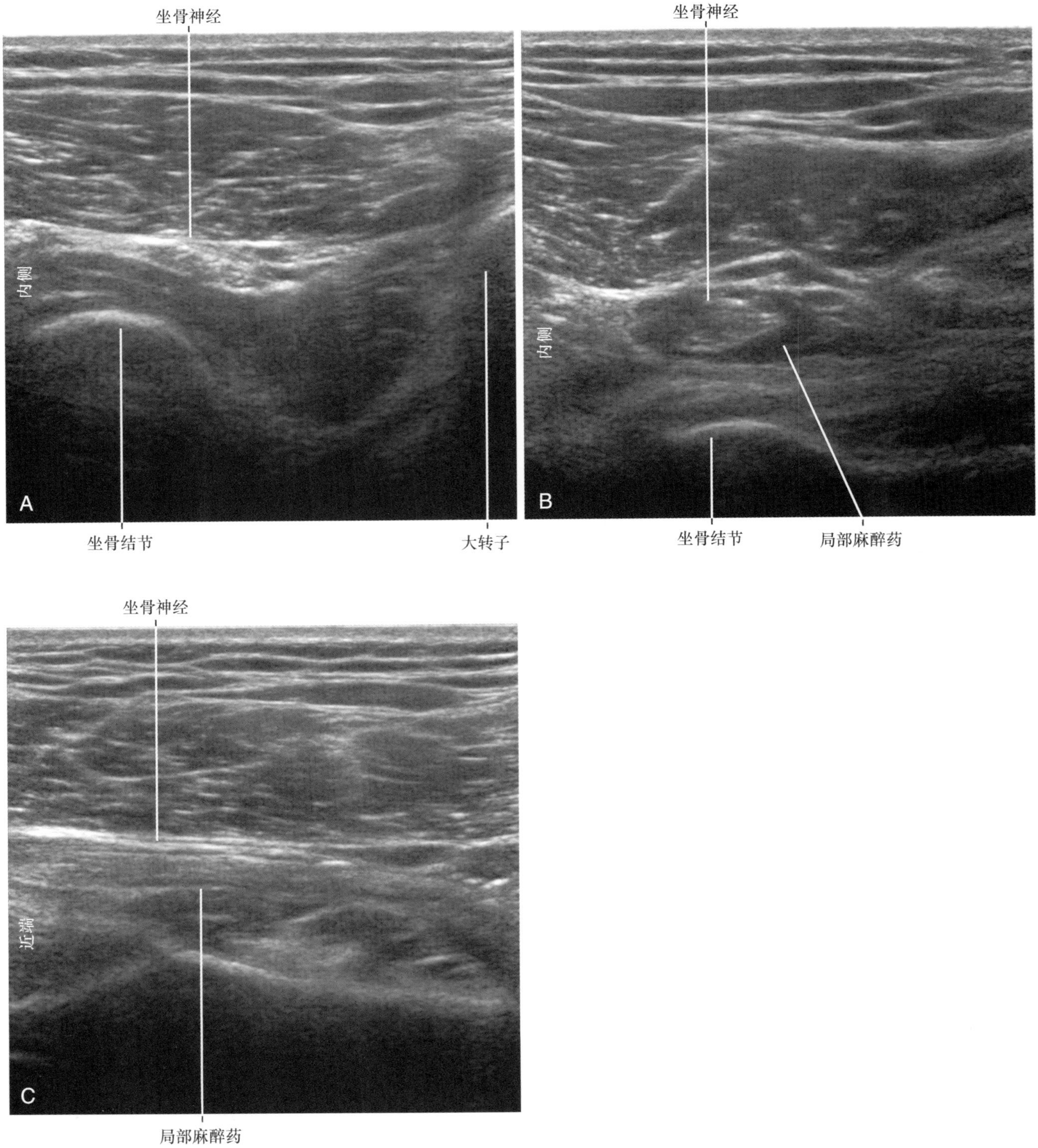

图 43-8　坐骨神经阻滞也可在臀区进行。在这一位置，坐骨结节（内侧）和大转子（外侧）可作为超声标志。坐骨神经位于这两个骨性标志之间，通常邻近坐骨结节。图中显示注射前（**A**）和注射后（**B**）的短轴超声图像，以及对应的注射后长轴图像（**C**）

44 前路坐骨神经阻滞

前路近端坐骨神经阻滞可用于难以侧卧或俯卧位的患者。这一仰卧位入路因为坐骨神经距离大腿前面较远而深于其他入路，因此主要用于较瘦的患者。

建议技术

将探头放置在大腿前面，首先获取股骨长轴图像。股骨通过强回声的骨皮质表面和后方声影很容易识别。接下来，向内侧滑动探头在大约比股骨位置深 2 倍的区域获取坐骨神经长轴图像。坐骨神经又宽又直，因此表现为位于大收肌深方的高回声线样结构。如果股动脉可见，则提示探头位置太偏内侧。

坐骨神经长轴成像时阻滞针沿平面内法进入。该方法可以从近端到远端或远端到近端，依赖于阻滞侧和操作者的用手习惯。当阻滞针接近时，坐骨神经被顶起来像弓弦一样弯曲。当局部麻醉药分布在正确的组织层面时，注射药液将沿神经近端-远端走行分布，理想状态是在神经的前后面都有分布。在这一阻滞中，一些操作者选择将超声成像与神经刺激相结合来验证神经的位置。尽管坐骨神经直径较大且相对走行平直，平面内法进针时也很难保持穿刺针与神经长轴图像同时显像。

在许多患者，坐骨神经很容易识别，因为它表现为边界清晰的大收肌深方高回声线样（条索样）结构，这一边界由肌间隔形成[2]。因为阻滞在股骨小转子远端进行，所以腿外旋有利于坐骨神经阻滞[1]。

长轴平面内法增加了穿刺针刺入神经的可能性。此时，可能需要神经刺激帮助除外穿刺针尖进入神经内。穿刺针尖刺入神经时，低刺激电流（例如，通过阴极刺激≤ 0.2 mA）就可产生运动反应。

临床要点

- 坐骨神经距离大腿前表面约 6 ～ 10 cm。虽然神经位置较深，但在长轴图像，由于位于边界清晰的大收肌深方，其可见性增加。
- 前路坐骨神经阻滞通常在股骨小转子远端 2 ～ 5 cm 处进行。小转子是股骨前内侧面的骨性突起，有髂腰肌腱附着。

参考文献

1. Tsui BC, Ozelsel TJ. Ultrasound-guided anterior sciatic nerve block using a longitudinal approach: "expanding the view." *Reg Anesth Pain Med* 2008;**33**(3):275–6.
2. Vloka JD, Hadzić A, April E, et al. Anterior approach to the sciatic nerve block: the effects of leg rotation. *Anesth Analg* 2001;**92**(2):460–2.

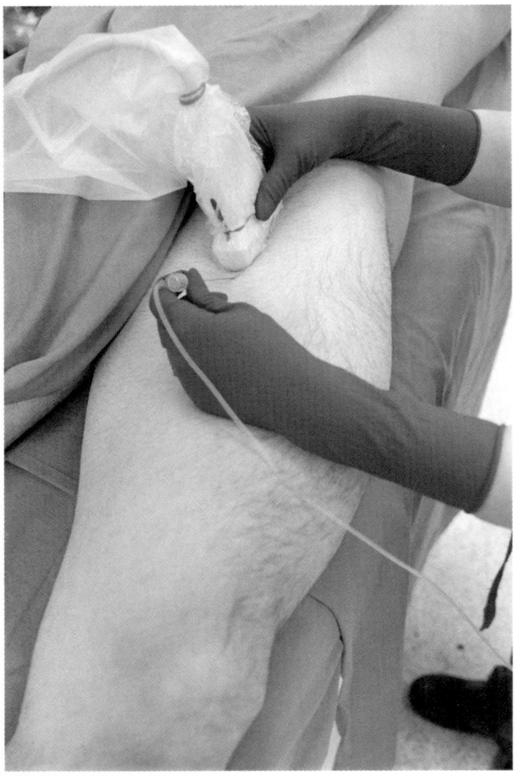

图 44-1　超声引导下前路坐骨神经阻滞的位置，平面内法长轴图像

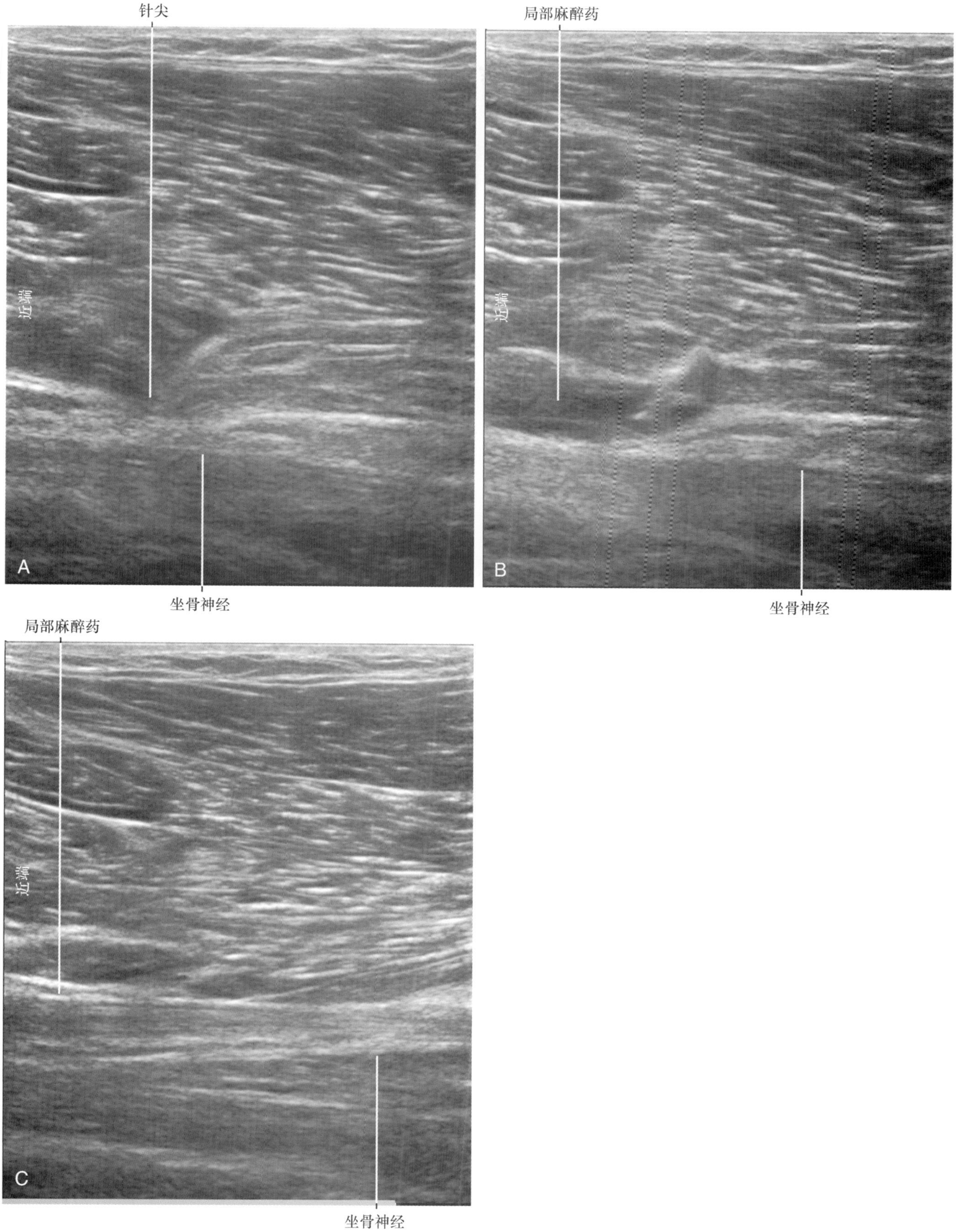

图 44-2 采用平面内法，长轴图像显示坐骨神经及阻滞针。从前面成像可见坐骨神经位于大收肌深方。图中显示注射前（**A**）和注射后（**B**）的超声图像，以及长轴评估药液分布（**C**）

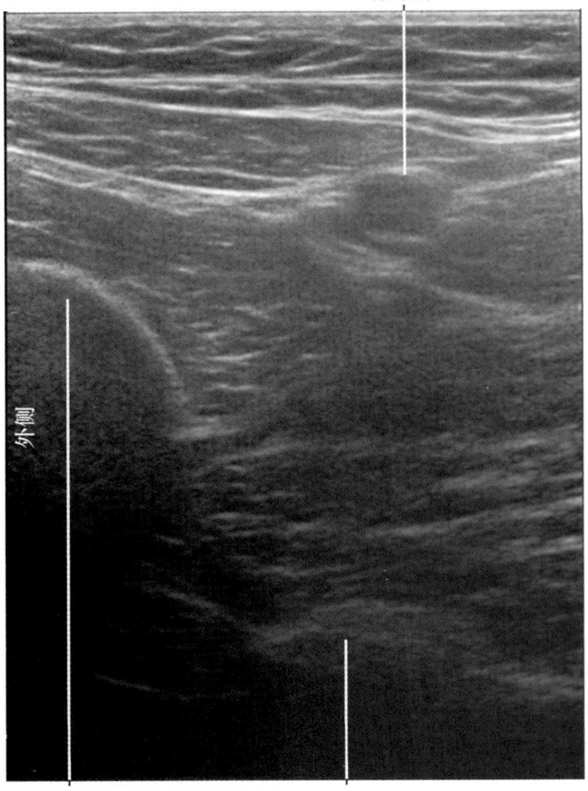

图 44-3　大腿前面横断图像显示坐骨神经位于股骨和股血管之间

45 腘窝阻滞

腘窝水平坐骨神经阻滞是多用途的区域麻醉，可用于足踝外科麻醉。这些阻滞通常联合隐神经或股神经阻滞，以获得小腿远端完全麻醉。理想的腘窝后方阻滞位置恰在坐骨神经分为胫神经和腓总神经成分的远端。唯一在腘窝分叉的解剖结构就是坐骨神经。

胫神经的最佳显示部位在膝关节窝皮肤皱褶附近，因为该部位肢体相对较细。在这个位置，典型的解剖结构为腘动脉、腘静脉和胫神经（旁矢状面，由深到浅依次排列）。在横断面，胫神经大小是腓总神经的 2 倍左右[1]。胫神经在接近下肢的中间部位直行，而腓总神经是斜向（外侧）走行（表 45-1）。

腓总神经在腘窝皱褶处沿股二头肌联合腱后内侧向远端走行。足处于中立位时，腓总神经通常比胫神经更靠近腿的后面[2]，因为它较小、纤维更少，腓总神经比胫神经更难识别[3]。

建议技术

腿抬高和适度内旋可以从后面进行腘窝成像[4]。大多数成人患者可使用宽频线阵探头（35 ～ 50 mm 接触面，10 MHz 中心频率）。阻滞针的选择（7 ～ 9 cm 长，20 ～ 22 G）不是关键。

通常在腘窝坐骨神经刚分叉远端进行腘窝阻滞有几个原因。首先，此处神经接近皮肤表面，使得神经成像和针尖定位比较容易。第二，针可以定位于胫神经和腓总神经之间的结缔组织间隙（而不是直接定位于坐骨神经）[5]。阻滞在腓总神经和胫神经间距约一针宽处（约 1 mm）进行。第三，有充足的神经表面用于局部麻醉药扩散，可促进临床阻滞。建议超声扫查点应更接近膝关节皱褶而非神经的解剖分离处，因为胫神经和腓总神经在明显分离之前并行一段距离。这种腘窝远端阻滞唯一的潜在缺点是腘血管更接近神经。

针尖斜面应朝向探头以利于针尖的显示（斜面朝上）（译者注：括号中内容原文为 bevel down，应是原作者笔误）。由于腓总神经比胫神经更接近后表面，最好是从股骨侧两神经之间的间隙穿刺进针（即外侧入路，阻滞针轻微后倾）。

研究表明，超声正确评估局部麻醉药包绕周围神经分布的能力有限。对于坐骨神经阻滞，“面包圈”征报告的预测值只有大约 90%[6]。在腘窝行坐骨神经阻滞的一个主要优势是可以沿神经分支的纵向分布进行连续滑动评估（即局部麻醉药不但包绕神经，还要沿神经分布）。

腓总神经阻滞速度通常比胫神经快，这可能反映了腓总神经体积较小。

表 45-1　坐骨神经在腘窝分叉的特征

神经	腓总神经	胫神经
位置	外侧	内侧
	后（浅方）	前（深方）
直径（mm）	4.0	6.5
走行	斜行	直行
相关结构	远端邻近股二头肌联合腱	远端与腘动脉和腘静脉伴行
回声	弱强回声 神经纤维少 神经纤维大	略高回声 神经纤维多 神经纤维小
足背屈时的运动方向	向前移动	向后移动

关键点

腘窝阻滞	要点
解剖	胫神经直径是腓总神经的 2 倍 胫神经直径约 7 mm 腓总神经直径约 3.5 mm 腓总神经位于胫神经后外侧 在膝关节皱褶处，胫神经位于腘动静脉的后面 在膝关节皱褶处，腓总神经位于股二头肌腱的内侧
体位	仰卧位，腿抬高 可以从大腿后面扫查
操作者	站在患者旁
显示	经过操作台
探头	高频线阵，38 ～ 50 mm 接触面
初始深度设定	35 ～ 45 mm
穿刺针	20 ～ 21 G，70 mm 长
解剖位置	探头沿膝关节皱褶处开始扫查 从膝关节皱褶处向近端滑动探头 识别胫神经和腓总神经的汇合（汇合成坐骨神经）
方法	短轴，平面内法，从外向内 将针尖置于胫神经和腓总神经分叉处
超声评估	注射药液应向远端沿胫神经和腓总神经分布
解剖变异	神经会随足部运动改变位置

临床要点

- 腿抬高和内旋有助于仰卧位超声引导下腘窝阻滞。
- 髋关节抬起有利于腘窝阻滞时大腿旋转到合适位置。
- 轻度的头低脚高位可以抬高腿的后面，有利于成像。
- 坐骨神经在大腿仅有的主要分支是胫神经和腓总神经。这两个分支之间的结缔组织是阻滞针尖和注射的靶点。
- 足部运动可以诱导腘窝处特征性的神经移动，这可以提高神经的显示（“跷跷板”征）。
- 超声引导下尤其有利于定位坐骨神经分为胫神经和腓总神经的分叉处。许多研究证实，腘窝阻滞在分叉处远端进行可提高临床阻滞特性[8]。

参考文献

1. Heinemeyer O, Reimers CD. Ultrasound of radial, ulnar, median, and sciatic nerves in healthy subjects and patients with hereditary motor and sensory neuropathies. *Ultrasound Med Biol* 1999;**25**:481–5.
2. Schafhalter-Zoppoth I, Younger SJ, Collins AB, et al. The “seesaw” sign: improved sonographic identification of the sciatic nerve. *Anesthesiology* 2004;**101**:808–9.
3. Peeters EY, Nieboer KH, Osteaux MM. Sonography of the normal ulnar nerve at Guyon’s canal and of the common peroneal nerve dorsal to the fibular head. *J Clin Ultrasound* 2004;**32**:375–80.
4. Gray AT, Huczko EL, Schafhalter-Zoppoth I. Lateral popliteal nerve block with ultrasound guidance. *Reg Anesth Pain Med* 2004;**29**:507–9.
5. Vloka JD, Hadžić A, Lesser JB, et al. A common epineural sheath for the nerves in the popliteal fossa and its possible implications for sciatic nerve block. *Anesth Analg* 1997;**84**:387–90.
6. Perlas A, Brull R, Chan VW, et al. Ultrasound guidance improves the success of sciatic nerve block at the popliteal fossa. *Reg Anesth Pain Med* 2008;**33**:259–65.
7. Paqueron X, Bouaziz H, Macalou D, et al. The lateral approach to the sciatic nerve at the popliteal fossa: one or two injections? *Anesth Analg* 1999;**89**:1221–5.
8. Germain G, Lévesque S, Dion N, et al. Brief reports: a comparison of an injection cephalad or caudad to the division of the sciatic nerve for ultrasound-guided popliteal block: a prospective randomized study. *Anesth Analg* 2012;**114**(1):233–5. Epub 2011, Oct 14.

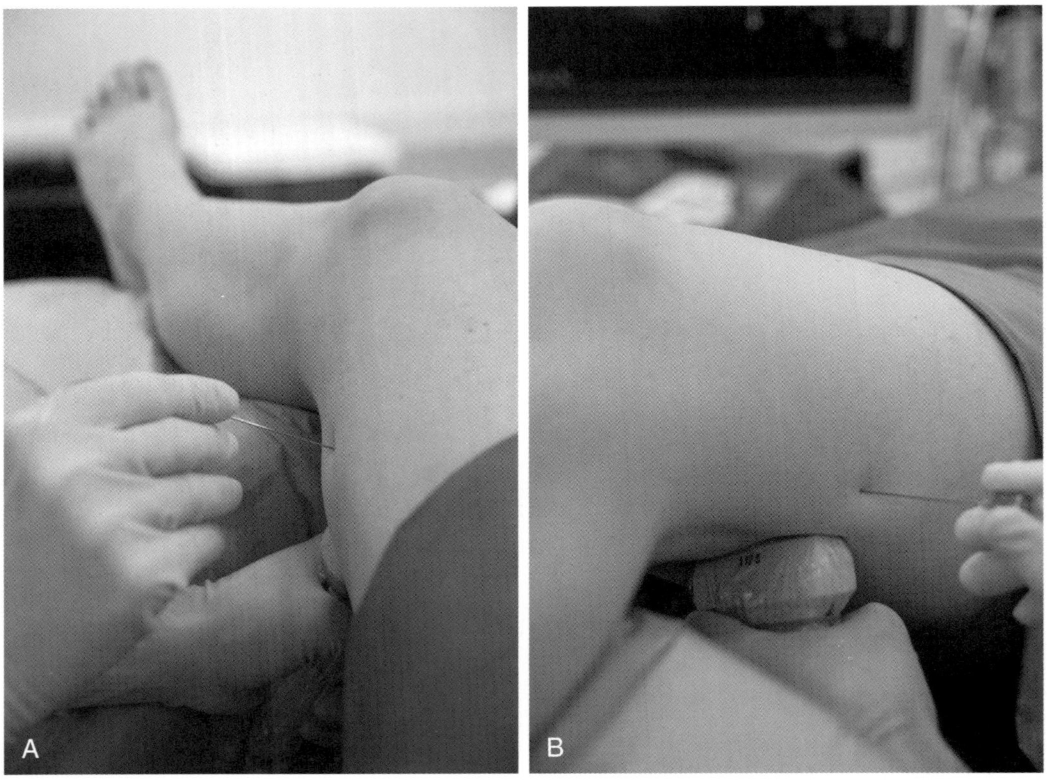

图 45-1　体表照片显示腘窝坐骨神经阻滞的入路（**A** 和 **B**），经大腿外侧平面内法进针。患者仰卧位，腿抬高有利于探头从大腿后面扫查。小腿内旋也有助于仰卧位超声引导下阻滞

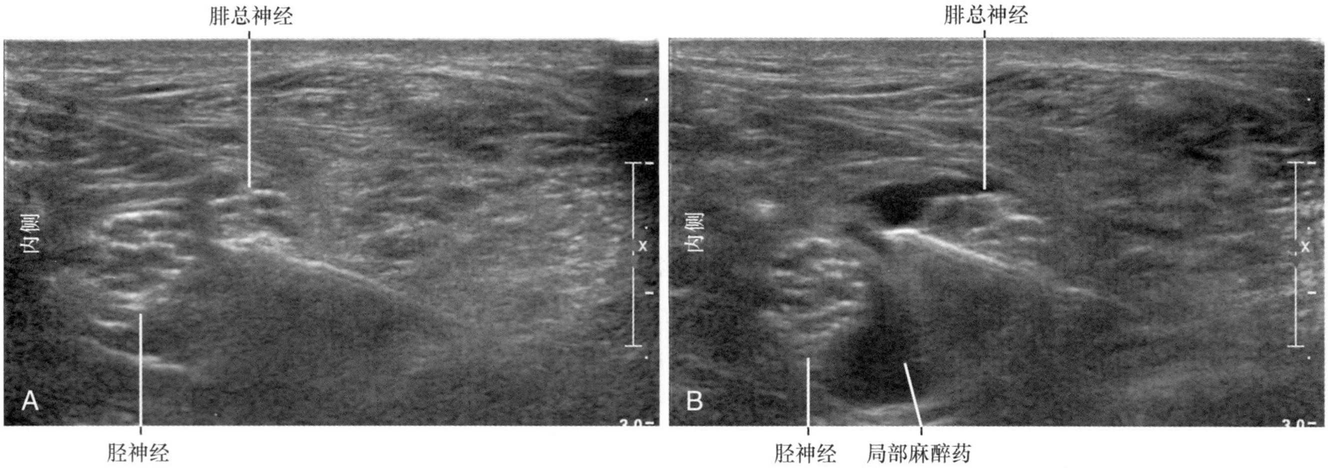

图 45-2　图像序列显示腘窝阻滞。平面内法显示针尖置于腓总神经和胫神经之间（**A**）。阻滞针前进至可见邻近的结缔组织的隆起和反冲。注射后可见局部麻醉药分布于神经周围（**B**）

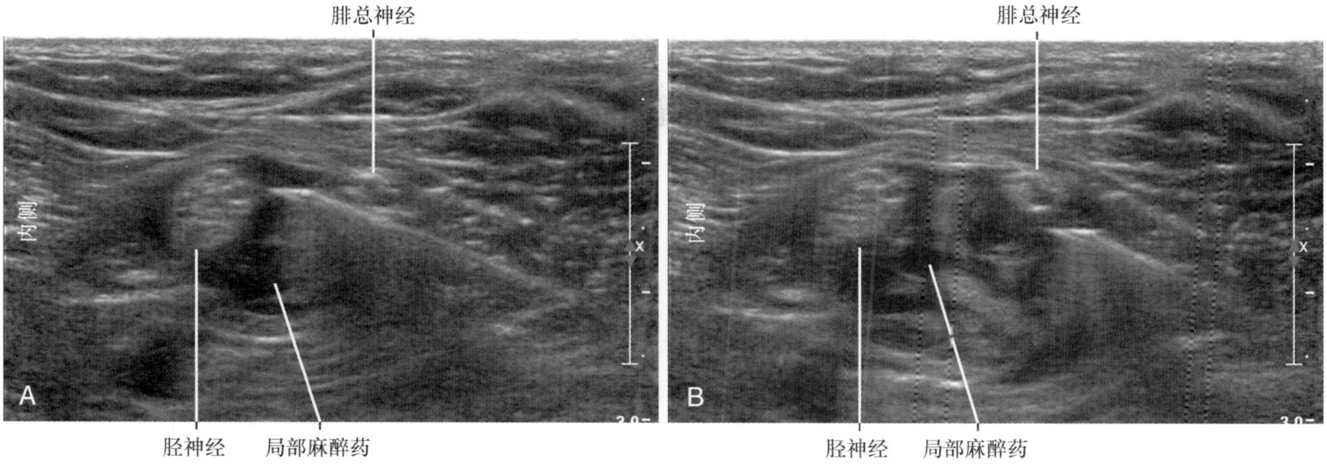

图 45-3 图像序列显示腘窝阻滞。**A**. 平面内法显示针尖置于腓总神经和胫神经之间；**B**. 针回撤时注射局部麻醉药，药液分布于神经周围

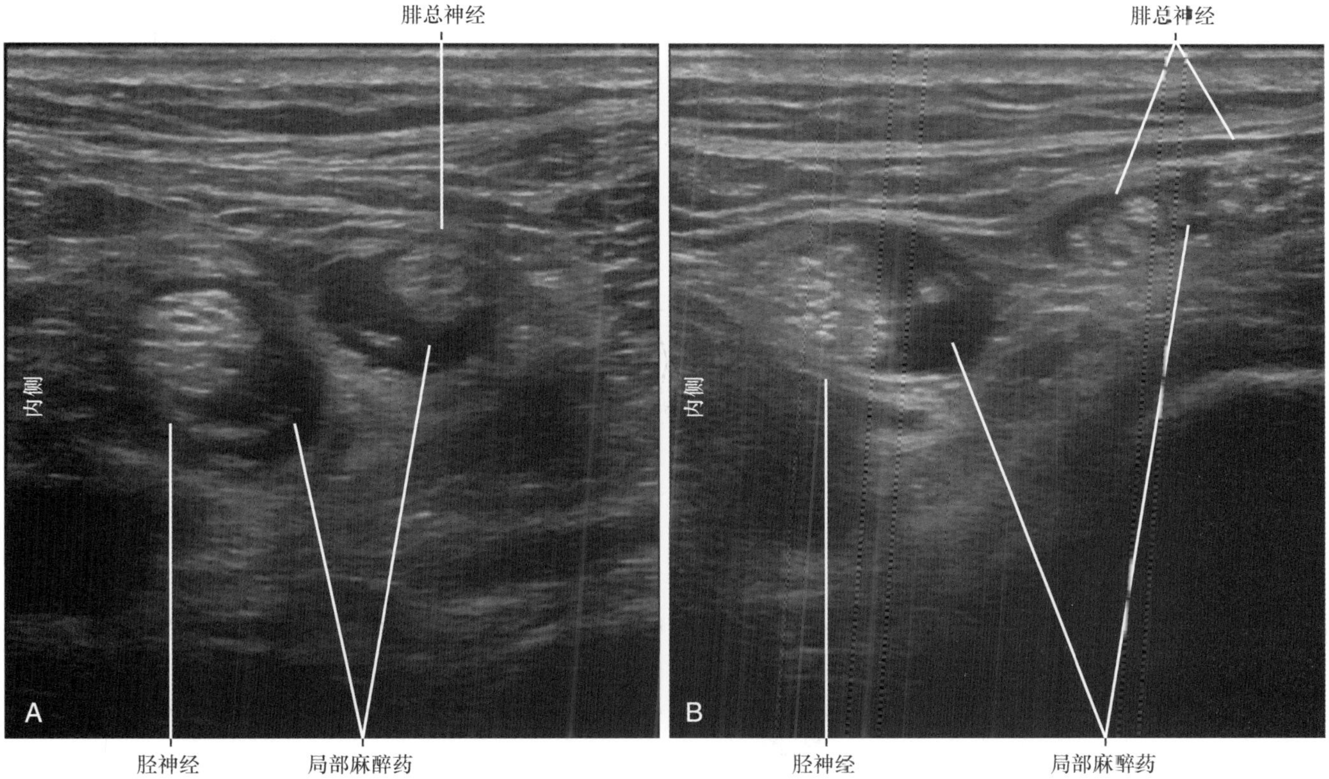

图 45-4 超声评估腘窝阻滞。沿神经走行向远端滑动探头可见局部麻醉药包绕胫神经和腓总神经（**A**）。向更远端滑动探头可见腓总神经发出腓肠神经和小腿外侧皮神经（**B**）。这些小神经的边界通过包绕的局部麻醉药变得清晰。当局部麻醉药沿神经分支多重包绕，阻滞效果将非常明确

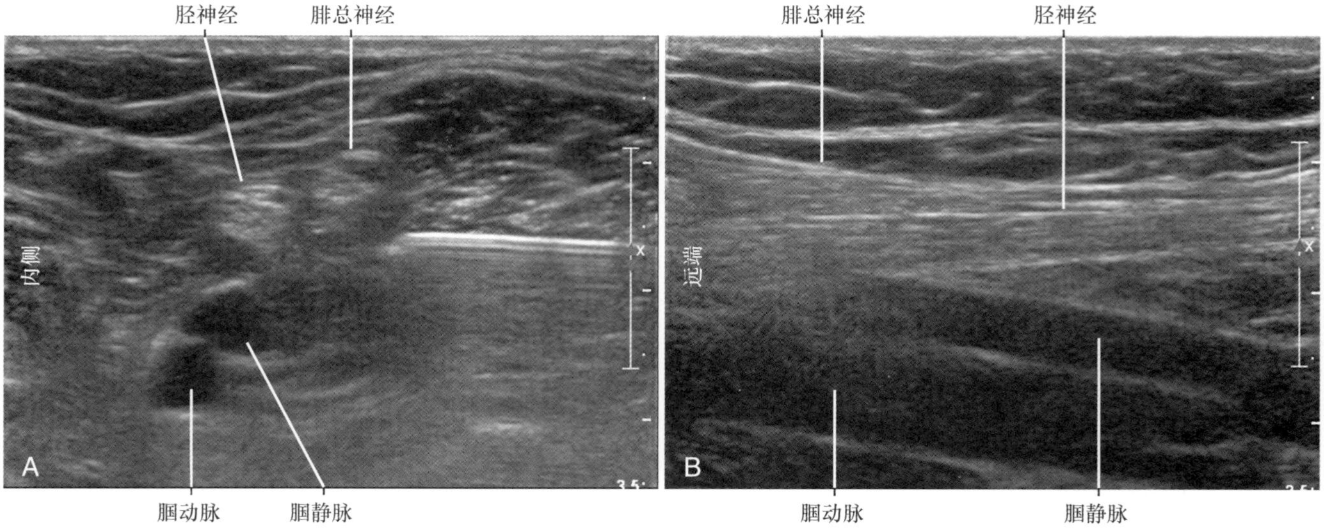

图 45-5　腘窝超声解剖的短轴（**A**）和长轴（**B**）图像。腘窝的神经比腘血管更接近后表面（**A**）。在长轴图像（**B**），腓总神经、胫神经、腘静脉和腘动脉可在旁矢状切面显示（从后向前排列）。在多数病例，腓总神经比胫神经更靠近大腿后面，但神经的位置依赖于足部位置，在一些病例中，胫神经反而更接近后面

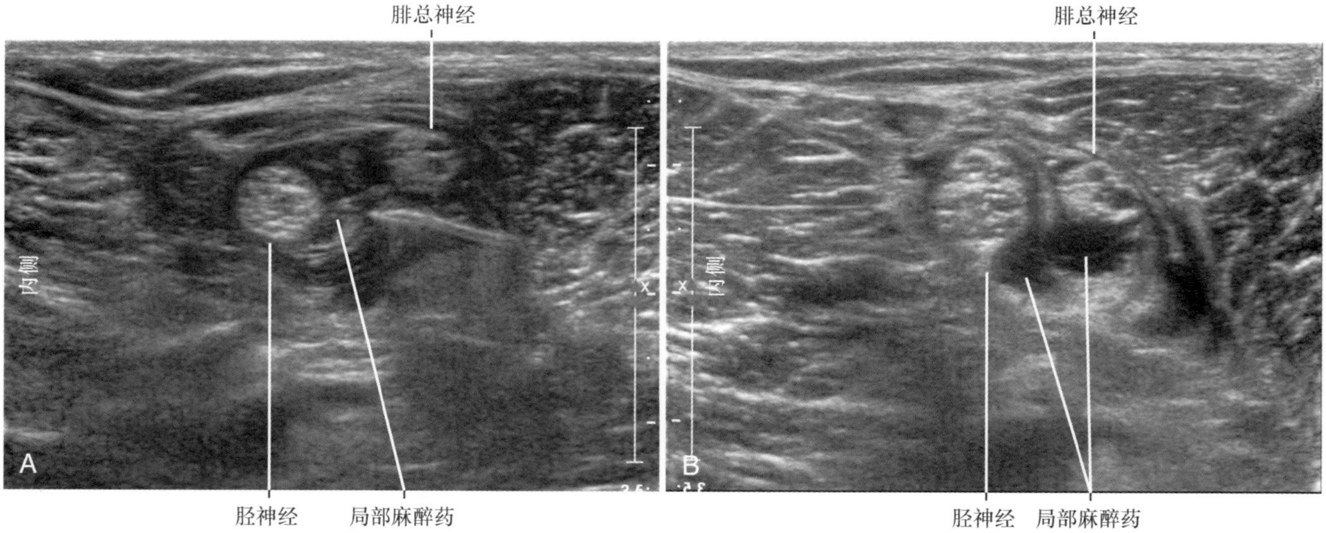

图 45-6　腓总神经与胫神经的声像图。胫神经较粗大，相比腓总神经走行平直。另外，胫神经纤维束较多，因此通常超声显示回声更强。与之相比，腓总神经表现为少神经束，甚至为单束状，比胫神经具有更少、更粗大的神经束。图中显示两例注射后神经分离的图像（**A** 和 **B**）

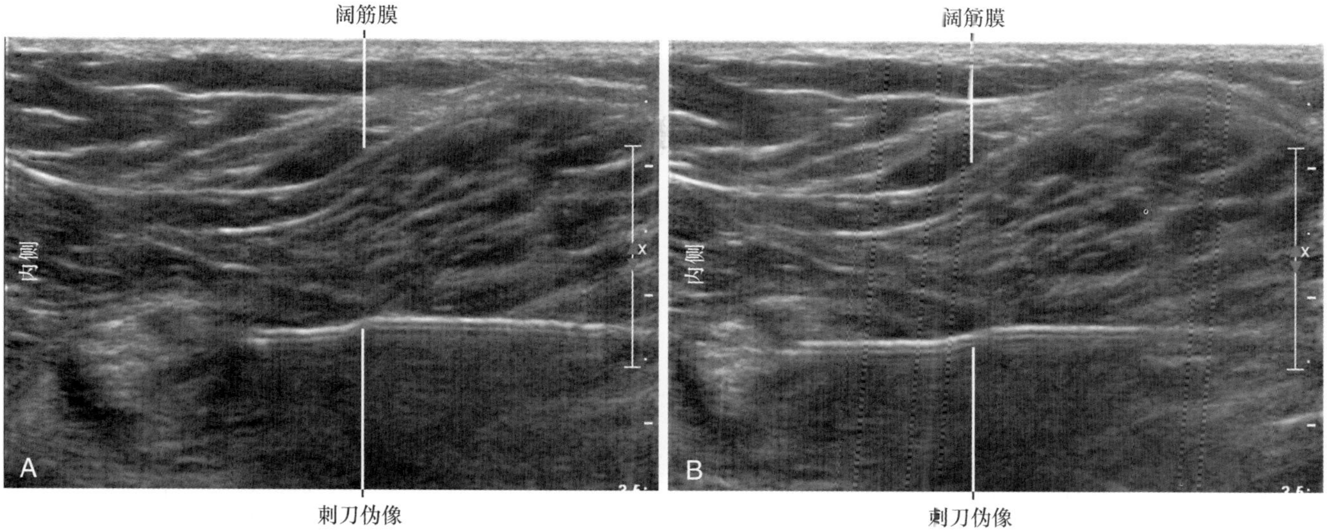

图 45-7 腘窝阻滞时的刺刀伪像。因为穿刺针刺入角度几乎平行于探头表面，腘窝阻滞时可见穿刺针刺刀伪像。这一声速伪像引起穿刺针明显弯曲（虽然没有明确的机械性弯曲）。腘窝阻滞观察到的刺刀伪像是腘窝中线处出现脂肪组织引起，脂肪组织内声速传导比邻近肌肉组织慢，因此针的末端表现为偏离探头的弯曲（**A**）。当针前进时，弯曲处在同一位置（**B**）

46 踝区阻滞

踝区阻滞是足部外科手术一种有效的局部麻醉技术，尤其是在急诊[1]。此外，踝区阻滞提供了良好的术后镇痛，这很重要，因为足部手术往往涉及多个骨切开术，会引起术后中-重度疼痛，这种情况使用标准口服镇痛药很难控制。

足部由五支神经支配：四支为坐骨神经末端分支，一支为股神经的终支。足部的多支神经可以被超声直接成像。因此，超声引导下比传统的踝区阻滞更有针对性。使用超声引导下可以提高患者阻滞时的舒适性，并获得更完整的阻滞效果。此外，当水肿或感染出现时，可选择足部更近端区域阻滞。相对于腘窝的坐骨神经阻滞，踝区阻滞不会产生足下垂，因此患者的肢体放置可能更方便。

参考文献

1. Monkowski DP, Egidi HR. Ankle block. *Tech Reg Anesth Pain Manag* 2006;**10**:183–8.

47 腓深神经阻滞

腓深神经是腓总神经的细小分支。腓深神经支配第一和第二脚趾间的区域。腓深神经在踝关节近端邻近远端胫骨表面从内到外越过胫前动脉。腓深神经可表现为被高回声脂肪包绕的均匀低回声结构，而没有神经束回声。在小腿近端，腓深神经更难成像[1]，这可能与神经的走行及其分支成大量的运动支有关[2]。

超声引导下腓深神经阻滞比体表标志为基础的方法更有优势。一项研究显示，使用超声可以促进踝关节区域腓深神经阻滞的起效，虽然整体阻滞质量没有明显区别[3]。另一项研究报道，联合超声和神经刺激引导腓深神经阻滞成功率更高[4]。

建议技术

腓深神经和胫前动脉位于胫骨表面和拇长伸肌之间。由于其位置浅表和邻近胫骨，胫前动脉很容易在足踝部背侧扫查时被探头压缩，探头轻压对于胫前动脉成像非常必要。从近端到远端来回滑动探头扫查，可以识别腓深神经越过胫前动脉。平面内法和平面外法对于这一阻滞都可采用。从外到内的平面内法，可避开粗大的胫骨前肌和拇长伸肌腱。此外，腓深神经多位于胫前动脉的外侧。

关键点

腓深神经阻滞	要点
解剖	腓深神经常越过胫前动脉 穿越点接近胫前动脉位于胫骨表面处
体位	仰卧位
操作者	站在患者旁
显示	经过操作台
探头	高频线阵，23 ～ 38 mm 的接触面
初始深度设定	20 mm
穿刺针	25 G，38 mm 长

关键点

腓深神经阻滞	要点
解剖位置	从内外踝之间的足背处开始扫查 从近端到远端滑动探头识别腓深神经和胫前动脉 需要轻压避免压闭胫前动脉
方法	短轴显示腓深神经，平面内法，从外到内 将针尖置于腓深神经和胫前动脉之间
超声评估	注射药液应分离腓深神经和胫前动脉
解剖变异	在近端腓深神经可以分为内外侧支

临床要点

- 因为腓深神经很细小，所以很难在小腿近端腓总神经发出处显示。
- 腓深神经越过胫前动脉处一般位于踝关节近端，此时胫前动脉紧邻胫骨表面。
- 腓深神经分为内侧支和外侧支。这些分支位于胫前动脉的两侧。
- 腓深神经可以通过注射药液将神经从胫前动脉剥离进行阻滞，此时神经位于动脉 12 点位置（交叉点）。注射药液应分开腓深神经与胫前动脉表面。

参考文献

1. Beekman R, Visser LH. High-resolution sonography of the peripheral nervous system: a review of the literature. *Eur J Neurol* 2004;**11**:305–14.
2. Aigner F, Longato S, Gardetto A, et al. Anatomic survey of the common fibular nerve and its branching pattern with regard to the intermuscular septa of the leg. *Clin Anat* 2004;**17**:503–12.
3. Antonakakis JG, Scalzo DC, Jorgenson AS, et al. Ultrasound does not improve the success rate of a deep peroneal nerve block at the ankle. *Reg Anesth Pain Med* 2010;**35**(2):217–21
4. Benzon HT, Sekhadia M, Benzon HA, et al. Ultrasound-assisted and evoked motor response stimulation of the deep peroneal nerve. *Anesth Analg* 2009;**109**(6):2022–4.

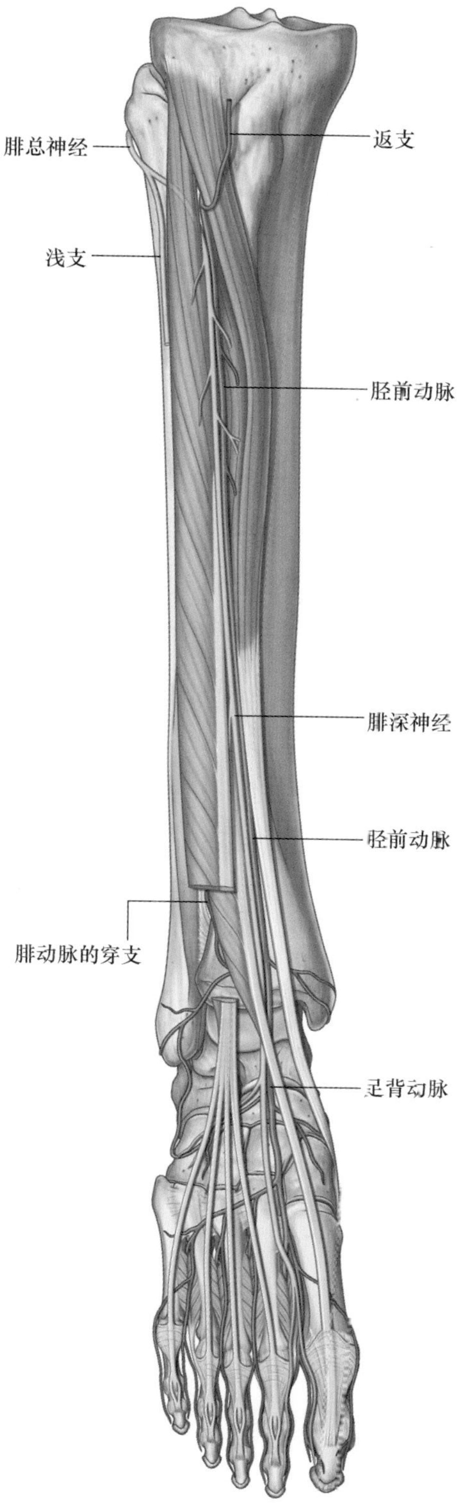

图 47-1 腓深神经走行（Adapted from Drake RL，Vogl W，Mitchell AWM. Gray's anatomy for students. Philadelphia：Churchill Livingstone；2004.）（见彩图）

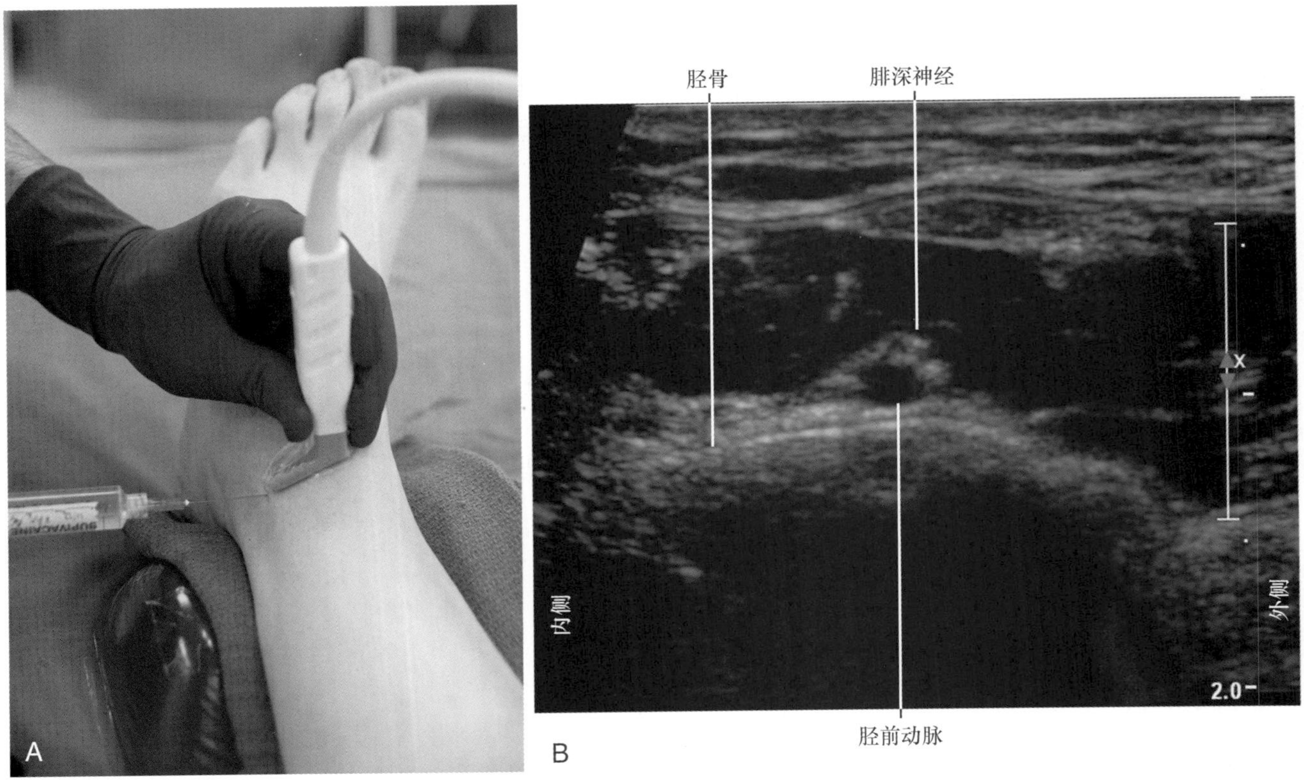

图 47-2　体表照片显示小腿远端腓深神经阻滞方法。**A**. 经小腿外侧平面内法进针；**B**. 针置入前对应的超声图像。在踝关节近端，腓深神经越过胫前动脉前面

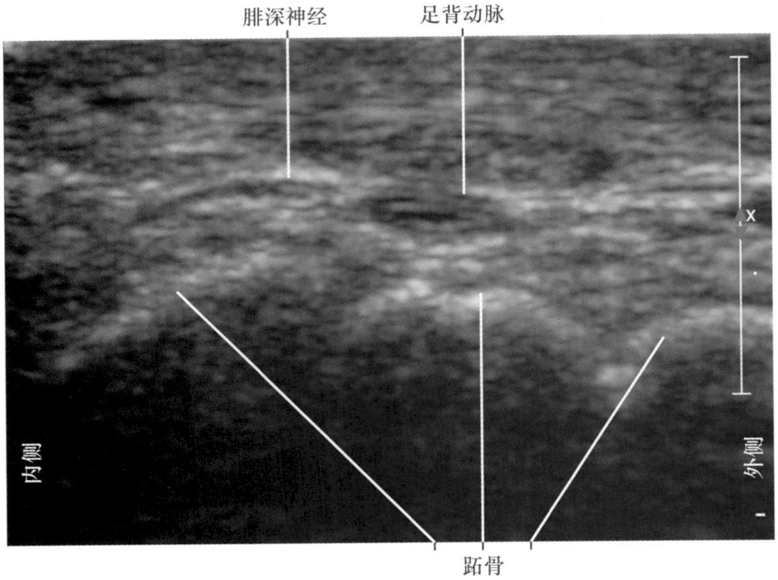

图 47-3　足背处腓深神经短轴图像。在更远端的位置，跖骨位于神经深方。这一位置因太远而不能完全阻滞

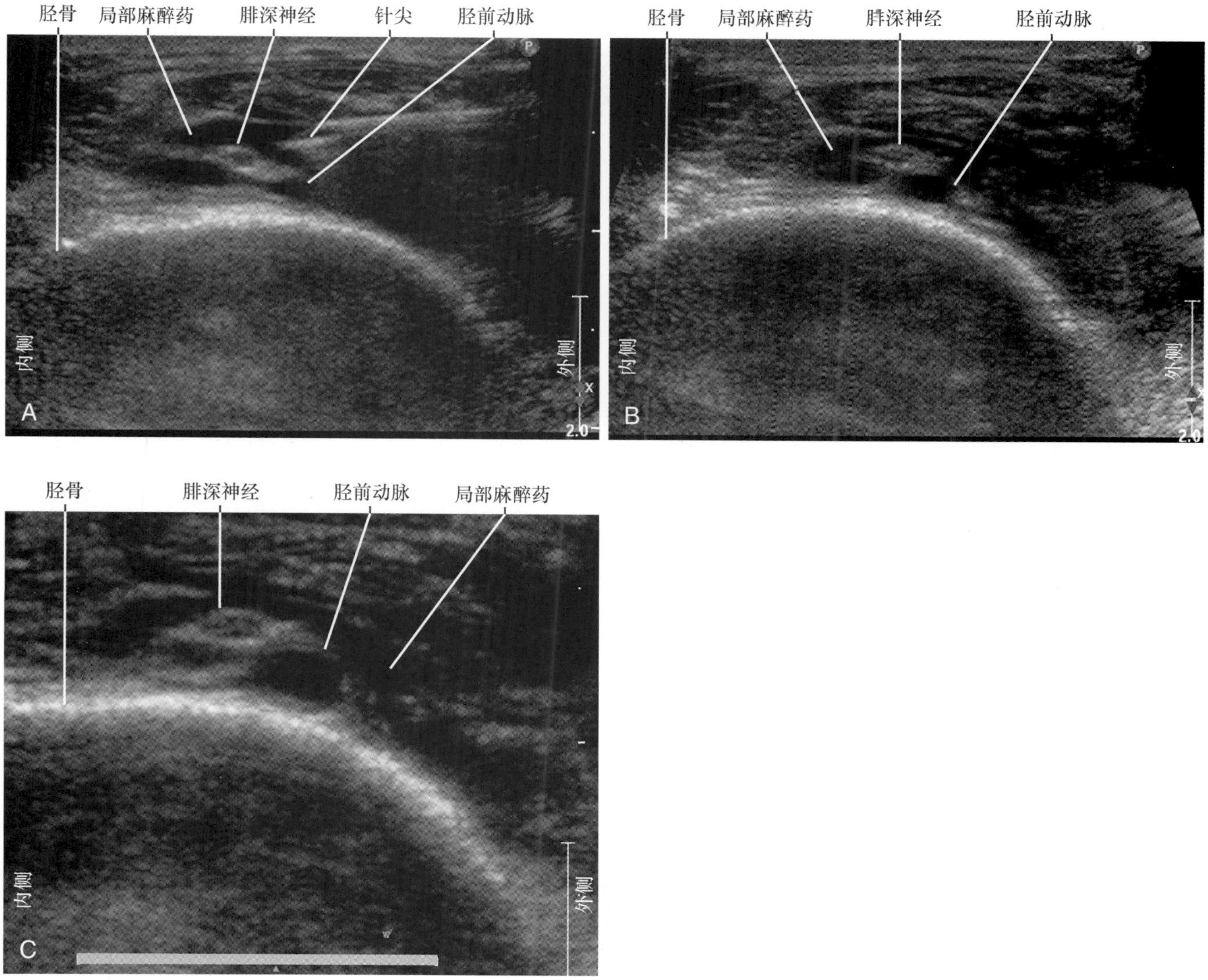

图 47-4 图像序列显示小腿远端腓深神经阻滞。在这一位置，腓深神经位于胫前动脉前面。**A.** 平面内法显示针尖放置邻近胫前动脉和腓深神经，腓深神经位于 12 点位置；**B.** 注射后，局部麻醉药包绕腓深神经分布并开始分离神经和动脉；**C. B** 图的放大显示

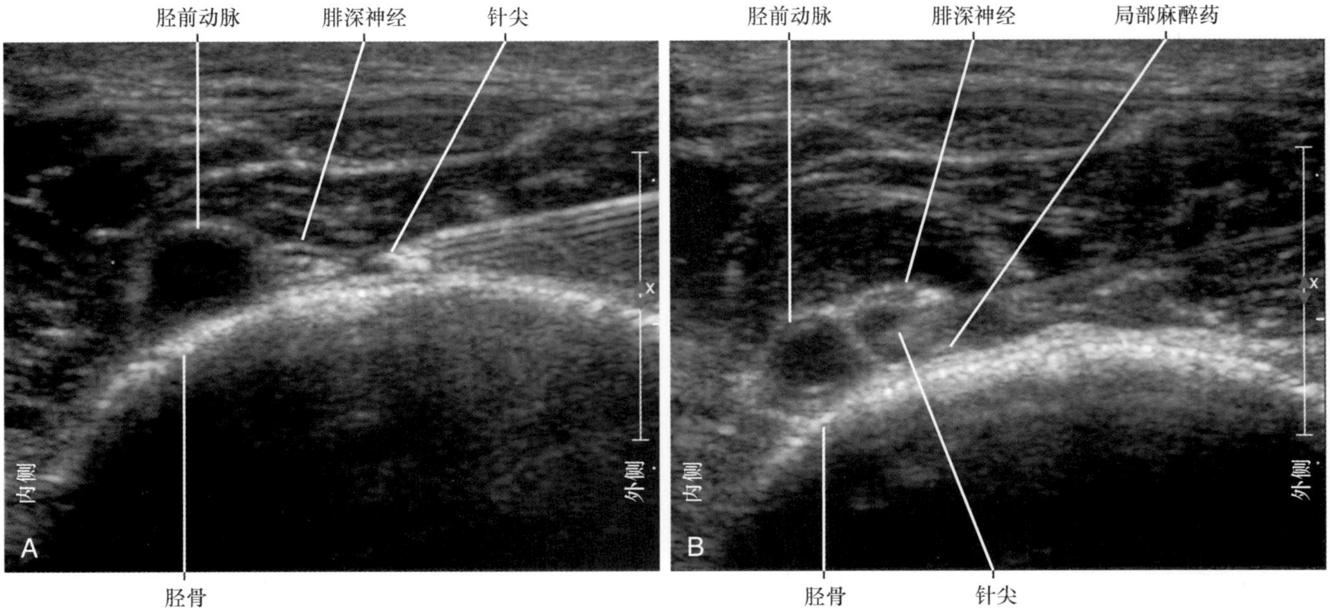

图 47-5　图像序列显示小腿远端腓深神经阻滞。在这一位置，腓深神经位于胫前动脉一侧。**A**. 平面内法显示针尖置于腓深神经深方；**B**. 注射局部麻醉药后，神经从骨表面抬起

48 腓浅神经阻滞

腓浅神经是腓总神经的一个分支，在腓骨颈发出走行于趾长伸肌和腓骨肌之间，最终进入小腿外侧皮下组织。当从腓骨颈发出时，腓浅神经通常位于小腿外侧间室。腓浅神经沿前肌间隔下降并在小腿中下 1/3 交界处穿出筋膜层。在皮下组织内，腓浅神经通常分为内侧支和外侧支[1-2]。

有人选择在足背局部麻醉药浸润行腓浅神经阻滞，而仅在踝关节周围更深层次的神经阻滞时使用超声[3]。但当出现水肿或感染而禁忌行踝关节远端阻滞时，在小腿行腓浅神经阻滞可能有用。超声引导下近端腓浅神经阻滞（连同腓肠神经阻滞）可以为负重患者从踝关节外侧取出固定物提供手术麻醉。此外，超声引导下小腿浅表阻滞比更远端的足背皮下浸润阻滞痛苦少，并且不刺穿足部的伸肌腱。

建议技术

腓浅神经可能很难在小腿远端外侧皮下组织中显像。沿神经的已知走行区域滑动探头，可以在神经自肌间隔发出处识别。从小腿前内侧或后外侧平面内法进针，将穿刺针尖置于神经旁。

在更近端，腓神经成像的最佳体位是俯卧位，踝部垫枕使膝关节屈曲。或者，患者仰卧位时小腿抬高并内旋。从远端向近端扫查时，腓浅神经沿小腿前外间室之间的筋膜走行（类似沿跳高滑雪道下行），直到其走行至锐利的腓骨边缘。腓骨前缘由前肌间隔插入形成。神经沿前肌间隔走行，因此腓骨前缘指向腓浅神经。

因为腓浅神经最常位于肌间隔的外侧，所以阻滞针尖从前侧进入时，刺破间隔非常重要。阻滞针尖在神经下方穿过前肌间隔，当针回撤时注射局部麻醉药。如果神经阻滞位置靠近阔筋膜表面，其深层支配腓骨长肌和腓骨短肌的运动支可不被阻滞。

局部麻醉药完全包绕腓浅神经的关键是针越过神经（在腓浅神经和阔筋膜之间）。这通常可以通过旋转针头使斜面背离探头，或在近端阻滞，此时阔筋膜和腓浅神经之间存在间隙。

关键点

腓浅神经阻滞	要点
解剖	腓浅神经在趾长伸肌和腓骨肌之间沿肌间隔发出 腓骨嵴指向腓浅神经 腓动脉通常邻近腓浅神经（放大观察）
体位	仰卧位

关键点

腓浅神经阻滞	要点
操作者	站在患者旁
显示	经过操作台
探头	高频线阵，23 ～ 38 mm 的接触面
初始深度设定	20 mm
穿刺针	25 G，38 mm 长
解剖位置	从小腿外侧外踝近端 10 cm 处开始成像 此处为腓浅神经穿出腓骨肌处
方法	短轴显示腓浅神经，平面内法，由外向内或由内向外 穿刺针尖置于腓骨肌与腓浅神经之间
超声评估	注射药液应沿腓浅神经向近端分布，并向远端下降
解剖变异	腓浅神经可在小腿近端分支

临床要点

- 从外踝前面和近端开始扫描，探头垂直于已知的腓浅神经走行区。
- 腓浅神经从趾长伸肌和腓骨肌之间发出，神经发出紧邻阔筋膜处最易显示（外踝近端 10 ～ 16 cm，胫骨嵴后外侧 7 cm）。
- 当腓浅神经被肌间隔分离，其向远端走行延续为足内侧和足中间背侧皮神经。
- 当两个相邻的神经在视野内被识别时，证实它们在近端汇合。
- 腓浅神经及其分支的直径分别约为 3 mm 和 2 mm。腓浅神经常伴行细小腓动脉和静脉。
- 踝关节阻滞的禁忌证（例如，水肿和感染）在门诊并不常见。在这些情况下腘窝阻滞比远端阻滞更常用，因为患者的处置并不是问题。

参考文献

1. Canella C, Demondion X, Guillin R, et al. Anatomic study of the superficial peroneal nerve using sonography. *AJR Am J Roentgenol* 2009;**193**(1):174–9.
2. Solomon LB, Ferris L, Tedman R, et al. Surgical anatomy of the sural and superficial fibular nerves with an emphasis on the approach to the lateral malleolus. *J Anat* 2001;**199**:717–23.
3. Chin KJ, Wong NW, Macfarlane AJ, et al. Ultrasound-guided versus anatomic landmark-guided ankle blocks: a 6-year retrospective review. *Reg Anesth Pain Med* 2011;**36**(6):611–8.

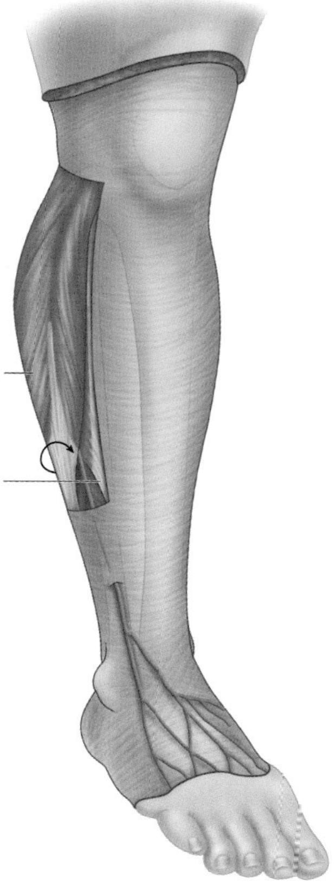

图 48-1 小腿腓浅神经的解剖走行（Adapted from Canella C，Demondion X，Guillin R，et al. Anatomic study of the superficial peroneal nerve using sonography. AJR Am J Roentgenol 2009；193（1）：174-9.）（见彩图）

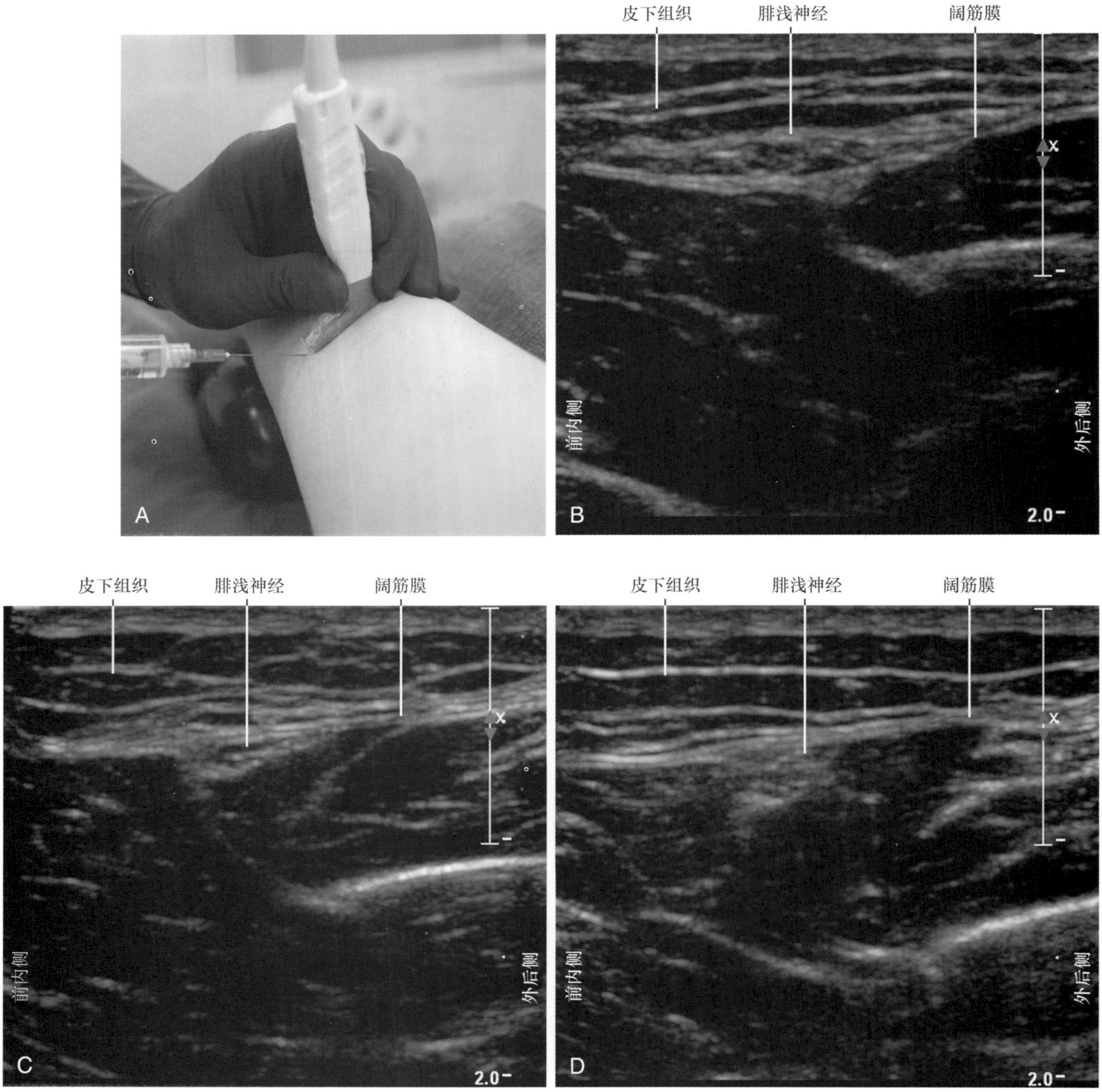

图 48-2　体表照片显示小腿远端腓浅神经阻滞方法。**A**. 显示经小腿后外侧面的平面内法；**B**. 对应超声图像显示神经位于小腿外侧皮下组织内；**C** 和 **D**. 更近端超声图像显示神经自肌间隔发出

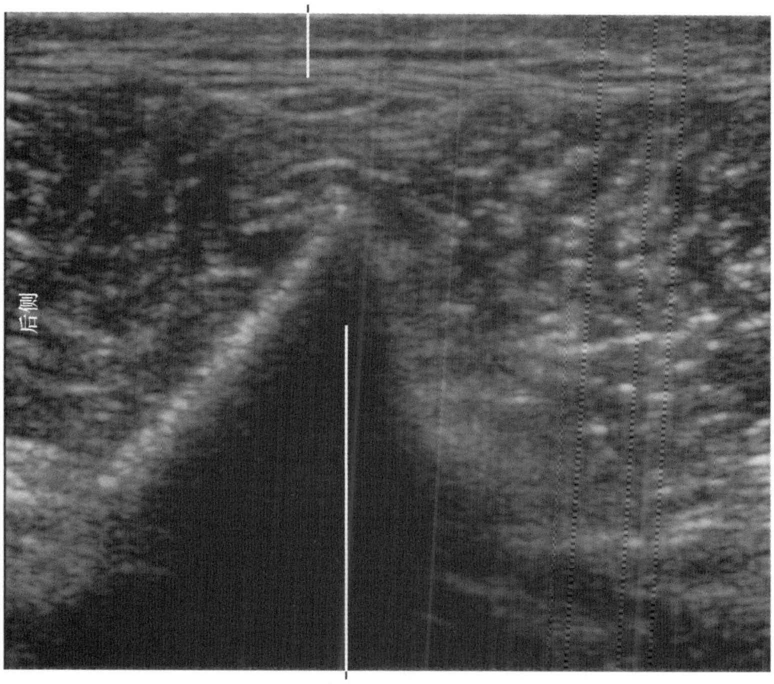

图 48-3 腓浅神经在小腿近端接近腓骨颈处从腓总神经发出。腓骨缘锐利并指向腓浅神经，因为神经在肌间隔内或邻近处发出

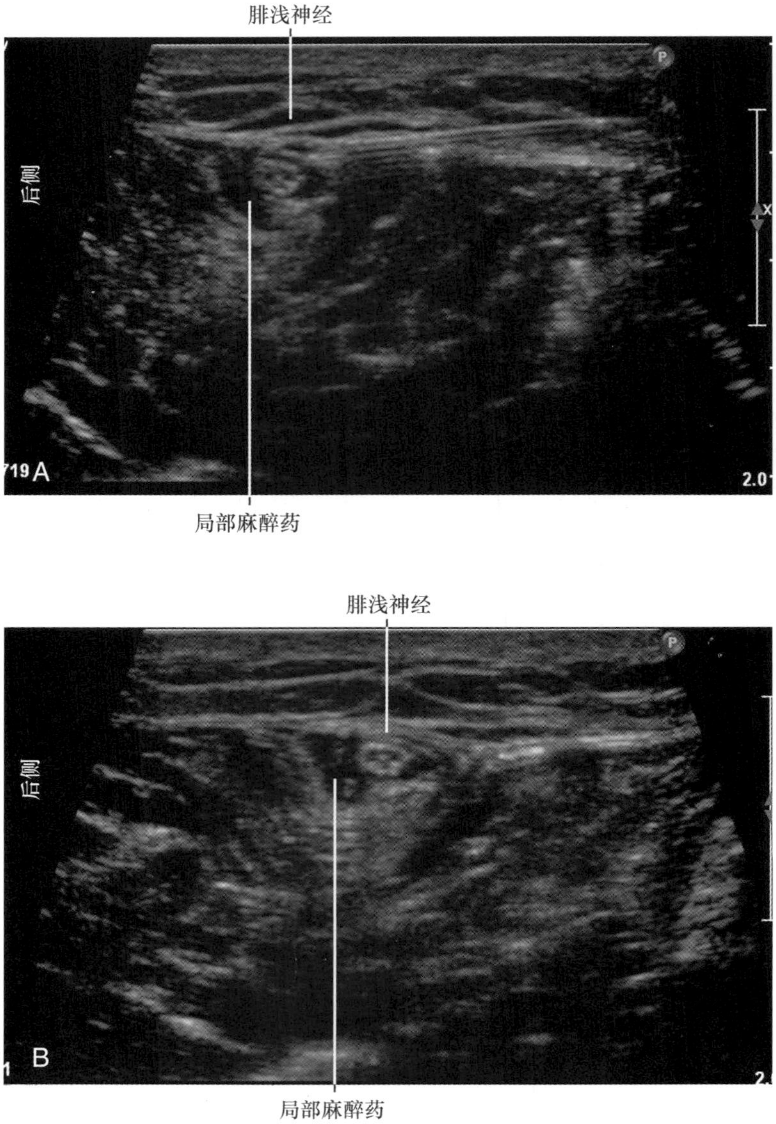

图 48-4　图像序列显示小腿远端腓浅神经阻滞。**A**. 平面内法显示针尖置入已邻近神经；**B**. 注射后局部麻醉药包绕腓浅神经

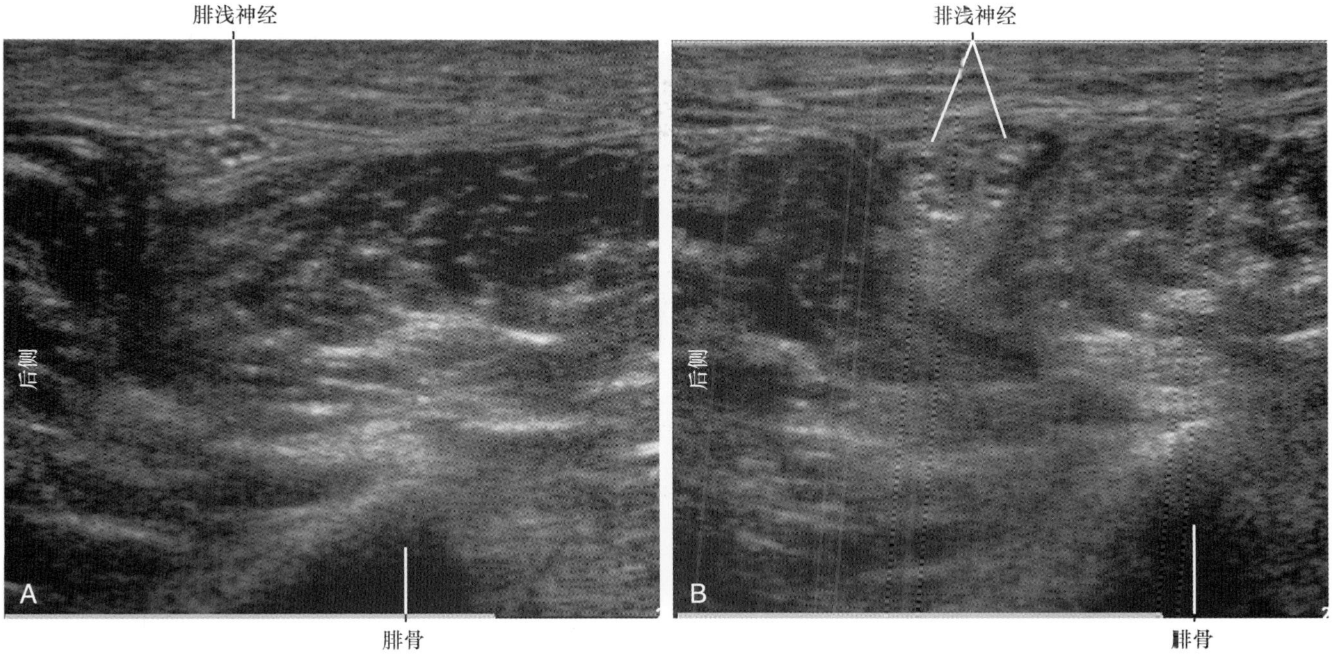

图 48-5 图像序列显示腓浅神经在小腿远端分支。图片显示腓浅神经近端（**A**）和远端（**B**）。注射后局部麻醉药沿腓浅神经分支分布

49 腓肠神经阻滞

腓肠神经由坐骨神经的腓总神经（外侧）和胫神经（内侧）的分支形成。虽然腓肠神经通常接收二者的分支，但其组成的解剖变异很常见[1]。

腓肠神经在小腿外侧皮下组织内毗邻小隐静脉。腓肠神经提供足外侧的感觉神经支配[2]。因为是感觉神经，腓肠神经有时可用于活检或移植。虽然皮下浸润是阻滞远端腓肠神经的一种有效方法，但对于足部感染或水肿的患者可能需要更近端的阻滞。

建议技术

由于腓肠神经体积小，可能很难显示。通过应用小腿止血带帮助识别小隐静脉，可以在外踝近端行腓肠神经阻滞。在这一位置，腓肠神经毗邻小腿皮下组织内的静脉。采用平面内法注射，使局部麻醉药包绕腓肠神经。

腓肠神经来源于胫神经的分支可以在腓肠肌内外侧头之间显示。胫神经这一分支在肌肉之间发出并穿过阔筋膜，朝向小隐静脉走行，腓总神经分支位于小腿外侧面皮下组织内。腓肠神经可以在患者仰卧位小腿抬起时，从小腿外侧面平面内法阻滞。尽管俯卧位是腓肠神经成像的首选方法，但前一方法对于很多患者更实用。

关键点

腓肠神经阻滞	要点
解剖	腓肠神经在腓肠肌内外侧头之间发出 腓肠神经在小腿外侧皮下组织内毗邻小隐静脉 腓肠神经直径约 2.5 mm
体位	仰卧位，腿抬高
操作者	站在患者旁
显示	经过操作台
探头	高频线阵，23 ～ 38 mm 的接触面
初始深度设定	20 mm
穿刺针	25 G，38 mm 长

关键点

腓肠神经阻滞	要点
解剖位置	使用小腿止血带帮助识别小隐静脉 从小腿外侧外踝近端开始扫查
方法	在外踝近端进行阻滞 短轴显示腓肠神经，平面内法从前到后
超声评估	注射药液应沿腓肠神经和小隐静脉分布
解剖变异	腓肠神经可能在近端分支

临床要点

- 腓肠神经在腓肠肌内外侧头之间发出进入小腿皮下组织。
- 在这一位置，腓肠神经位于小隐静脉外侧。当腓肠神经由单独的分支构成时，它们通常位于小隐静脉的一侧[1]。
- 腓肠神经和小隐静脉从外踝的后面通过。由于腓肠神经位于小腿下部皮下组织内，其不会被误认为附近的肌腱。

参考文献

1. Zhu J, Li D, Shao J, et al. An ultrasound study of anatomic variants of the sural nerve. *Muscle Nerve* 2011;**43**(4):560–2. doi: 10.1002/mus.21918. Epub 2011, Feb 8.
2. Solomon LB, Ferris L, Tedman R, et al. Surgical anatomy of the sural and superficial fibular nerves with an emphasis on the approach to the lateral malleolus. *J Anat* 2001;**199**:717–23.

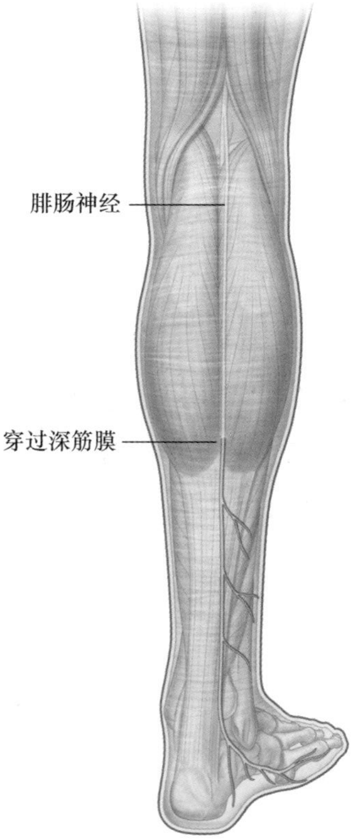

图 49-1　腓肠神经走行（From Drake RL，Vogl W，Mitchell AWM. Gray's anatomy for students. Philadelphia：Churchill Livingstone；2004.）（见彩图）

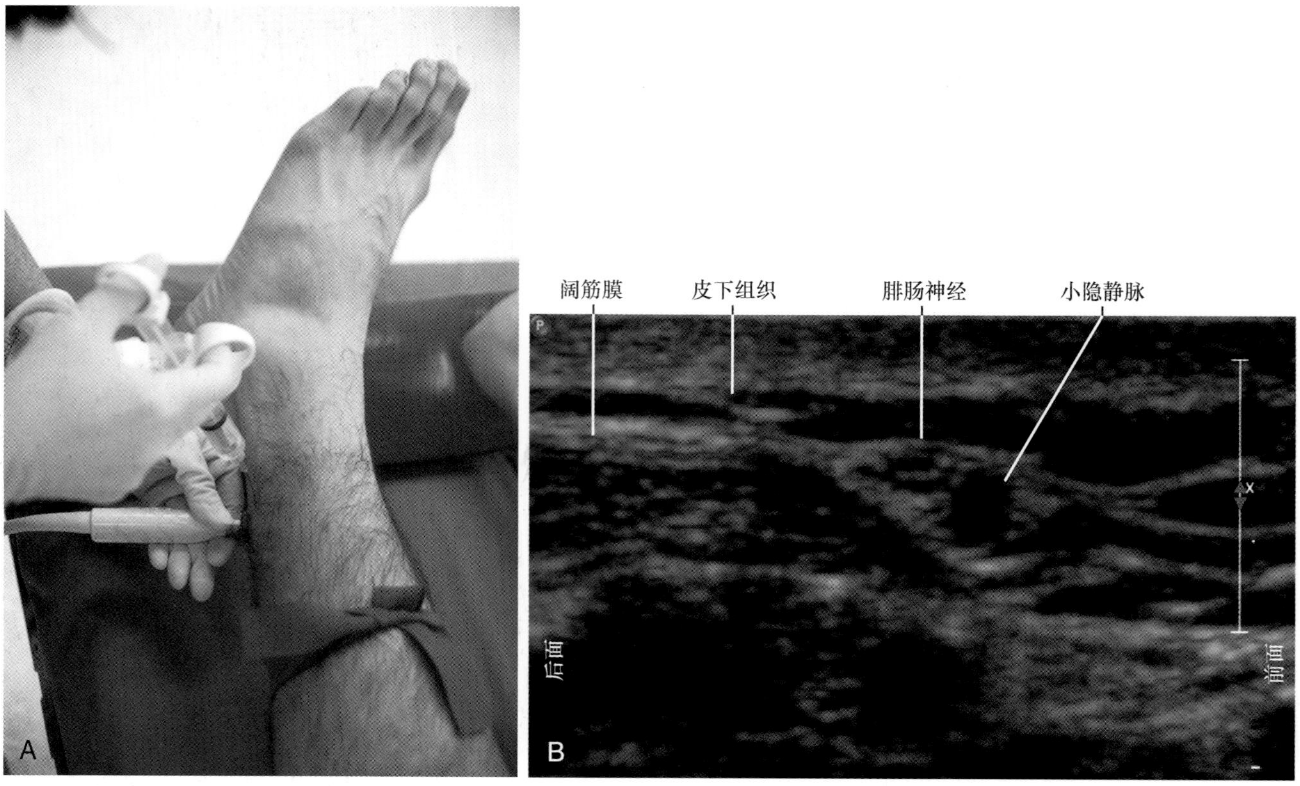

图 49-2　体表照片显示小腿远端腓肠神经阻滞方法（**A**）。使用小腿止血带提高外踝后方小隐静脉的显示。对应的超声图像见图片（**B**）。腓肠神经在小腿后外侧皮下组织内毗邻小隐静脉。神经和静脉短轴成像

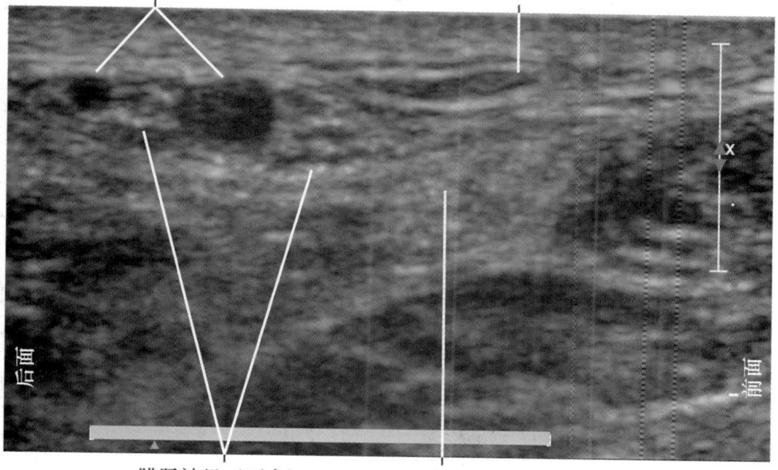

图 49-3 小腿远端腓肠神经的短轴图像。在一些患者，腓肠神经和毗邻的小隐静脉分支（叉）

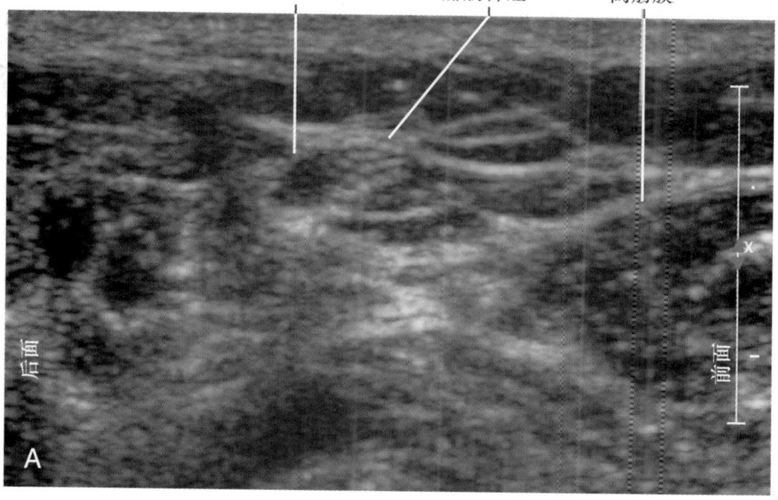

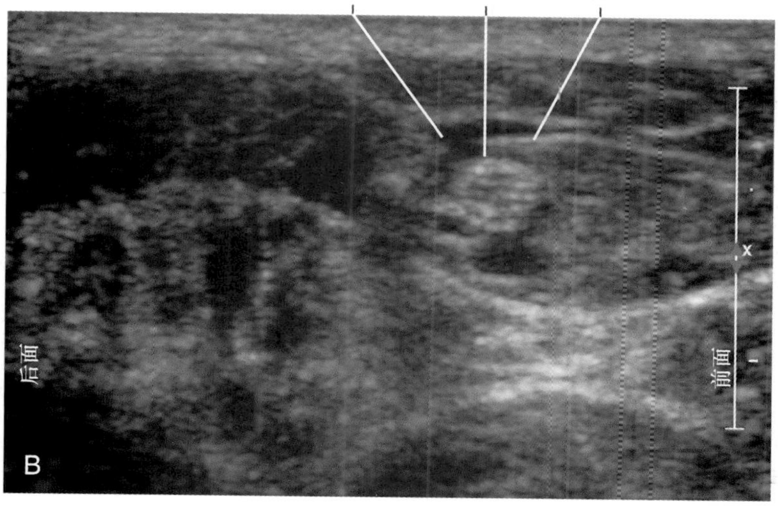

图 49-4 图像序列显示小腿远端腓肠神经阻滞。注射前，通过毗邻小隐静脉识别腓肠神经（**A**）。平面内法显示针尖置于小腿皮下组织内，邻近腓肠神经（**B**）。局部麻醉药包绕腓肠神经并压迫小隐静脉

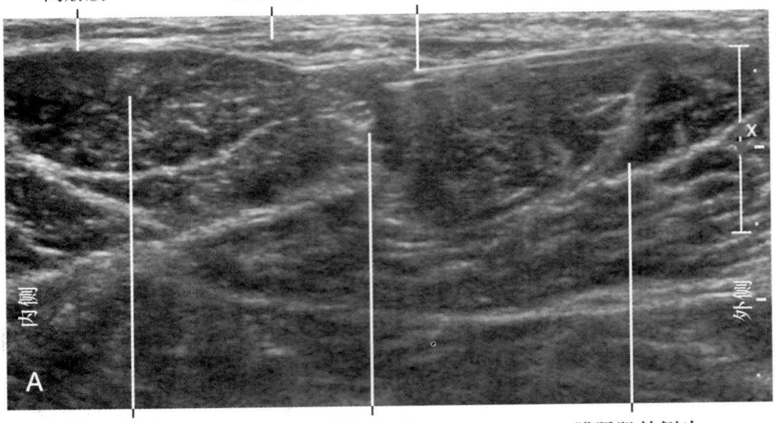

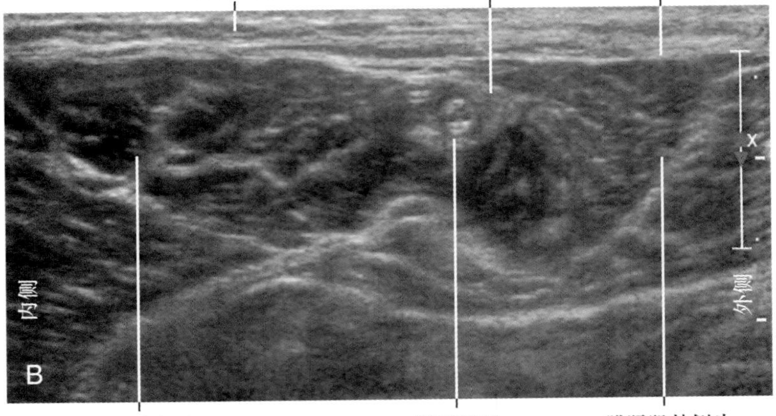

图 49-5　近端腓肠神经阻滞。腓肠神经也可在小腿后面阻滞，此时腓肠神经从腓肠肌内外侧头之间发出，进入小腿皮下组织（**A** 和 **B**）

50 胫神经阻滞

胫神经是坐骨神经最大的分支，也是踝关节阻滞的最大神经。它提供感觉神经支配足跟和足底。胫神经在踝关节附近分为跟骨内侧神经、足底内侧神经和足底外侧神经[1]。在一些个体中胫神经发出的跟骨内侧分支可以在踝关节上方显示。

在内踝处从前到后的解剖结构顺序如下：Tom、Dick、AVN、Harry［胫骨后肌腱（tibialis posterior tendon）、趾长屈肌腱（flexor digitorum longus tendon）、胫后动静脉（posterior tibial artery and veins）、胫神经（tibial nerve）、拇长屈肌腱（flexor hallucis longus tendon）］。因此，胫神经位于胫后动脉的足跟侧。胫后动脉常有两个伴行静脉。这一神经血管束由一支动脉和两支静脉组成，使用探头轻压时可以呈米老鼠耳朵样的表现（类似于肘部附近肱动脉和静脉的外观）。

水肿或感染使常规的踝关节阻滞无效或成为禁忌[2]。然而，胫神经成像在一些周围血管疾病的手术患者可能很困难，因为神经识别的血管标志消失。在小腿胫神经阻滞可避免腘窝近端坐骨神经阻滞出现的足下垂。对于急诊手术患者，这可能是一个优势。

建议技术

胫神经阻滞可以在仰卧位、腿外旋时短轴成像神经血管束，使用平面内法从后侧（跟腱）或前侧（胫骨）进针。在小腿胫神经成像最佳点通常在内踝和腓肠肌比目鱼肌复合体肌腹间的中点处。将针尖置于胫后动脉与胫神经之间，以便刺入神经血管间隙。从后侧入路，跟腱邻近针刺入点。经前侧入路，大隐静脉可邻近皮肤表面的针道。

关键点

胫神经阻滞	要点
解剖	两支静脉通常伴行胫后动脉两侧 胫神经直径约 4 mm
图像方向	在小腿胫神经位于胫后动脉足跟侧
体位	外旋和抬腿 足跟朝向操作者
操作者	站在操作台对侧

关键点

胫神经阻滞	要点
显示	经过操作台，工作侧
探头	高频线阵，23 ～ 25 mm 的接触面
初始深度设定	25 mm
穿刺针	25 G，38 mm 长
解剖位置	从小腿中段内侧面开始扫查 胫神经最佳成像位置通常在腓肠肌和内踝之间的中点处
方法	短轴显示胫神经，从跟腱侧平面内法进针 将针尖置于胫神经和胫后动脉之间
超声评估	注射药液应向远端沿胫神经–跟骨内侧支分布（短轴滑动）
解剖变异	胫神经位置相对于胫后动脉有解剖变异

临床要点

- 理想的针道是位于胫后动脉与胫神经之间，注射药液分离两个结构。
- 超声引导下胫神经阻滞可用于门诊足跟手术，可避免腘窝近端坐骨神经阻滞出现的足下垂。
- 胫神经的跟骨内侧支有时可以成像，特别是小腿胫神经阻滞后。
- 长轴成像仔细评估局部麻醉药沿紧邻动脉的周围神经的分布（如胫神经）。部分平行的邻近动脉，其表现可类似于分布在神经周围的药液。
- 在小腿，胫骨后肌中央腱膜位于胫神经的深方。这两个结构可有类似的超声表现。
- 当胫神经阻滞从跟腱侧进行时，让患者腿抬高稍屈曲。

参考文献

1. Bareither DJ, Genau JM, Massaro JC. Variation in the division of the tibial nerve: application to nerve blocks. *J Foot Surg* 1990;**29**:581–3.
2. Redborg KE, Antonakakis JG, Beach ML, et al. Ultrasound improves the success rate of a tibial nerve block at the ankle. *Reg Anesth Pain Med* 2009;**34**(3):256–60.

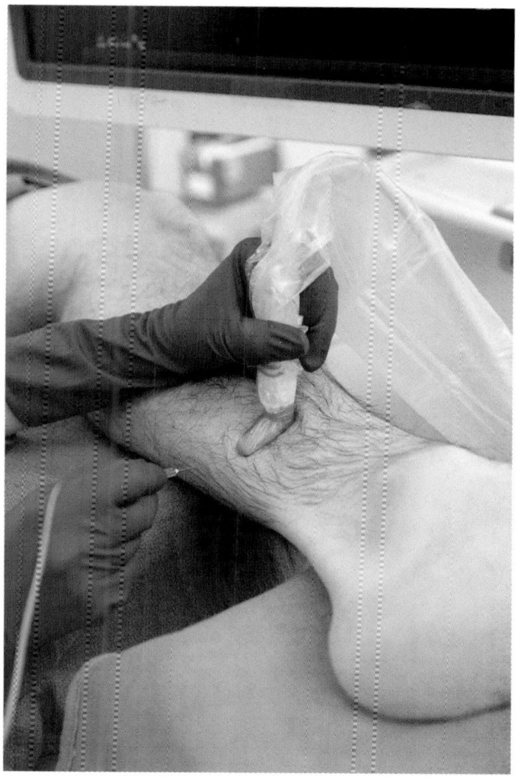

图 50-1　体表照片显示小腿远端从后向前平面内法胫神经阻滞。这一位置位于胫神经分为足底内侧神经、足底外侧神经和跟骨内侧支处的近端

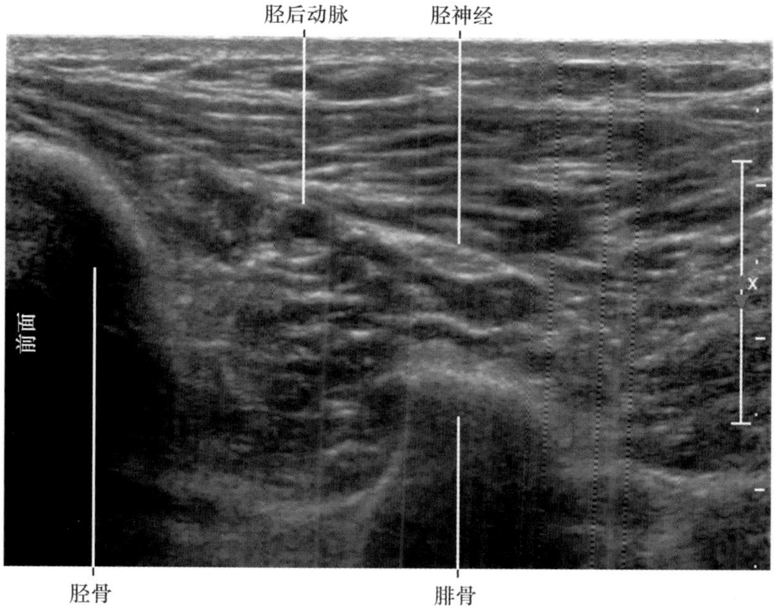

图 50-2　小腿远端胫神经的短轴图像。使用宽、深图像，胫骨和腓骨在神经深方都可成像

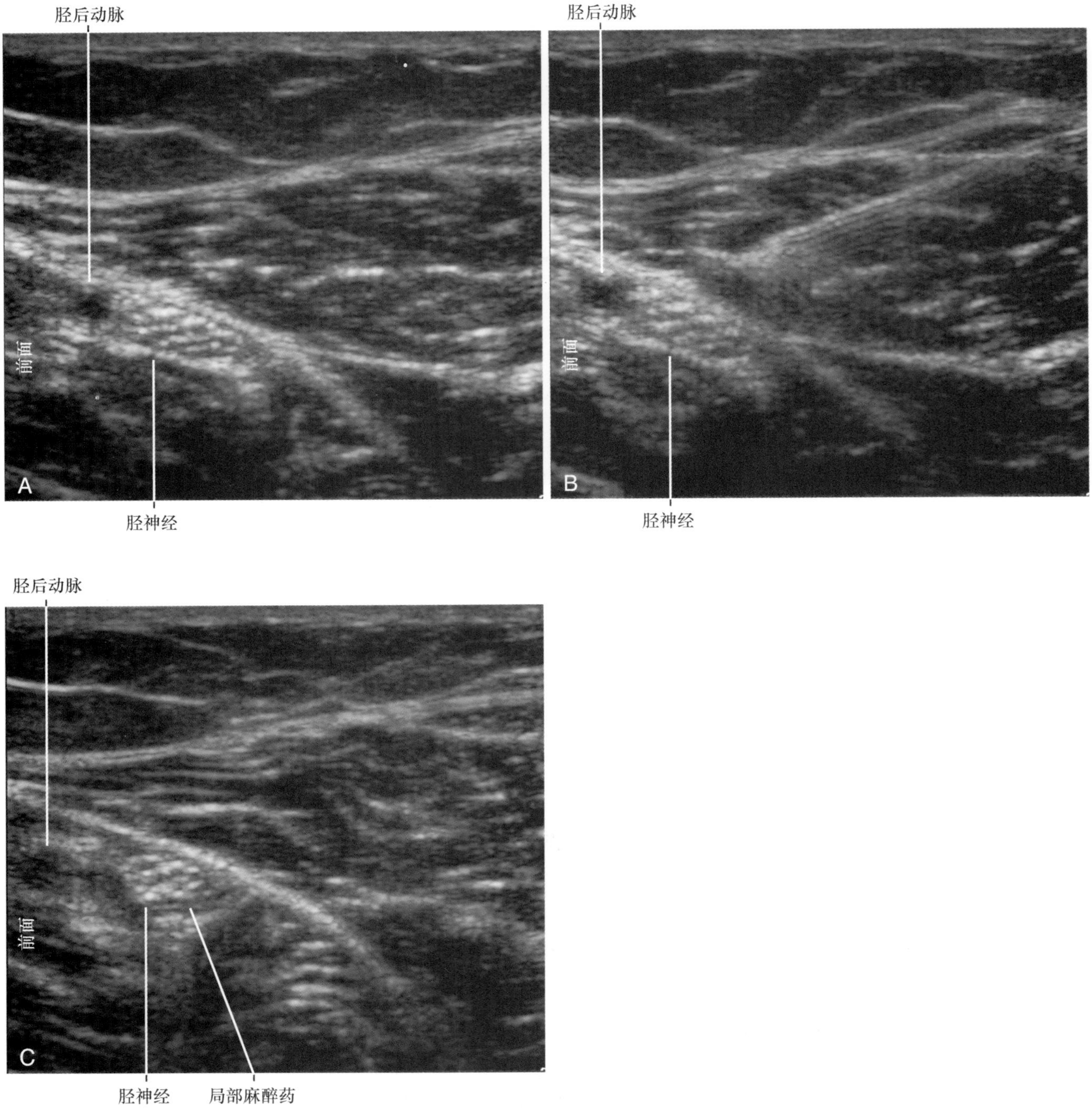

图 50-3　小腿远端胫神经阻滞显示从后到前的平面内法。图像序列显示注射前（**A**）、注射时（**B**）和注射后（**C**）。局部麻醉药包绕胫神经并使之与胫后动脉分离

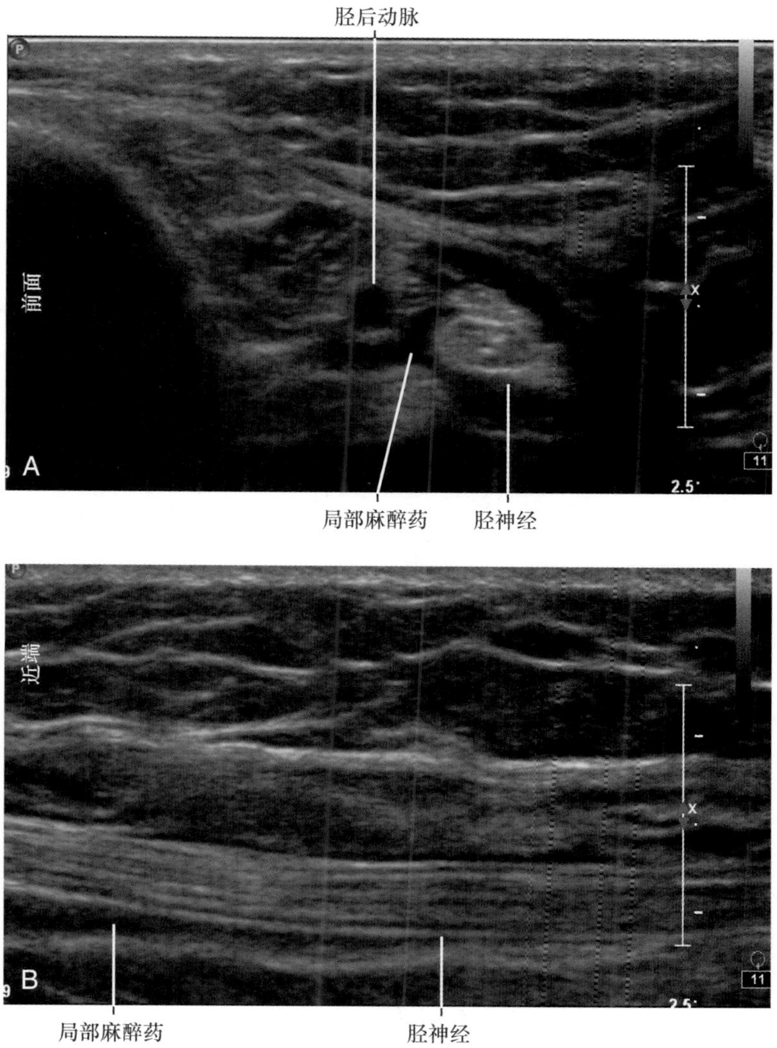

图 50-4 注射后，局部麻醉药包绕胫神经（**A**）并沿神经分布（**B**）

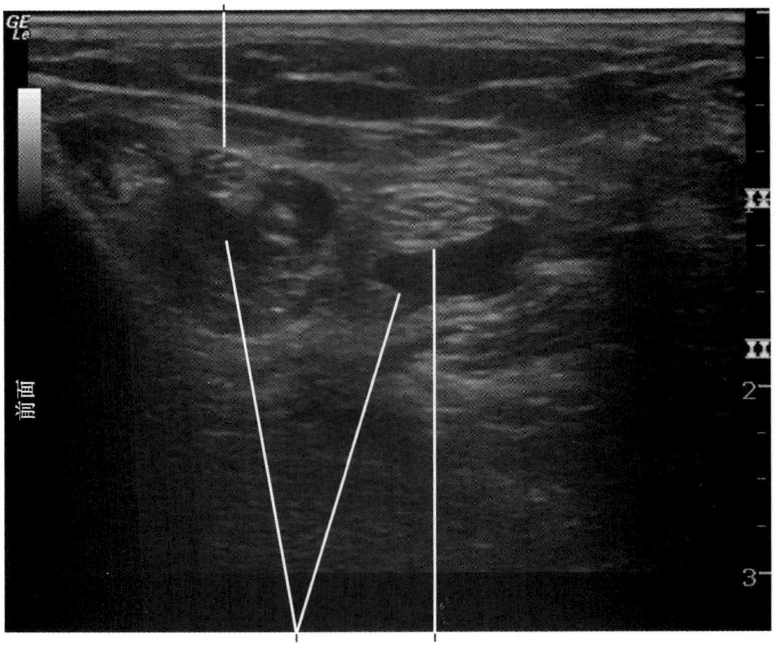

图 50-5　趾长屈肌腱和胫神经有相似的超声表现。趾长屈肌腱较胫神经细并紧邻胫骨。这一超声图像获取于使用体表标志（而不是超声引导下）引导踝关节阻滞后，可见局部麻醉药包绕胫神经和趾长屈肌腱

第五部分

躯干阻滞

51 肋间神经阻滞

12 对肋间神经位于或接近相应的肋骨肋下沟。这些神经支配皮肤和胸壁骨骼肌。肋间动脉和静脉伴随肋间神经并位于其上方。肋间神经很难通过超声显像，因为它们很细小，经常被相应的肋骨下缘遮挡[1]。在解剖标本中，近端肋间神经位于经典的肋下位置者约有 17%，在肋间中央区者约 73%，在下一肋上方者约 10%。肋间神经在腋中线处离开肋骨。多普勒超声已被用来定位肋间动脉进行肋间神经阻滞[2]。肋间动脉直径约 3 ～ 4 mm，在距离身体前正中线 4 cm 处声窗扫查可以显示[3]。胸 4 及更低水平的肋间动脉可以进行多普勒测量。超声引导下肋间神经阻滞用于治疗急性和慢性疼痛[4]。肋间神经阻滞可用于乳腺手术，阻滞范围最好在胸 3、胸 4 和胸 5。另一个常见的应用是胸部外伤和胸腔置管[5]。

肋下神经是脊神经胸 12 的前支。这一神经支配下腹壁，不与第 12 肋密切相关。肋下神经直径约 3 mm，越过髂嵴走行。

建议技术

肋间神经扫查可在坐位、侧位或俯卧位进行，手臂前伸外牵肩胛骨。当进行第 5 肋以上的肋间神经扫查成像时，这种体位特别重要，因为第 5 肋以上区域的肋间神经覆盖肩胛骨和棘突旁肌肉。当在坐位进行肋间神经阻滞时，无论阻滞哪侧，右手操作者站立并转向患者的右侧观察图像显示。

探头放置在肋骨后角的稍内侧，在这一位置，神经表浅，在分支前相对集中。此处也为阻滞针沿肋骨下缘平面内法刺入提供了空间。因为肋骨向尾侧成角，所以探头具有一个轻微倾斜的方向，探头和阻滞针指向均略微偏离中线。肋间神经阻滞时，手持针柄能够更好地控制进针。

超声检查有时可以显示三层肋间肌（外层、内层和最内层）覆盖胸膜线[6]。神经血管束位于肋间内肌和肋间最内肌之间。因为肋骨后方声影，肋间隙在矢状面超声扫查时呈现飞翔的蝙蝠征象[7]。

肋间神经阻滞时针尖置于肋骨的尾侧附近，这样在肋骨的声影之间可以识别针尖。如果针尖放置在正确的层次内，局部麻醉药将分布在肋骨深方。要做到这一点，穿刺针尖应达到肌肉的边缘并在针回撤时注射（类似腹直肌鞘阻滞）。本操作中必须确保针尖可见。

肋间神经阻滞期望局部麻醉药快速起效和高血浆峰值水平。因此，必须关注药物剂量。超声引导下的一个潜在优势是减少了气胸的风险。发展成气胸的风险取决于针刺穿充气肺组织的范围。慢性阻塞性肺疾病和肺气肿患者的肺特别脆弱。介入手术后显示肺滑动和胸膜彗星尾征可以排除气胸。该检查最好在肺的非下垂部位进行（仰卧位的前胸壁）。

超声引导下肋间神经阻滞的另一个潜在优势是避免动脉穿刺，这一并发症可导致血胸。这一点特别值得注意，因为神经血管束并不总是精确地沿肋骨下缘走行。肋骨下缘和神经血管束的关系存在变异，尤其是在低位肋水平和远离椎旁区域。

临床要点

- 肋间阻滞最方便的患者体位是俯卧位，但侧位或坐位也可以。
- 肋间阻滞最好在接近肋骨后角处进行。在这个位置，神经表浅，在分支前相对集中。
- 短轴和长轴平面内法肋间注射均可引起椎旁区域相似的药液分布[8]。
- 肋间神经阻滞期望局部麻醉药快速起效和高血浆峰值水平。因此，必须关注药物剂量。
- 即使针刺破胸膜，气胸的可能性也只有约 50%。发展成气胸的风险取决于针刺穿充气肺组织的范围。慢性阻塞性肺疾病和肺气肿患者的肺特别脆弱。
- 肋骨下缘与血管神经束并不都是走行一致。血管神经束沿肋骨走行有时会出现偏差。
- 超声引导下肋间神经阻滞的一个潜在优势是避免动脉穿刺。这一并发症可导致血胸。

参考文献

1. Eichenberger U, Greher M, Curatolo M. Ultrasound in interventional pain management. *Tech Reg Anesth Pain Manag* 2004;**8**:171–8.
2. Vaghadia H, Jenkins LC. Use of a Doppler ultrasound stethoscope for intercostal nerve block. *Can J Anaesth* 1988;**35**:86–9.
3. Koyanagi T, Kawaharada N, Kurimoto Y, et al. Examination of intercostal arteries with transthoracic Doppler sonography. *Echocardiography* 2010;**27**(1):17–20. Epub 2009, Aug 31.
4. Byas-Smith MG, Gulati A. Ultrasound-guided intercostal nerve cryoablation. *Anesth Analg* 2006;**103**:1033–5.
5. Stone MB, Carnell J, Fischer JW, et al. Ultrasound-guided intercostal nerve block for traumatic pneumothorax requiring tube thoracostomy. *Am J Emerg Med* 2011;**29**(6):697.e1–2. Epub 2010, Aug 13.
6. Sakai F, Sone S, Kiyono K, et al. High-resolution ultrasound of the chest wall. *Rofo* 1990;**153**:390–4.
7. Lichtenstein DA, Mezière G, Lascols N, et al. Ultrasound diagnosis of occult pneumothorax. *Crit Care Med* 2005;**33**:1231–8.
8. Paraskeuopoulos T, Saranteas T, Kouladouros K, et al. Thoracic paravertebral spread using two different ultrasound-guided intercostal injection techniques in human cadavers. *Clin Anat* 2010;**23**(7):840–7.

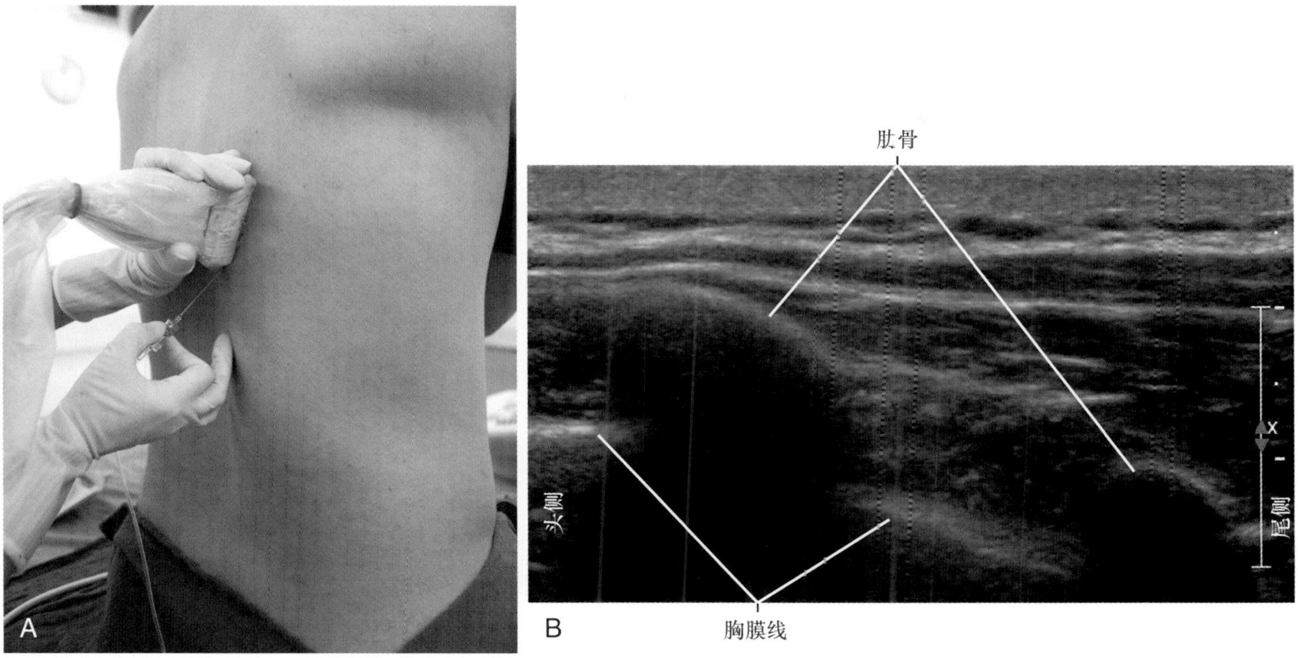

图 51-1 **A**. 体表照片显示坐位肋间神经阻滞方法；**B**. 对应的超声图像显示针置入前的肋间隙

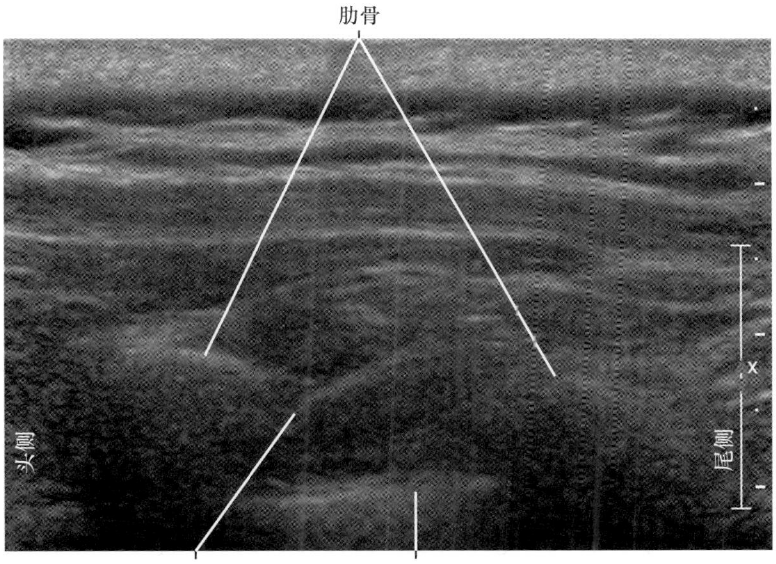

图 51-2 平面内法肋间神经阻滞。针尖在肋骨间前进，将局部麻醉药注射在上一肋骨下缘深方

52 腹直肌鞘阻滞

腹直肌是前腹壁垂直走行的肌肉。肌肉被腹正中白线、旁正中半月线和横向纤维带分隔成不同间室[1]。侧腹壁肌肉（腹外斜肌，腹内斜肌和腹横肌）接近中线时成为腱膜，腹直肌鞘由这些腱膜包绕。

在弓状线之上，腹横筋膜和腹直肌腱鞘分离腹直肌和腹腔。在弓状线的尾侧，腹直肌与腹横筋膜直接接触。在该位置，三个侧腹壁肌肉（腹外斜肌、腹内斜肌和腹横肌）的腱膜均包裹腹直肌前方[2]。

肋间神经的前部皮支从后侧和外侧进入腹直肌鞘[3]。在腹直肌鞘内有时会出现腹壁上动脉和静脉。前肋间神经在通过腹直肌走行到表面之前可以与这些血管伴行。腹直肌鞘的神经太细小，不能用超声直接显像。

腹直肌鞘阻滞可用作门诊患者联合麻醉技术的一部分[4]。通常的适应证是为脐部修复或切口疝提供疼痛缓解。其为用于腹壁中线手术的直接全身麻醉或硬膜外阻滞提供了一个很好的替代方法。

建议技术

腹直肌鞘阻滞通常在诱导全身麻醉后为提高患者舒适度和减少移动而进行。超声探头的选择对操作的成功并不重要。患者取仰卧位，使用从患者侧面进入的平面内法，腹直肌为短轴成像（横断面）。手持针提供良好的针控制。呼吸引起的腹腔潮汐运动或腹壁肌肉收缩使阻滞难度增加。

腹直肌鞘阻滞的目标是使注射的局部麻醉药层位于腹直肌的深方，这恰是前肋间神经进入腹直肌鞘的位置。腹横筋膜和腹横肌腱膜在超声扫查时呈现双层结构。因此，针尖和注射应放置在腹直肌和构成腹直肌鞘后面的双层结构之间。为了显示这一切面，应调整探头在头尾方向上的位置，远离肌腱，以显示腹横筋膜的双层结构。

因为神经从外侧进入腹直肌鞘，所以应以腹直肌外侧面为靶点。腹直肌鞘的外侧缘是更安全的潜在通路，因为它在腹壁肌肉的前面而非腹腔。针回撤经过腹直肌时注射少量局部麻醉药可以使药液分布更完全。

由于腹直肌的多间室特性，通常脐周手术需进行两次或四次注射（右侧和左侧，有时在肚脐上方和下方）。在成年患者，每侧每个间室注射约 5 ～ 10 ml 局部麻醉药。因为肌肉后壁的腱划并不完整[6]，间室之间可能有交通。如果观察到局部麻醉药在间室之间分布，不需要进一步注射。

腹壁上、下动脉通过血管网吻合。在脐部区域不可能发现大的腹壁上动脉，因为分支血管从其上方或下方走行。因为深方没有骨骼，腹直肌鞘阻滞时难以通过探头加压显示动脉搏动。多普勒超声在操作中对于识别血管是有帮助的。

在一项研究中，由传统的阻力消失技术引导的腹直肌鞘注射有21%是腹腔内注射[7]。这些腹腔内注射是在初始针放置后通过超声成像发现的。虽然在本研究中没有观察到并发症，但腹腔内注射并没有临床效果，并且可能使患者受到损伤。

关键点

腹直肌鞘阻滞	要点
解剖	腹直肌鞘的神经进入腹直肌后外侧 在脐上区域腹横肌位于腹直肌外侧面的深方 腹壁上动脉和静脉通常位于腹直肌中部深方 腱划分离邻近的腹直肌鞘间室 一般认为这些肌腱后壁不完整 邻近间室存在交通
体位	仰卧位
操作者	站在患者侧
显示	经过操作台
探头	高频线阵，38 ～ 50 mm 接触面
初始深度设定	35 ～ 50 mm
穿刺针	20 ～ 21 G，70 ～ 90 mm 长
解剖位置	从腹直肌横断面开始扫查 在腱划中间滑动探头
方法	横断显示腹直肌，从外到内平面内法 以腹直肌后外侧角为靶点 将针尖置于腹直肌和深方双层筋膜之间 如果需要，针尖可以在双层筋膜刮擦 中线麻醉需要双侧注射
超声评估	期望获得双层筋膜浅方边-边（内侧-外侧）的药液分布 腹直肌和双层筋膜之间游泳池形或笑脸形药液分布 邻近间室之间期望头尾侧分布 间室之间长轴分布表现为“八字胡”形
解剖变异	腹壁上动脉和腹直肌的位置关系可有变异

临床要点

- 延伸至腹直肌外侧角深方的腹壁肌肉存在变异。在一些病例，腹直肌深方没有肌肉将其与腹腔分开。
- 针尖应该刮擦腹直肌深方双层结构但不应刺穿它，以将针尖放置在腹直肌和双层结构之间。
- 当针移出时，可以注射几毫升局部麻醉药覆盖神经通过腹直肌的路径。
- 进行腹直肌鞘阻滞的最佳方式是一侧腹直肌沿肌外缘朝向内缘方向进针注射，另一侧则沿肌内缘朝向外缘方向进针注射。以这种方式，超声显示屏幕和操作者保持在同一位置可完成双侧注射。
- 腹直肌纤维在平行方向上走行，被横行的腱划分隔。
- 腹直肌鞘的神经太细小（直径 100 μm），很难用超声直接成像。因此，超声引导下腹直肌鞘阻滞依赖于在腹直肌与深方双层筋膜之间注射，这一点已知是神经进入腹直肌鞘的位置。
- 腹直肌在剑突和耻骨附着处略变窄。随着半月线逐渐向中线靠拢，腹直肌鞘在其头端和尾端变窄。

参考文献

1. Ali QM. Sonographic anatomy of the rectus sheath: an indication for new terminology and implications for rectus flaps. *Surg Radiol Anat* 1993;**15**:349–53.
2. Monkhouse WS, Khalique A. Variations in the composition of the human rectus sheath: a study of the anterior abdominal wall. *J Anat* 1986;**145**:61–6.
3. Rozen WM, Tran TM, Ashton MW, et al. Refining the course of the thoracolumbar nerves: a new understanding of the innervation of the anterior abdominal wall. *Clin Anat* 2008;**21**:325–33.
4. Willschke H, Bösenberg A, Marhofer P, et al. Ultrasonography-guided rectus sheath block in paediatric anaesthesia: a new approach to an old technique. *Br J Anaesth* 2006;**97**:244–9.
5. Sandeman DJ, Dilley AV. Ultrasound-guided rectus sheath block and catheter placement. *Aust N Z J Surg* 2008;**78**:621–3.
6. Connell D, Ali K, Javid M, et al. Sonography and MRI of rectus abdominis muscle strain in elite tennis players. *AJR Am J Roentgenol* 2006;**187**:1457–61.
7. Dolan J, Lucie P, Geary T, et al. The rectus sheath block: accuracy of local anesthetic placement by trainee anesthesiologists using loss of resistance or ultrasound guidance. *Reg Anesth Pain Med* 2009;**34**:247–50.

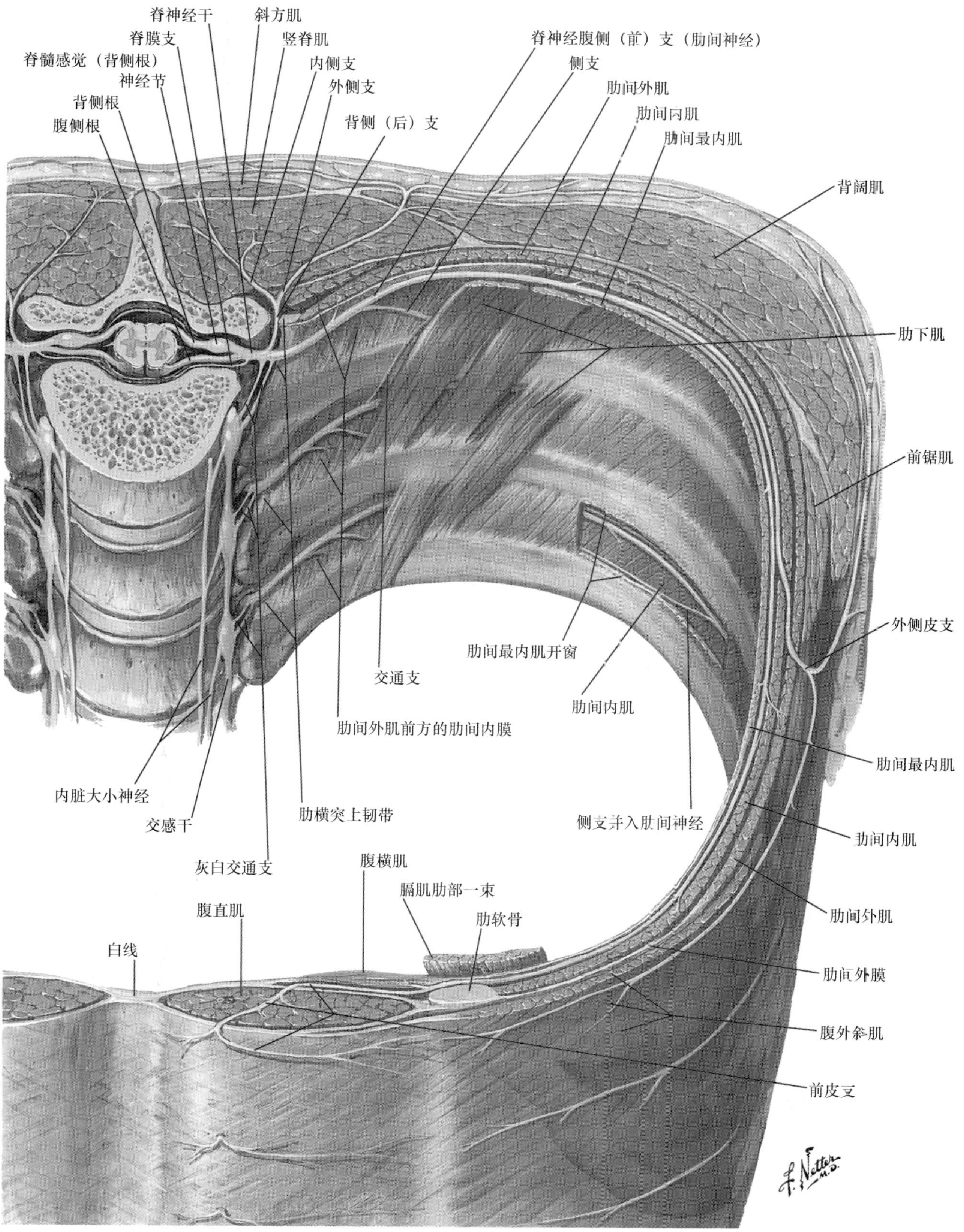

图 52-1 胸腹神经。注意肋间神经前皮支穿过腹直肌的路径（From netterimages.com，with permission）（见彩图）

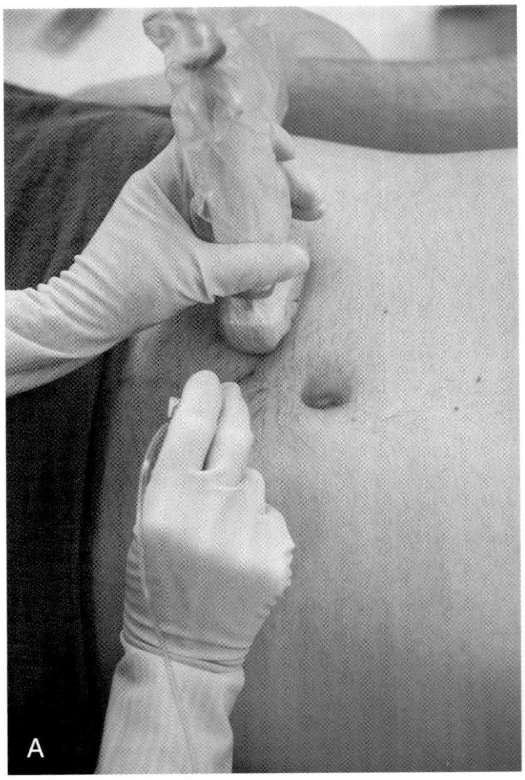

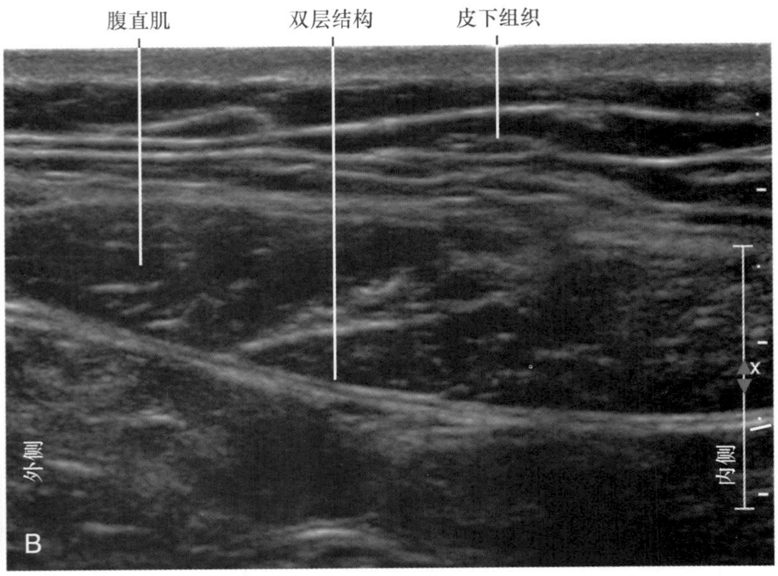

图 52-2　体表照片显示仰卧位腹直肌鞘阻滞的路径。**A**. 经过中线的平面内法；**B**. 对应的超声图像。进行腹直肌鞘阻滞的最佳方式是在中线两侧分别从一侧腹直肌的外缘和另一侧腹直肌的内缘进针，超声显示屏幕和操作者保持在同一位置

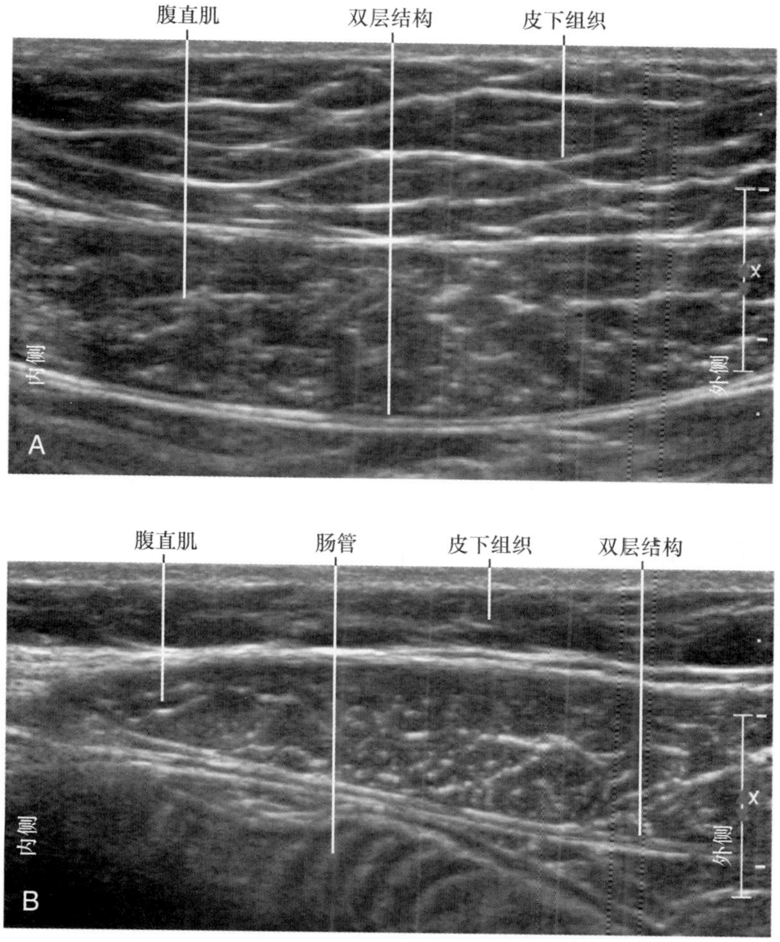

图 52-3 **A**. 横断面双层征提示出现腹横肌腱膜和腹横筋膜；**B**. 接近中线处深方可见肠管

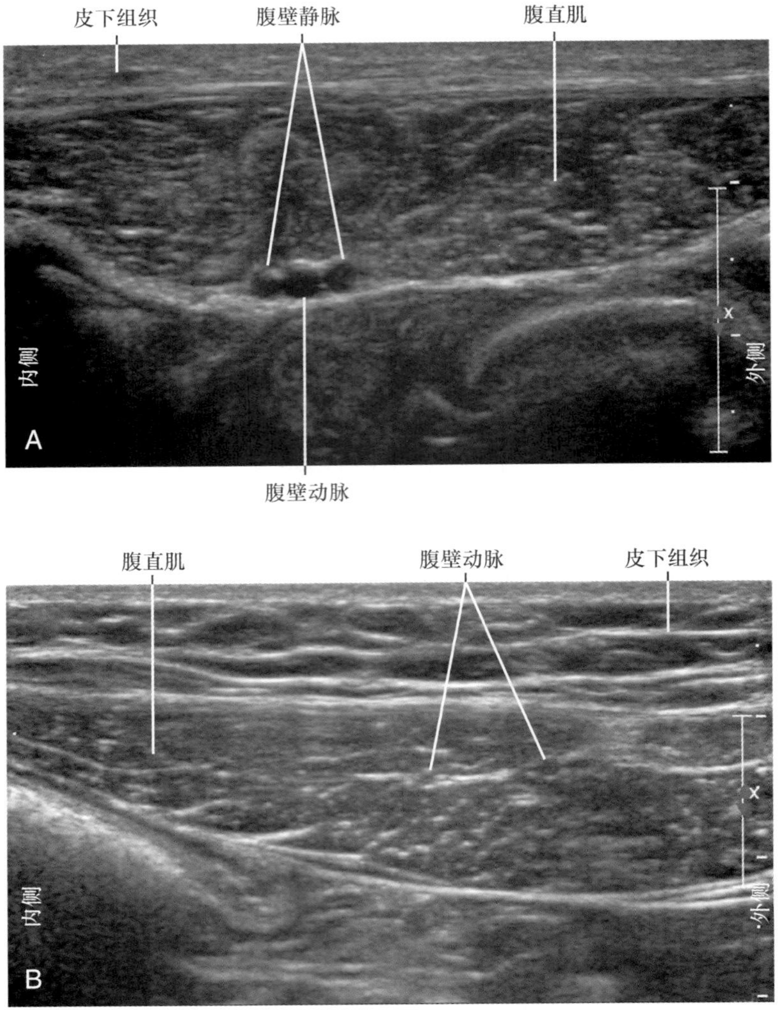

图 52-4　腹壁动脉在腹直肌鞘内的位置存在变异。在不同的患者横断面观察，动脉可以在腹直肌鞘的深方（**A**）或内部（**B**）

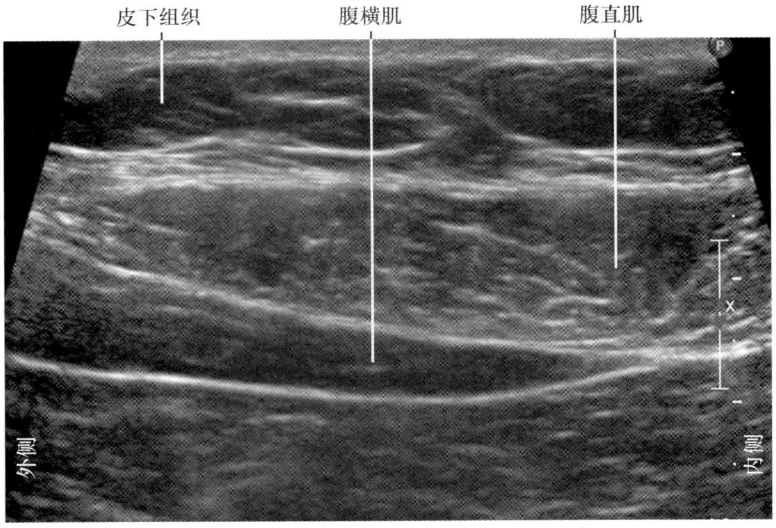

图 52-5　横断面腹横肌位于腹直肌外侧缘。延伸至腹直肌外侧角深方的腹壁肌肉存在变异。在一些病例，腹直肌深方没有肌肉将其与腹腔分开

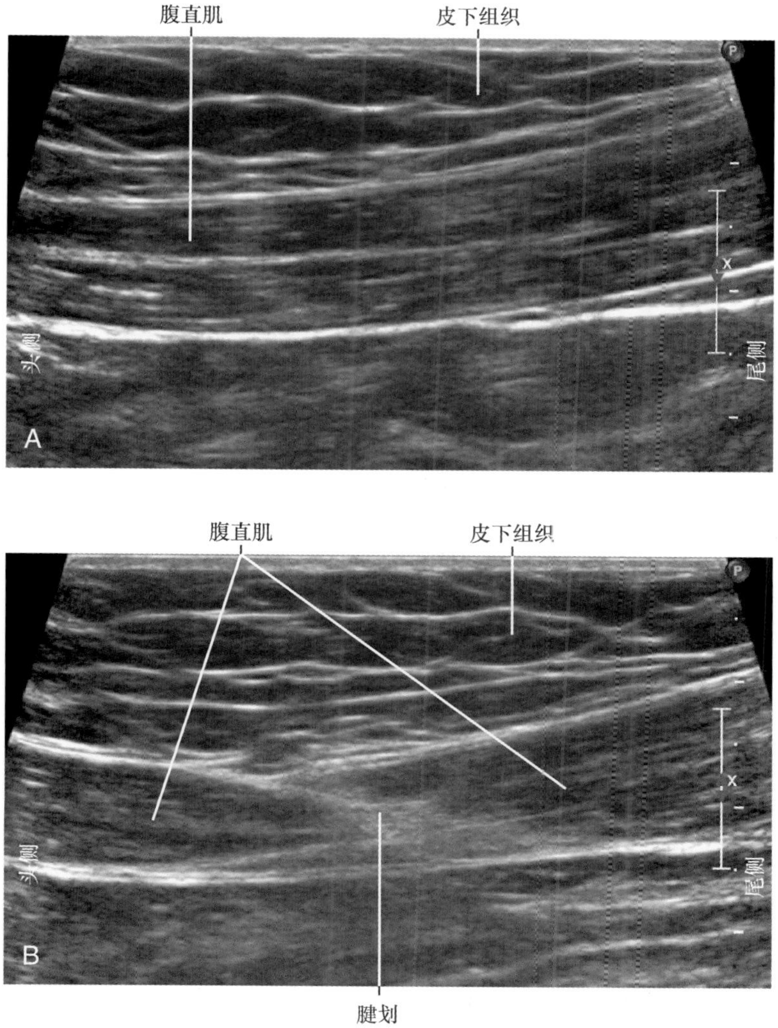

图 52-6 腹直肌长轴图像显示单个肌间室（**A**）和两个互相分隔的肌间室（**B**）。腹直肌纤维平行走行，肌肉被横行的腱划分隔，后壁一般不完整

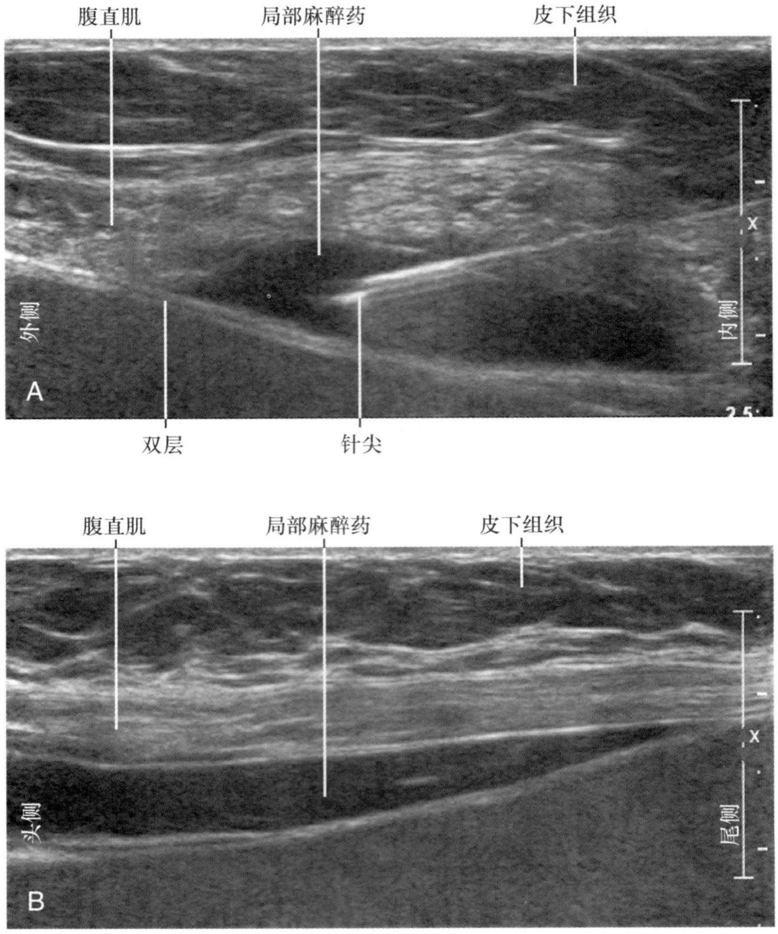

图 52-7　图像序列显示腹直肌鞘阻滞。平面内法显示针尖置于腹直肌与双层结构之间（**A**）。注射前，针尖在双层结构轻柔刮擦，使针尖置于腹直肌和双层结构之间。横断面图像可见局部麻醉药位于肌肉深方，成功的腹直肌鞘注射表现为游泳池形外观。针尖后退时可以注射几毫升局部麻醉药覆盖神经通过腹直肌的路径。图中显示对应的长轴图像（**B**）

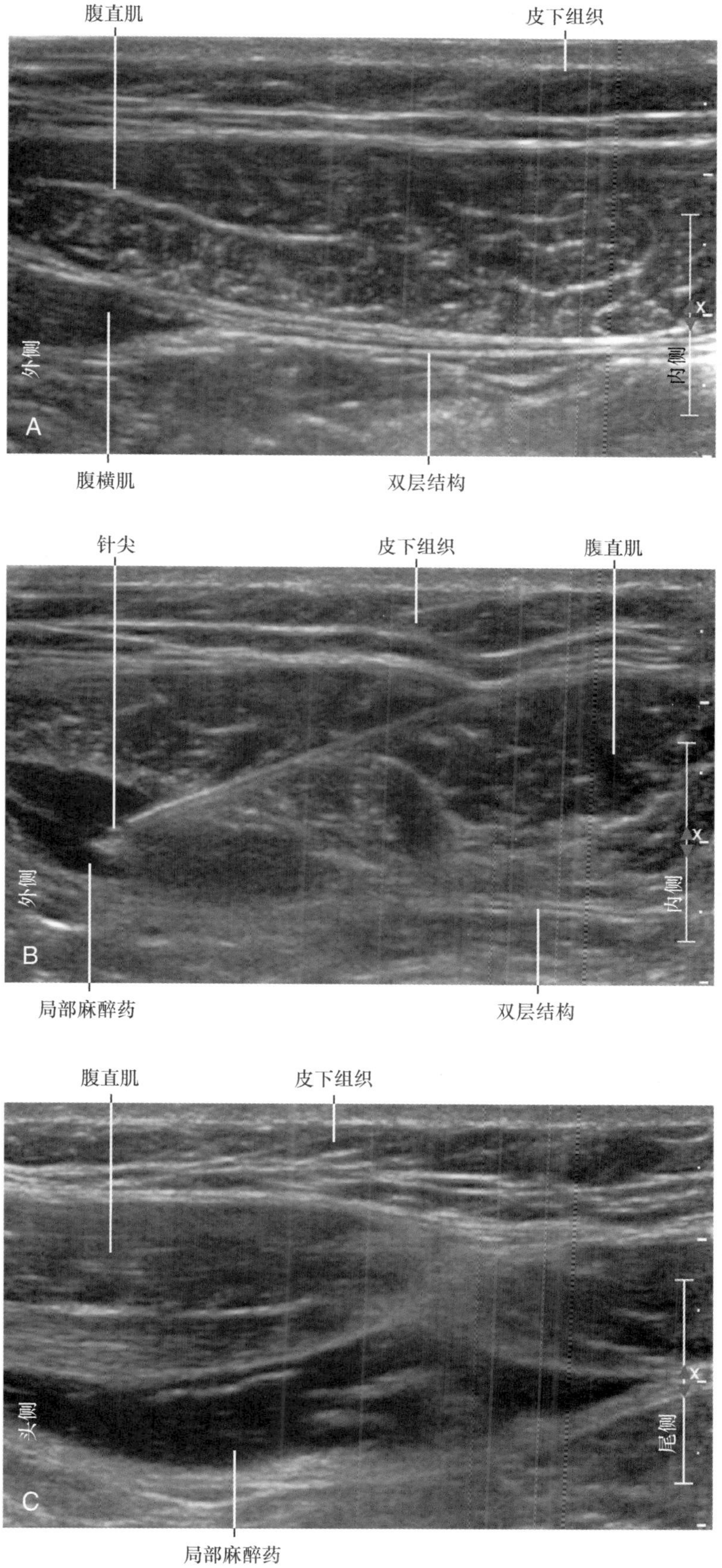

图 52-8 图像序列显示腹直肌鞘阻滞。穿刺进针前，识别双层结构（**A**）。平面内法显示针尖和局部麻醉药位于腹直肌和双层结构之间（**B**）。腹直肌鞘注射以后，长轴扫查可用于评估药液分布（**C**）。“八字胡”形外观证实局部麻醉药已经分布到腹直肌的邻近间室

53 髂腹股沟神经阻滞

下腹壁主要由肋下神经、髂腹下神经、髂腹股沟神经和生殖股神经支配。后三个神经发自腰丛。髂腹股沟神经阻滞主要应用于腹股沟疝修补术后镇痛或用于选择性诊断目的。因为腹横平面阻滞通常不能提供腰 1 分布区的镇痛，髂腹股沟神经阻滞对于腹股沟外科手术可能具有更大的益处[1]。

髂腹下神经和髂腹股沟神经在穿入腹横肌之前跨过腰方肌前面。当后外侧扫查成像时，腰方肌位于肋缘和骨盆边缘之间的腹壁肌肉深方（而不是腹腔）。在内侧，腹横筋膜分隔腹横肌与腹膜腔。

髂腹股沟神经在腹壁肌肉之间走行。神经最长走行路径位于腹内斜肌和腹横肌之间。髂腹下神经与髂腹股沟神经平行走行，位于头侧（上方）和内侧。在三块腹壁肌肉（腹外斜肌、腹内斜肌和腹横肌）中，腹内斜肌通常最厚[2]。

旋髂深动脉（内侧）是髂外动脉的返支。旋髂深动脉沿腹壁上行时穿过腹横肌。旋髂深动脉的分支经常伴行髂腹股沟神经。

建议技术

在骨盆缘头侧扫查，神经和肌肉的显示最好[3]。在髂腹股沟神经阻滞的经典位置（髂前上棘内 2 cm、上方 2 cm）处，腹外斜肌通常是腱膜，因此在神经浅方很难识别这一层次。第一步是获取腹壁三层肌肉的图像（腹外斜肌、腹内斜肌和腹横肌），以识别腹内斜肌和腹横肌之间的髂腹股沟神经。或者，可以从髂外动脉追踪旋髂深动脉，直至与髂腹股沟神经相遇。

一种方法是跨越中线（跨过操作台）进行阻滞。采用平面内法，阻滞针从内侧到外侧进针，以远离腹腔。针尖应位于腹内斜肌和腹横肌之间。局部麻醉药应在这两层肌肉之间分布，以阻滞多个神经。因为平面内法进针角度偏小，阻滞针倾向于滑过筋膜，而不是刺穿筋膜。

关键点

髂腹股沟神经阻滞	要点
解剖	髂腹股沟神经和髂腹下神经位于腹内斜肌和腹横肌之间邻近髂嵴底部 髂腹股沟神经位于髂嵴内侧 6 mm 髂腹下神经位于髂腹股沟神经内侧 10 mm 髂嵴呈反向 U 形 髂肌在髂嵴处位于腹横肌深方 旋髂深动脉是髂外动脉的返支 髂腹股沟神经通常伴行旋髂深动脉 髂腹股沟神经的走行平行于骨盆内缘 髂腹股沟神经和髂腹下神经大小约 3 mm×1.5 mm
图像方向	髂腹股沟神经和髂腹下神经位于髂嵴内侧
体位	仰卧位
操作者	站在患者旁（或对侧）
显示	经过操作台
探头	高频线阵，38 ～ 50 mm 的接触面
初始深度设定	25 ～ 30 mm
穿刺针	20 ～ 21 G，70 mm 长
解剖位置	将探头放在髂嵴上开始扫查 探头向尾侧显示髂嵴 旋转探头，获取髂腹股沟神经和髂腹下神经的短轴切面 或者，从髂前下嵴下方开始扫查，髂腹股沟神经短轴成像 在腹横肌向上走行的起点处识别髂腹股沟神经 滑动探头尽可能向近端追踪髂腹股沟神经
方法	髂腹股沟神经和髂腹下神经短轴切面，从内向外平面内法 将针尖置于髂腹股沟神经和髂腹下神经之间，邻近髂嵴底部
超声评估	注射药液应位于腹内斜肌和腹横肌之间
解剖变异	髂腹股沟神经可能不位于腹内斜肌和腹横肌之间（10%） 髂腹股沟神经和髂腹下神经可融合在一起（12%）

临床要点

- 髂腹股沟阻滞有助于下腹部切口（例如剖腹产和腹部子宫切除术）和腹股沟疝修补术后镇痛。
- 髂腹股沟神经和旋髂深动脉平行走行于骨盆边缘的内侧[4]。
- 穿刺针应瞄准神经血管束的边缘，该处髂腹股沟神经邻近旋髂深动脉。能量多普勒有助于识别这个小动脉。与动脉相比，适当调整多普勒增益神经将不会有颜色编码显示。注射可以在动脉位于腹内斜肌和腹横肌之间进行或者越近越好。
- 腹横肌较薄，因此可能发生针尖刺入腹腔内的情况。
- 髂腹股沟神经和髂腹下神经的大小约为 3 mm×1.5 mm。两个神经通常间隔约 10 mm。髂腹股沟神经距髂骨约 6 mm。这个区域的常见解剖变异是髂腹股沟神经和髂腹下神经融合形成共干，正常人群发生率约为 12%。
- 这些神经的最佳成像位置在髂前上棘头侧 5 cm 略向后。在这个位置，两个神经均位于腹内斜肌和腹横肌之间。
- 探头应稍微旋转以垂直于神经走行成像，尽量加压接近骨骼使髂嵴在成像区域内。如果针尖足够向外，腹横肌深方应该是髂骨或腰方肌，而不是腹膜。
- 因为髂腹股沟神经的皮肤支配区域可变，所以没有精确的临床测试评估阻滞效果。

参考文献

1. Fredrickson MJ, Paine C, Hamill J. Improved analgesia with the ilioinguinal block compared to the transversus abdominis plane block after pediatric inguinal surgery: a prospective randomized trial. *Paediatr Anaesth* 2010;**20**:1022–7.
2. Rankin G, Stokes M, Newham DJ. Abdominal muscle size and symmetry in normal subjects. *Muscle Nerve* 2006;**34**:320–6.
3. Eichenberger U, Greher M, Kirchmair L, et al. Ultrasound-guided blocks of the ilioinguinal and iliohypogastric nerve: accuracy of a selective new technique confirmed by anatomical dissection. *Br J Anaesth* 2006;**97**:238–43.
4. Schlenz I, Burggasser G, Kuzbari R, et al. External oblique abdominal muscle: a new look on its blood supply and innervation. *Anat Rec* 1999;**255**:388–95.

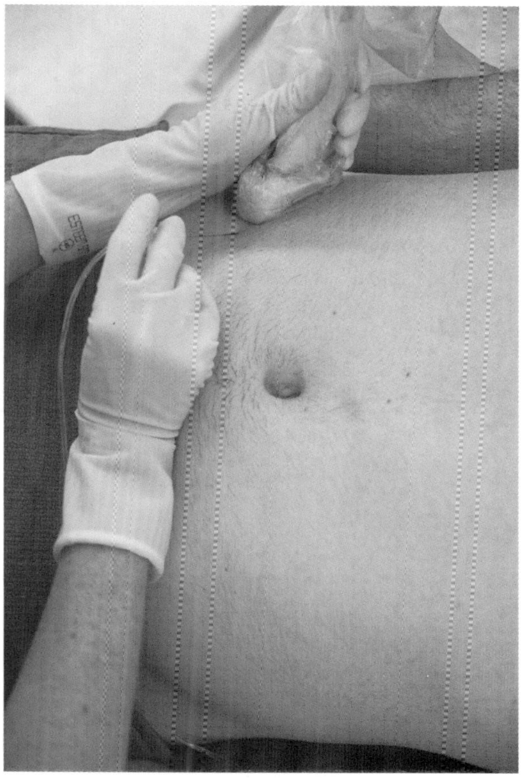

图 53-1　在髂嵴上方平面内法行髂腹股沟神经阻滞

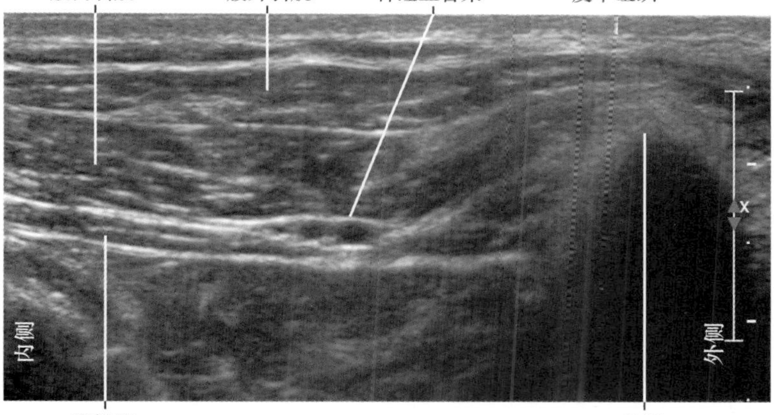

图 53-2　超声显示腹内斜肌与腹横肌之间邻近髂骨的神经血管束

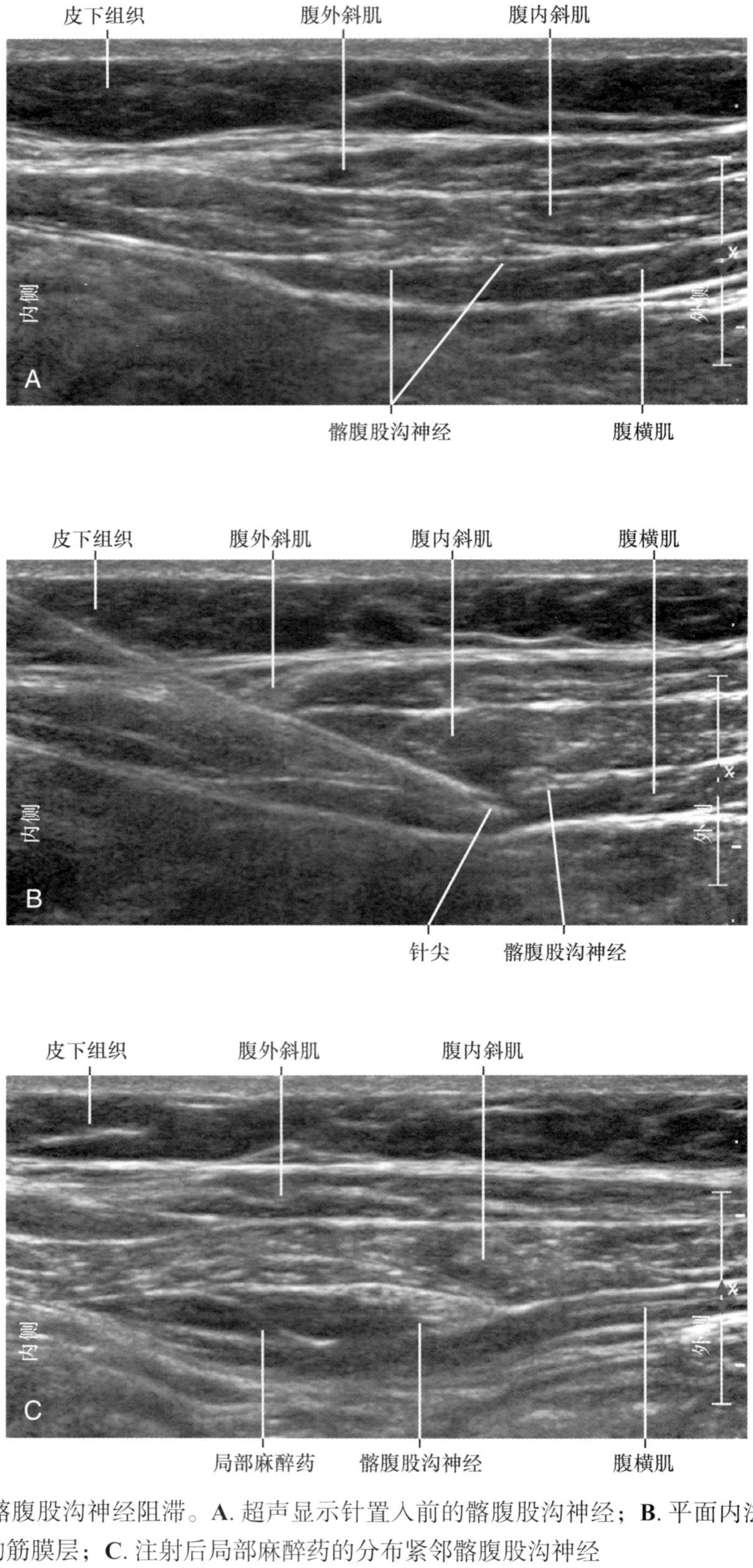

图 53-3　图像序列显示髂腹股沟神经阻滞。**A**. 超声显示针置入前的髂腹股沟神经；**B**. 平面内法显示针尖置于腹内斜肌和腹横肌之间邻近神经的筋膜层；**C**. 注射后局部麻醉药的分布紧邻髂腹股沟神经

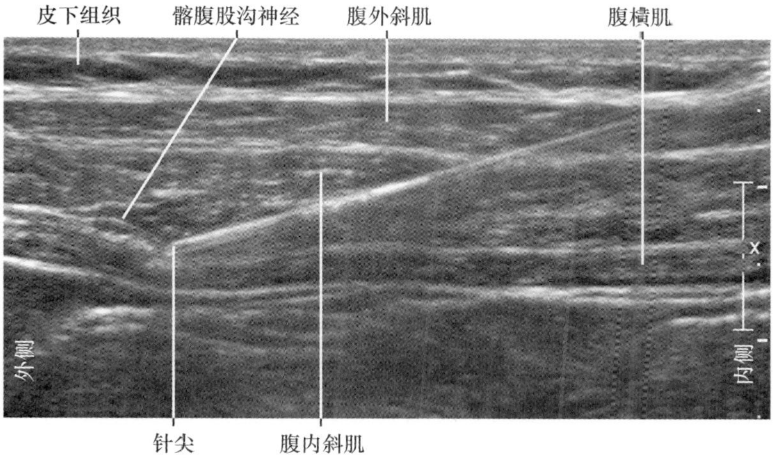

图 53-4 髂腹股沟神经阻滞时，识别软组织的特性很重要。平面内法进针时，针尖在穿透肌肉层前充分压缩软组织

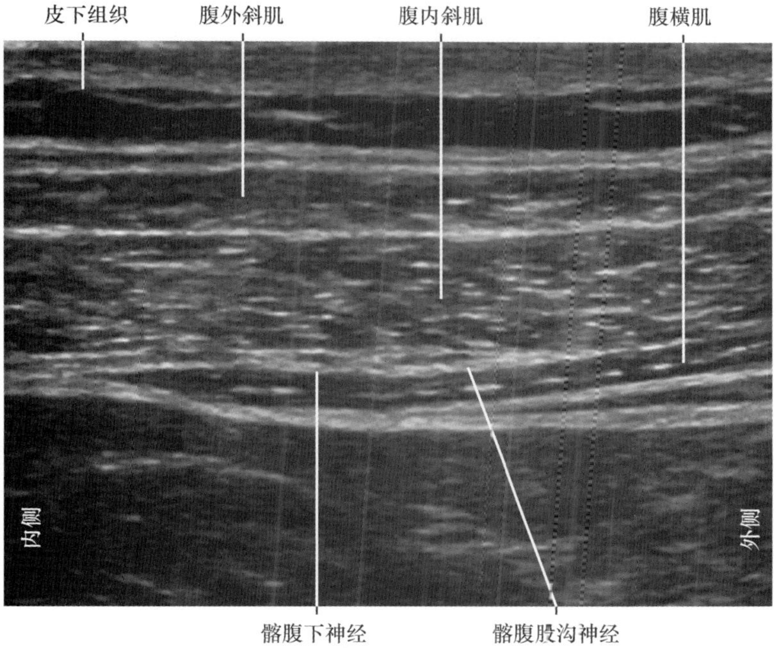

图 53-5 在一些患者，在腹内斜肌和腹横肌之间的髂腹股沟神经和髂腹下神经都可识别。神经通常相距 1 cm，但存在大量变异

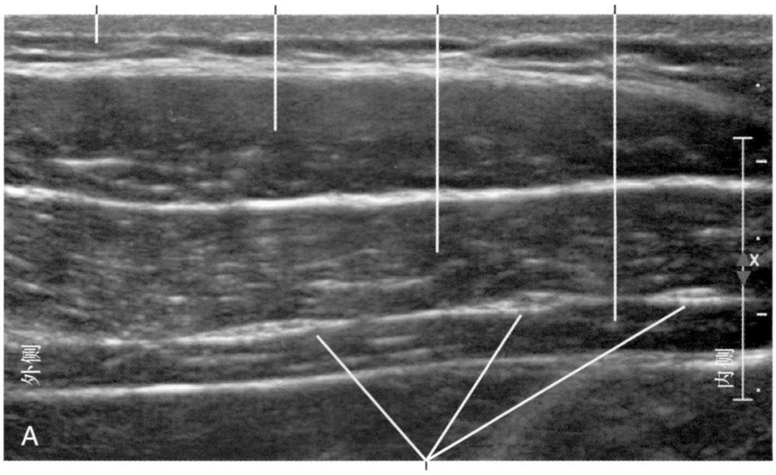

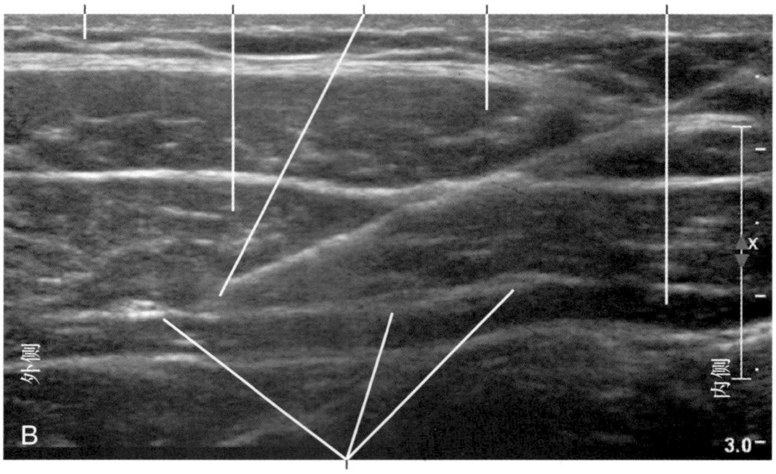

图 53-6　**A**. 在一些罕见情况，腹内斜肌和腹横肌之间可以识别三个神经（在此统称为髂腹股沟神经）；**B**. 区域阻滞时对应的超声图像。针尖置于已识别神经之间的筋膜层

54 腹横平面阻滞

腹横平面（transversus abdominis plane，TAP）阻滞可以为涉及下腹部切口的手术提供疼痛缓解。例如剖宫产术或子宫切除术的横向切口，以及使用较低位中线切口的手术。虽然腹壁的躯体神经已被麻醉，但术后内脏疼痛仍然是一个问题。因此，这些阻滞并不总能提供明确的疼痛缓解，往往还需要多模态镇痛。腹横平面阻滞减少了术后患者自控镇痛（patient-controlled anesthesia，PCA）吗啡的需求，但似乎不减少阿片样物质相关的副作用[1]。腹横平面阻滞的另一个应用是前髂嵴骨移植物术后的疼痛缓解。腹横平面阻滞也可以用作慢性腹痛的诊断，区分来自内脏或躯体的潜在病因。腹横平面阻滞存在多种技术，但大多数使用后路或略微修改的后路方法。

超声定位

用超声引导下进行腹横平面阻滞的第一步是识别前外侧腹壁肌肉（表 54-1）。腹外斜肌通常是前外侧腹壁回声最高的肌肉。腹外斜肌和腹内斜肌通常比腹横肌更向后延伸。腹膜后脂肪（超声扫描表现为低回声）位于腹横肌的后面深方。腹横肌下面的层次是（按顺序）腹横筋膜，腹膜外脂肪和腹膜。腰方肌为低回声，因此很难在超声扫查时显示（就像腹膜后脂肪）。

腹壁的神经在进入腹横平面时显示最佳。在这个位置，它们相对较大而且表浅，周围的肌肉可提供声像图对比。胸 11 和胸 12（肋下）神经通常有肋间动脉伴行，因此通常能够在腹横平面走行区域内被识别。髂腹下神经和髂腹股沟神经越过腰方肌前面[2]，但在这个解剖位置很难显示。

建议技术

腹横平面阻滞可以在仰卧位或侧卧位进行。双侧腹横平面阻滞通常在仰卧位进行，操作者和超声仪器在同一位置（对侧阻滞时跨中线以及同侧阻滞）。外侧入路是超出腹横肌后缘进针的最佳方式。在这个位置，腰方肌直接位于腹横肌后角的深方，腹腔内容物远离针道轨迹。侧卧位对于操作者而言更加直观，软组织在重力作用下回缩，远离探头。这种软组织回缩使阻滞在肥胖患者更为容易。小的毛巾卷可以垫在身下顶起髋部和胸部，以方便仰卧位后方入路腹横平面阻滞。

在腹横肌后角附近进行腹横平面阻滞。在脐水平操作时，探头应放置在肋缘和髂嵴之间的腋中线。在肋缘和骨盆边缘之间调整探头的位置，以识别神经进入腹横平面。这些神经通常显示为神经血管束（从胸 11 或胸 12 发出的肋间神经血管束）。一旦确立了正确的注射平面，即可在腹横平面内缓慢注射并轻轻推进阻滞针，扩大注射平面。

将穿刺针尖穿过腹横平面并进入腰方肌。回撤针时缓慢注射，使局部麻醉药在肌肉表面分布。当穿刺针移出时，可以在腹横平面和腹外斜肌、腹内斜肌之间的平面内追加注射。

鉴于腹横平面阻滞的成功取决于局部麻醉药在腹壁神经的广泛分布，大多数操作者注射大量（每侧20 ml）稀释的长效局部麻醉药。对这一解剖位置，如预期所料，腹横平面阻滞的药代动力学介于肋间阻滞和髂腹股沟阻滞之间。

腹横平面的神经被筋膜固定于腹横肌的表面[3]。因此，有人考虑麻醉药渗透的最佳平面在筋膜层和腹横肌之间[3]。单独腹横肌内注射通常可引起下腹壁神经的成功阻滞[4]。腹横平面内的神经不是仅限于腹内斜肌和腹横肌之间的平面，而是在平面内有较长（虽然有限）的走行。

腹壁以节段方式接收肋间神经的运动分支。有时，较瘦的患者单侧腹横平面阻滞后可以看到“侧面凸起征”，提示运动阻滞引起的肌肉松弛（相对于动脉穿刺引起肿胀）。

表 54-1　前外侧腹壁和相关结构的超声解剖

结构	超声检查	参考文献
皮下组织	一层或两层	
腹外斜肌	通常为高回声	
腹内斜肌	最厚的肌肉	Rankin 等
腹横肌	最薄的肌肉 低回声	Rankin 等 Hebbard 等
腹膜外脂肪	纤维脂肪回声	Gore 等
腰方肌	低回声	Callen 等
腹膜	强回声 彗星尾伪像 肠滑动	Hanbidge 等 Thickman 等

Rankin G，Stokes M，Newham DJ. Abdominal muscle size and symmetry in normal subjects. *Muscle Nerve* 2006；34：320-6；Hebbard PD，Barrington MJ，Vasey C. Ultrasound-guided continuous oblique subcostal transversus abdominis plane blockade：description of anatomy and clinical technique. *Reg Anesth Pain Med* 2010；35（5）：436-41；Gore RM，Callen PW，Filly RA. Displaced retroperitoneal fat：sonographic guide to right upper quadrant mass localization. *Radiology* 1982；142（3）：701-5；Callen PW，Filly RA，Marks WM. The quadratus lumborum muscle：a possible source of confusion in sonographic evaluation of the retroperitoneum. *J Clin Ultrasound* 1979；7（5）：349-52；Hanbidge AE，Lynch D，Wilson SR. US of the peritoneum. *Radiographics* 2003；23：663-84；Thickman DI，Ziskin MC，Goldenberg NJ，et al. Clinical manifestations of the comet tail artifact. *J Ultrasound Med* 1983；2：225-30.

关键点

腹横平面阻滞	要点
解剖	腹壁神经在腹内斜肌和腹横肌之间走行范围较长 肋下神经通常能够在腹横平面识别
体位	仰卧位或侧卧位
操作者	站在患者侧
显示	经过操作台
探头	高-中频线阵，38 ～ 50 mm 的接触面
初始深度设定	35 ～ 40 mm
穿刺针	21 G，70 ～ 90 mm 长
解剖位置	将探头放于肋缘和髂嵴之间的腋中线开始扫查 识别腹外斜肌、腹内斜肌和腹横肌层次
方法	将针尖置于腹横肌内 穿过腹横肌后角 针回撤时缓慢注射
超声评估	注射药液应位于腹横肌与腹内斜肌之间
解剖变异	神经出入腹横平面的解剖变异很常见

临床要点

- 腹横平面内局部麻醉药的分布特征为椭圆形且边界清晰[5]。理想的注射是药液在成像区域内从一侧分布到另一侧。
- 腹横平面阻滞在腋中线背侧进行。需要关注的是，前置的注射药液不能在整个腹横平面充分分布[6]。

参考文献

1. Petersen PL, Mathiesen O, Torup H, et al. The transversus abdominis plane block: a valuable option for postoperative analgesia? A topical review. *Acta Anaesthesiol Scand* 2010:**54**(5):529–35. Epub 2010, Feb 17.
2. Tubbs RS, Salter EG, Wellons JC 3rd, et al. Anatomical landmarks for the lumbar plexus on the posterior abdominal wall. *J Neurosurg Spine* 2005;**2**(3):335–8.
3. Rozen WM, Tran TM, Ashton MW, et al. Refining the course of the thoracolumbar nerves: a new understanding of the innervation of the anterior abdominal wall. *Clin Anat* 2008;**21**(4):325–33. Review.
4. Weintraud M, Marhofer P, Bösenberg A, et al. Ilioinguinal/iliohypogastric blocks in children: where do we administer the local anesthetic without direct visualization? *Anesth Analg* 2008;**106**(1):89–93. Table of contents.
5. Lee TH, Barrington MJ, Tran TM, et al. Comparison of extent of sensory block following posterior and subcostal approaches to ultrasound-guided transversus abdominis plane block. *Anaesth Intensive Care* 2010;

38(3):452–60.
6. Carney J, Finnerty O, Rauf J, et al. Ipsilateral transversus abdominis plane block provides effective analgesia after appendectomy in children: a randomized controlled trial. *Anesth Analg* 2010;**111**(4):998–1003. Epub 2010 Aug 27.

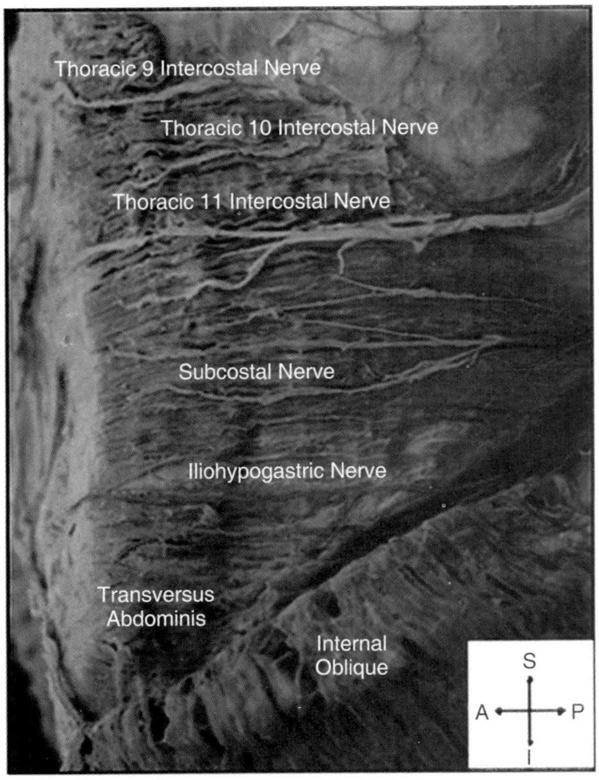

图 54-1　Anatomic dissection of the anterolateral abdominal wall showing the long running course of nerves within the transversus abdominis plane between internal oblique muscle（reflected away）and the underlying transversus abdominis muscle.（出版者注：由于授权限制，本图题保留英文）（From Jankovic ZB，du Feu FM，McConnell P. An anatomical study of the transversus abdominis plane block：location of the lumbar triangle of Petit and adjacent nerves. Anesth Analg 2009；109［3］：981-5.）（见彩图）

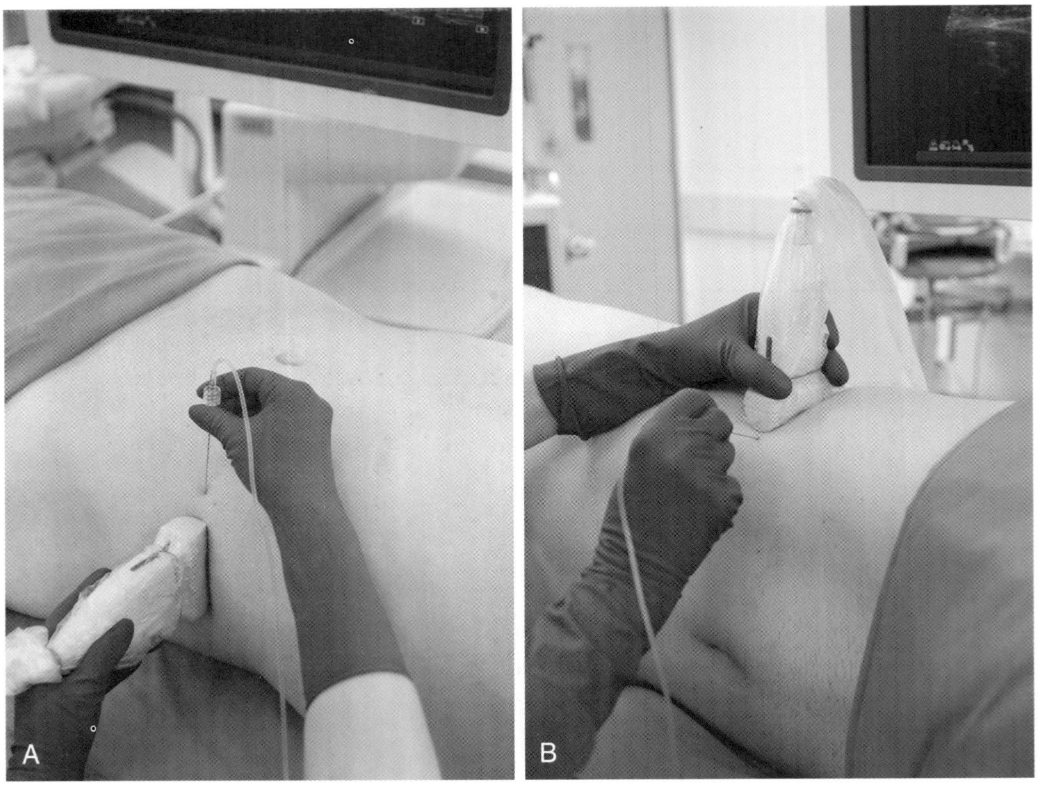

图 54-2　对于经典的后腹横平面阻滞，探头置于肋缘和骨盆缘之间的腋中线附近，以行横断面成像。图中显示仰卧位（**A**）和侧卧位（**B**）方法

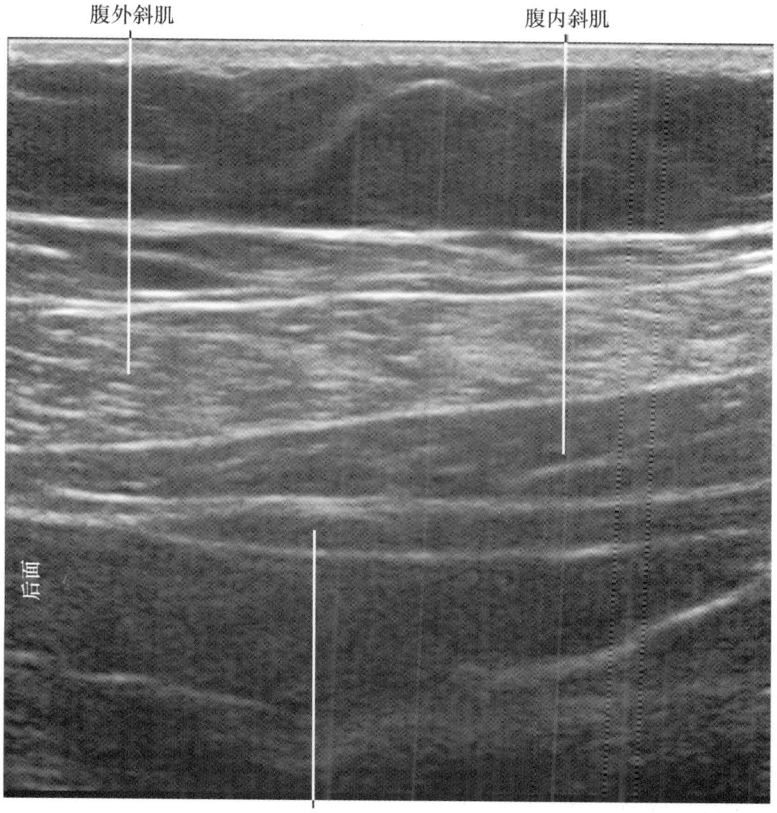

图 54-3 前外腹壁横断面成像，清晰显示各层肌肉的边界。本图显示两层皮下组织。深方的肌肉是腹外斜肌、腹内斜肌和腹横肌。腹横平面位于腹内斜肌和腹横肌之间。腹横平面注射应在腹横肌后缘进行，使药物在神经进入腹横平面处分布

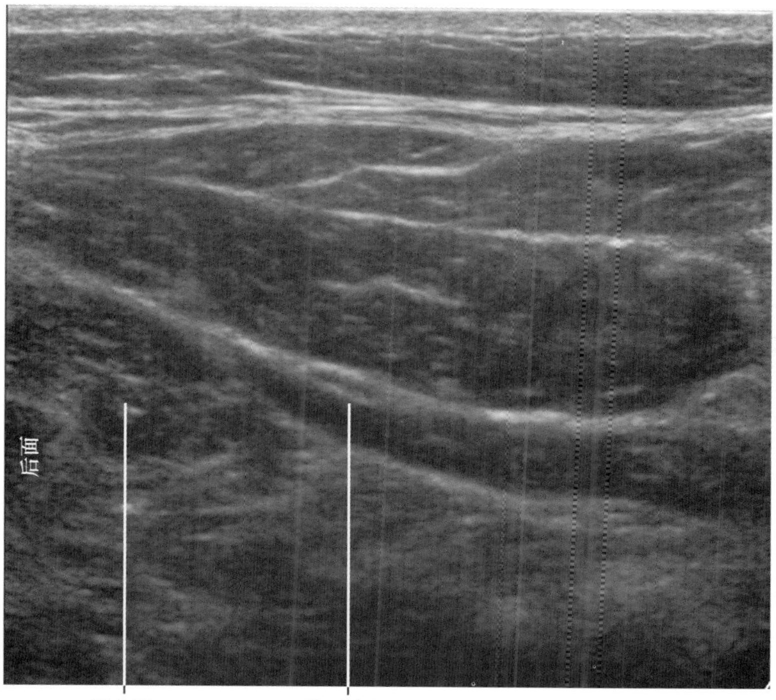

图 54-4 超声图像显示神经进入腹横平面。这可能是第 12 肋间神经（肋下神经）。因为神经倾斜走行，当探头沿肋缘向头侧移动横断面扫查时，可见肋间神经位置偏后。腹壁神经越过邻近的腰方肌表面，进入腹横平面

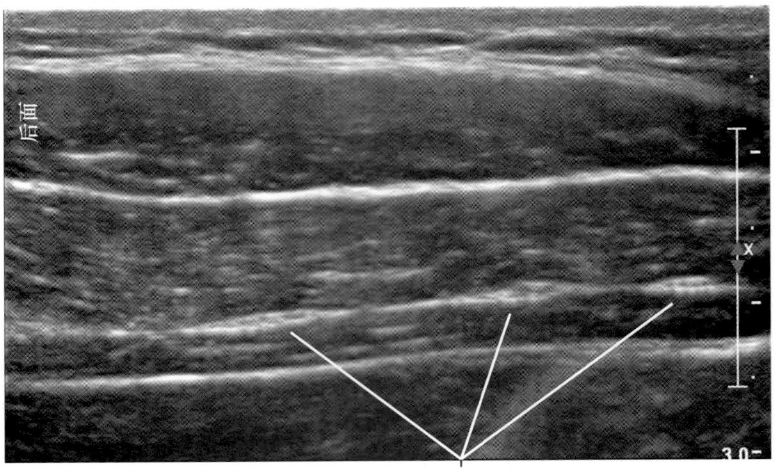

图 54-5　横断面超声图像显示腹横平面内多条神经。少见情况下沿腹横平面走行可见多条神经

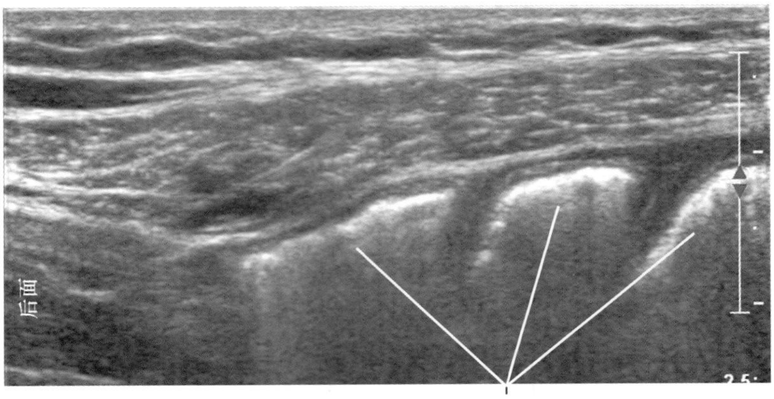

图 54-6　腹膜（译者注：原文如此，应为腹腔肠管内气体）呈高回声并产生彗星尾伪像。腹横肌和腹横筋膜下的结构很易识别

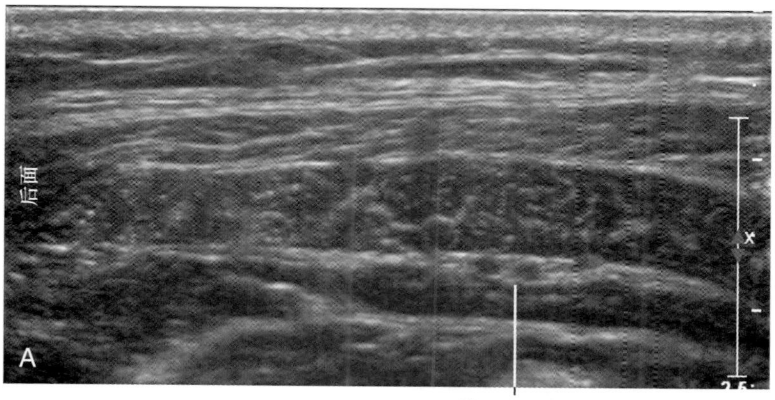

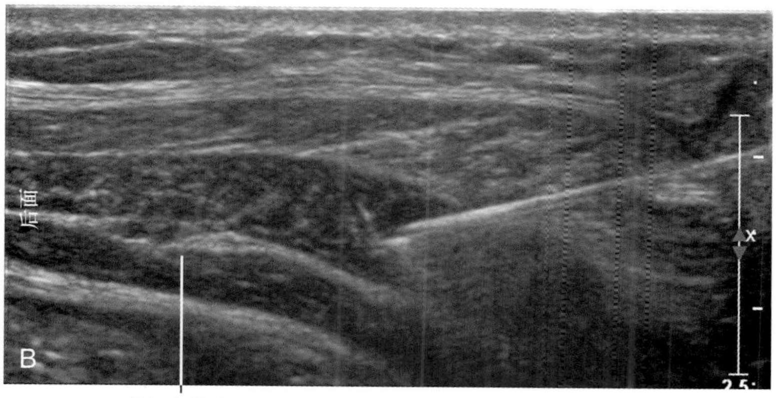

图 54-7 超声图像显示平面内法腹横平面阻滞。两图分别为针尖置入前（**A**）和置入后（**B**）的超声图像。针从腹横肌后角进入

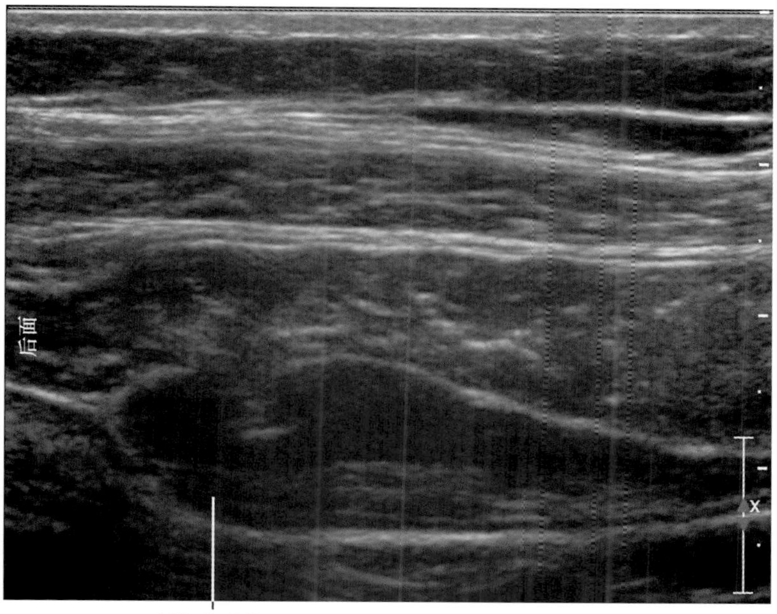

图 54-8 超声图像显示腹横平面阻滞注射。腹横平面阻滞注射应为椭圆形，边界清晰并广泛分布

55 椎管内阻滞

简介

在许多患者，常规的硬膜外阻滞和脊髓阻滞分别由穿刺针进针时阻力消失和确认脑脊液自由流出来引导。然而在肥胖或高龄患者中，这些椎管内阻滞更具挑战性，可能会受益于影像引导。已有报道超声成像引导有利于曾行手术内固定或脊柱侧弯患者的椎管内麻醉。超声可以评估棘突间隙的位置和水平。还有证据表明，超声引导下改善了学习曲线，降低了住院医师在培训中的硬膜外穿刺失败率[1-2]。然而，使用超声技术引导椎管内阻滞仍然存在许多限制。

因为感兴趣结构的深度和周围骨骼的影响，椎管内超声成像很难。狭窄的声窗使实时在线方法（实时成像引导进针）具有挑战性。在成人患者，超声成像和针置入椎管内同步操作很困难。椎管内操作的在线实时引导更常用于儿科患者。当在成人使用超声引导下椎管内阻滞时，大多数操作者使用离线技术（在针插入前进行皮肤标记）。使用离线技术时，针沿着最佳显示椎管内结构的同一超声扫查角度进针。

选择正确的间隙对于蛛网膜下隙成功阻滞非常重要。脊髓麻醉药物注射间隙的选择影响最终分布。下腰椎间隙阻滞的失败率可高达 7%[3-4]，这些失败可能与注射部位相对于腰骶曲线峰值有关。超声引导下的潜在好处之一是帮助建立椎管内阻滞的正确间隙。

在接受磁共振成像的患者中，超声检查正确识别腰椎间隙水平的准确性为 71% ～ 76%。评估椎间隙水平的能力在移行椎患者尤其复杂，这些异常包括骶椎腰化（未融合的第 1 骶椎）和腰椎骶化（第 5 腰椎与骶骨融合）。肋骨的数量也可以变化，使得评估相对的胸椎水平也具有挑战性。尽管超声对椎间隙的评估能力有限，但触诊评估更不准确。

中线旁纵断面成像能够最佳显示椎管内结构[5]。通过这些切面，声窗的宽度（椎间间隙）与相应的椎骨声影相比是最大的。有几位作者描述硬膜外隙和邻近骨骼在这一矢状旁切面呈锯齿状形态[6]。中线旁长轴切面的“锯齿征”倾向于尾侧皮肤表面。

中线横断面成像经常用于离线标记经中线进行的腰椎硬膜外和脊髓阻滞。这个横断切面被描述为“蝙蝠飞翔征”[7]。在这个切面中，关节突关节的关节突（圆形的乳头状突起）形成了蝙蝠耳朵，指示椎板间最宽的部分。虽然横断成像平面最接近中线穿刺路径，但这一切面受到突出的棘突骨质和棘突间韧带声影的限制。在腰椎间隙，横断面成像已经证实可以有效标记穿刺针插入点并评估进针至阻力消失的深度。但是，这些切面在胸中部水平没有帮助，因为中线处倾斜棘突形成的声窗更窄。另外，胸部区域缺乏明显的关节突来作为超声标志。脊柱侧弯的患者由于脊柱旋转，很难获得神经轴的对称中线横断切面（特别是圆形的关节突）。

超声是显示硬脊膜的精确成像工具。硬脊膜在超声扫查时显示为高回声，表现为单层或双层高回声信号[8]。分辨黄韧带和后硬膜的回波信号可能很困难，因此这种信号有时称为后复合体（表55-1）。前复合体包含前硬膜、后纵韧带和椎体，产生宽大强回声带，位置更深且平行于第一条带（"等号征"）。因为蛛网膜下隙内含有极少量内源性超声波散射体，所以在超声扫查时没有回声（表55-2）。

表 55-1　椎管内中线旁纵断面组成后、前回声复合体的解剖结构（"等号征"）*

超声图像	结构
后复合体	黄韧带 后硬膜外隙 后硬膜
前复合体	前硬膜 前硬膜外隙 后纵韧带 椎体

* 这两个回声复合体在超声扫查时表现为平行的带状强回声。"等号征"并非真正对称，因为前回声复合体比后回声复合体宽（看起来更像直线）。在胸部，椎体间隙较小，因此，"等号征"的头尾方向长度与腰部区域相比没有那么长。"等号征"表明椎管和低回声的蛛网膜下隙得以正确成像，因为偏离中线切面将无法获得这一图像。表中结构从后向前排列

离线腰椎硬膜外导管置入的建议技术

使用低频凸阵探头（中心频率 4 MHz）以获取腰椎硬膜外隙中线横断最佳切面。最好的横断切面是关节突明显并对称显示在屏幕上。探头沿头尾方向滑动获得椎板间切面（在成像区域内不显示棘突）。然后倾斜探头，突出关节突结构，并适当旋转，使关节突在屏幕上对称显示。可能需要沿内外方向滑动，将关节突置于屏幕中央。如果探头旋转过度，则可能需要对患者重新定位。同样，腰椎屈曲可更好地显示腰椎间隙，提高显示清晰度。随后测量皮肤距硬膜外隙的深度（最准确的测量是光标置于后回声复合体前缘的读数）。探头的倾斜（倾斜度）也要标注（在腰部区域通常为头侧 15°左右）。

使用标记笔在皮肤表面画十字线标记椎间隙，该十字线的交叉点可以用穿刺针帽用力按压出现的印痕来标记。患者做体表标记的体位应与进行介入治疗操作的体位一致。患者的体位变化会降低标记的准确性。

探头向下移动到骶骨，沿中线旁纵断面扫查，从下向上计数标记的椎间隙来检查或验证定位的水平。如果该间隙被认为太高或太低，可以扫查相邻的间隙并标记。

表 55-2	可能有利于指导离线方法引导的椎管内阻滞的测量 *				
解剖结构	测量和内容	切面	测量近似值	变异	意义
后硬膜外隙深度	从皮肤到后复合体的前面 肥胖患者无需探头加压	中线横断 中线旁纵断	5 cm	依赖体型和腰围 在下腰椎间隙更深	与进针阻力消失时的深度相关
蛛网膜下隙前后宽度	从后复合体的前面到前复合体的后面	中线旁纵断	1.4 cm	在下腰椎间隙更小 坐位增宽（1 ~ 2 mm）	与蛛网膜下隙阻滞程度不相关 硬膜外液体快速注射后（未测试）可能与蛛网膜下隙阻滞程度相关 静水压引起蛛网膜下隙扩张
内外间隙距离	前复合体内外宽度	中线横断		在下腰椎间隙更宽	可能与阻力消失或蛛网膜下隙阻滞相关（未测试）
后硬膜外隙前后宽度	必须分辨黄韧带和后硬膜回声（成对）	中线旁纵断	0.5 cm	中线最宽、外侧变细	可能与阻力消失相关（未测试）
椎间隙长度	后或前复合体的头尾长度	中线旁纵断		在胸椎间隙变窄	可能与阻力消失相关（未测试）
椎板倾斜	沿椎板表面 也可以使用一条线从椎体头侧穿过黄韧带中点	中线旁纵断	15°	胸椎间隙倾斜角度加大	可能与针插入角度相关（未测试） 可能的角度范围较大，难以评估

* 本表所列的近似值适用于中等体型成人的腰部区域。

From Grau T，Leipold RW，Horter J，et al. The lumbar epidural space in pregnancy：visualization by ultrasonography. *Br J Anaesth* 2001；**86**：798-804；Grau T，Leipold RW，Conradi R，et al. Ultrasound control for presumed difficult epidural puncture. *Acta Anaesthesiol Scand* 2001B；**45**：766-71；Arzola C，Balki M，Carvalho JC. The antero-posterior diameter of the lumbar dural sac does not predict sensory levels of spinal anesthesia for cesarean delivery. *Can J Anaesth* 2007；**54**（8）：620-5；Hirasawa Y，Bashir WA，Smith FW，et al. Postural changes of the dural sac in the lumbar spines of asymptomatic individuals using positional stand-up magnetic resonance imaging. *Spine* 2007；**32**：E136-40；Borges BC，Wieczorek P，Balki M，et al. Sonoanatomy of the lumbar spine of pregnant women at term. *Reg Anesth Pain Med* 2009；**34**（6）：581-5；Salman A，Arzola C，Tharmaratnam U，et al. Ultrasound imaging of the thoracic spine in paramedian sagittal oblique plane：the correlation between estimated and actual depth to the epidural space. *Reg Anesth Pain Med* 2011；**36**（6）：542-7

使用干燥纱布去除所有的耦合剂，然后通常以无菌方式，通过测试阻力消失进行腰椎硬膜外置管。标记深度可以减少达 0.5 ～ 1 cm（表 55-3）。如果第一次尝试不成功，在头尾方向重新调整进针角度。这是因为离线技术最大的不确定性是探头的倾斜（倾斜度）。

表 55-3 离线评估的硬膜外隙深度和针阻力消失深度之间出现差异的原因 *

离线标记	深度评估出现差异的原因
	探头加压
	局部麻醉药引起的皮肤风团
	进针轨迹
	针的前进（软组织弹性）

* 离线评估硬膜外隙深度相对精确，因为皮肤移动性有限，而且深方组织（主要是骨和韧带）与身体其他部位相比相对固定。然而，有几个因素使评估的深度与针阻力消失的深度不同

临床要点

- 使用凸阵探头横断切面棘突会在中线上产生一个长三角形的声影。如果看到这个声影，探头位置必须调整。
- 骶骨有许多形态，但通常强回声骶骨线可用作建立腰椎水平的参考。骶骨声影是连续的，所以没有深方椎管的“等号征”。
- 肥胖患者探头加压可导致皮肤到硬膜外隙的距离被低估。
- 因为测量有很强的一致性，所以如果横断切面不充分，可以使用中线旁纵切面来核对皮肤到硬膜外隙的距离。
- 避免在后复合体不完整或缺失（关节突显示良好）的间隙进行硬膜外阻滞的尝试。尽管这可能与棘突或棘突间韧带的声影有关，但这些间隙黄韧带可能存在中线缝隙，并且可能具有更高的硬膜穿刺风险。
- 超声成像可用于帮助确定何时使用超长针进行硬膜外或脊髓阻滞。如果从皮肤到后硬膜外隙回声超过 8 cm（或棘突深度超过 4 cm），就需要选择较长的针（长度超过 9 cm）。
- 超声成像缩短并提高了硬膜外置管的学习曲线。

参考文献

1. Grau T, Bartusseck E, Conradi R, et al. Ultrasound imaging improves learning curves in obstetric epidural anesthesia: a preliminary study. *Can J Anaesth* 2003;**50**(10):1047–50.
2. Vallejo MC, Phelps AL, Singh S, et al. Ultrasound decreases the failed labor epidural rate in resident trainees. *Int J Obstet Anesth* 2010;**19**(4):373–8. Epub 2010, Aug 8.
3. Munhall RJ, Sukhani R, Winnie AP. Incidence and etiology of failed spinal anesthetics in a university hos-

pital: a prospective study. *Anesth Analg* 1988;**67**:843–8.
4. Tarkkila PJ. Incidence and causes of failed spinal anesthetics in a university hospital: a prospective study. *Reg Anesth* 1991;**16**:48–51.
5. Grau T, Leipold RW, Horter J, et al. Paramedian access to the epidural space: the optimum window for ultrasound imaging. *J Clin Anesth* 2001A;**13**:213–17.
6. Grau T, Leipold RW, Conradi R, et al. Ultrasound control for presumed difficult epidural puncture. *Acta Anaesthesiol Scand* 2001B;**45**:766–71.
7. Carvalho JC. Ultrasound-facilitated epidurals and spinals in obstetrics. *Anesthesiol Clin* 2008;**26**(1):145–58, vii–viii. Review.
8. Rapp HJ, Folger A, Grau T. Ultrasound-guided epidural catheter insertion in children. *Anesth Analg* 2005;**101**:333–9.

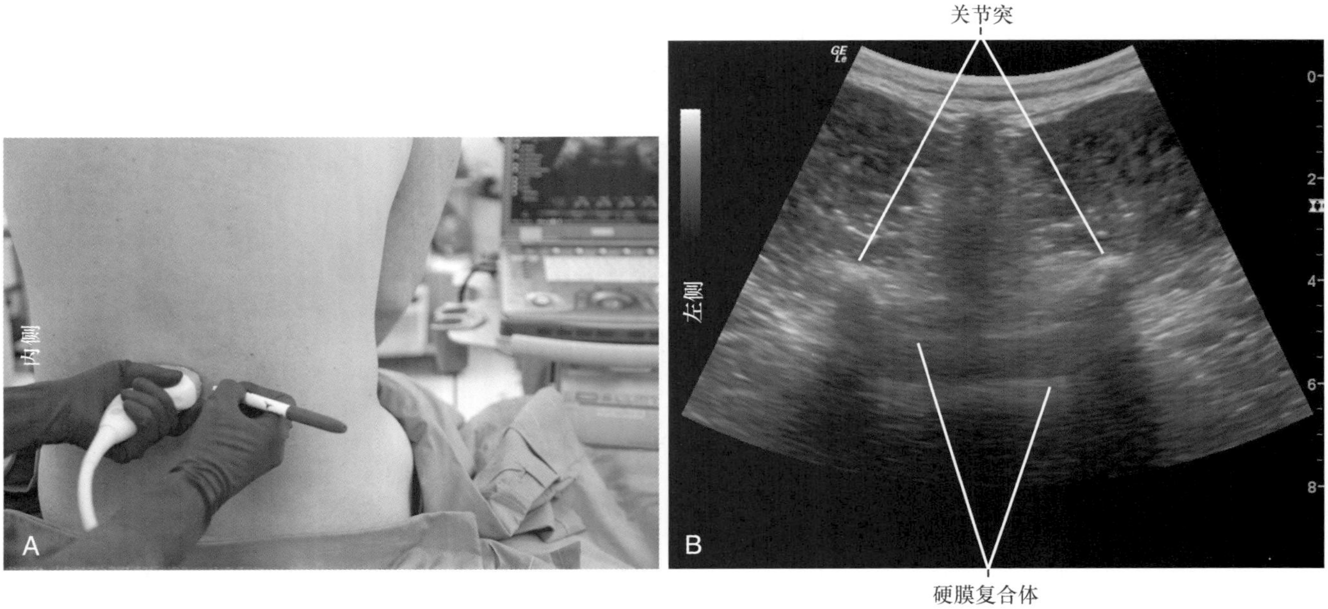

图 55-1　**A**. 体表照片显示椎管中线横断切面的探头位置和离线技术；**B**. 对应的超声图像，这一中线横断超声图像显示关节突的声影

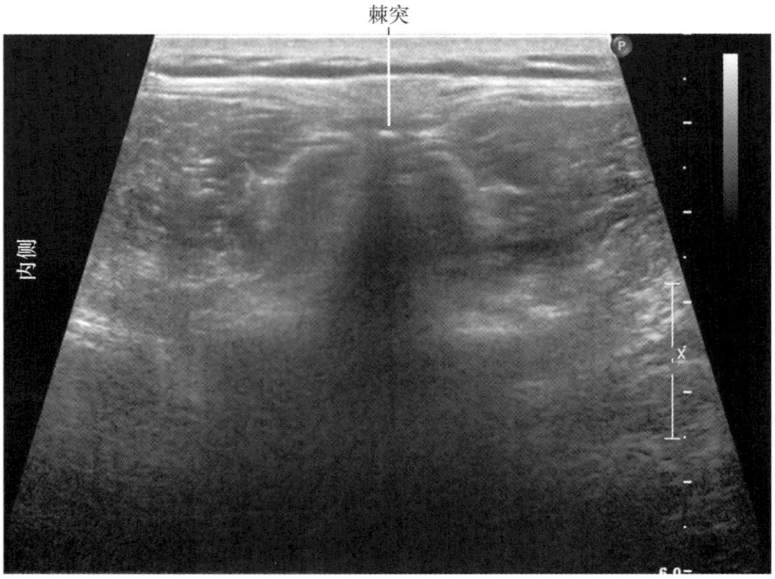

图 55-2　假如探头从间隙离开，可显示棘突并产生三角形的声影（中线横断切面）

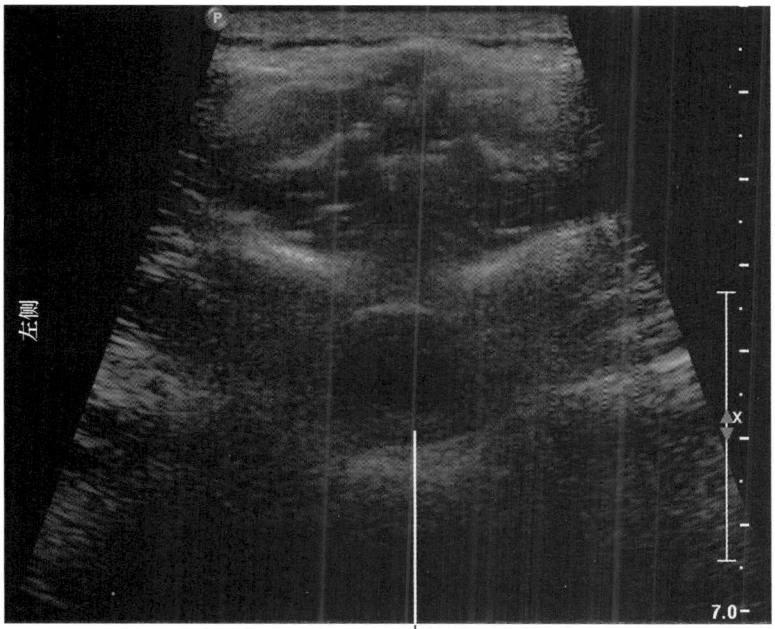

图 55-3 在更高水平（高位腰椎或低位胸椎间隙），圆形的蛛网膜下猍和硬膜在椎间隙中线横断切面可以显示

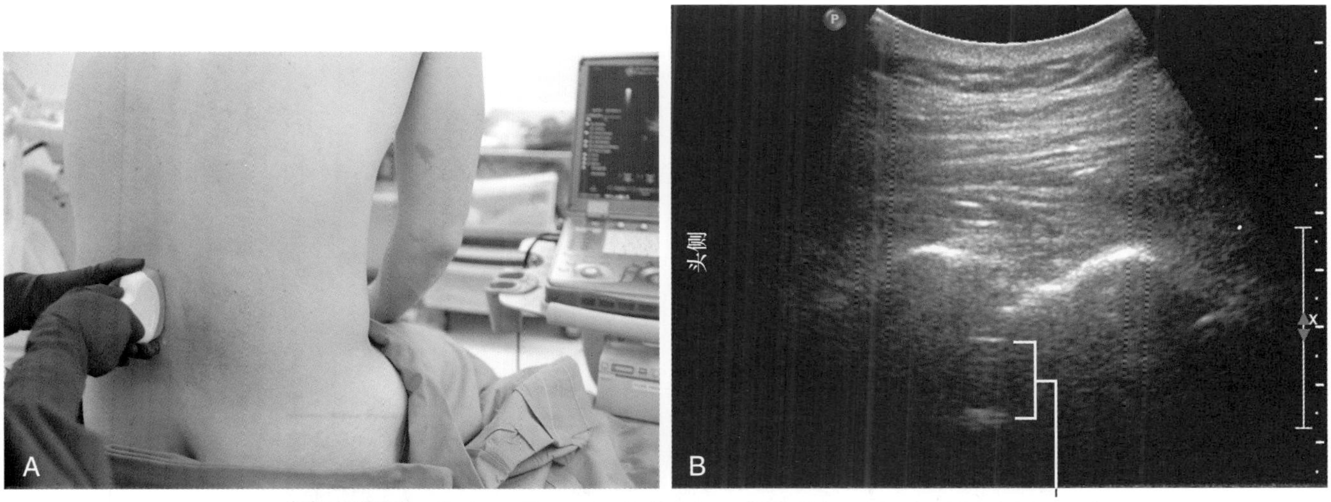

图 55-4 **A**. 体表照片显示椎管中线旁纵断切面探头位置和离线技术；**B**. 对应的超声图像显示"锯齿征"。"锯齿征"代表椎板基底部和椎体的关节突（锯齿的齿）和间隙（齿间间隙）。为获取这一切面，探头放置于中线旁 2 ～ 3 cm 并向椎管中心倾斜。后、前硬膜回声复合体的"等号征"非常明显。使用凸阵探头时，受声束角度影响，在中线旁纵切面，前复合体比后复合体略长

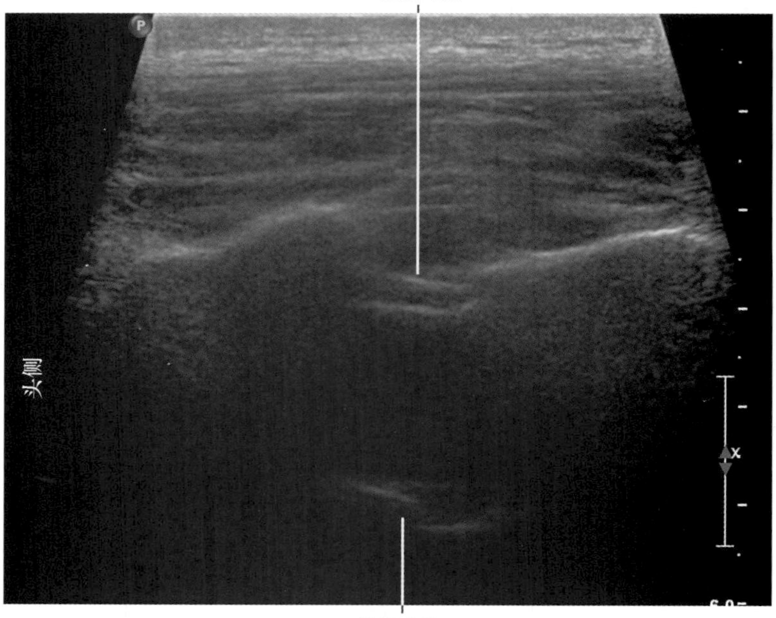

图 55-5　在一些患者，黄韧带和后硬膜（后复合体）可以分辨，表现为双层分离的强回声，提示在中线旁纵切面，后硬膜外隙直接显像

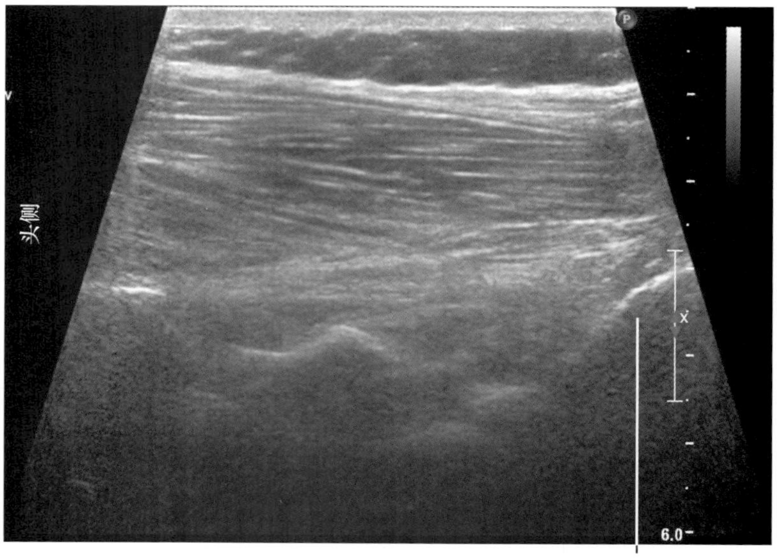

图 55-6　下腰椎间隙中线旁纵切面。声窗深方显示椎管，骶骨的线样强回声可被识别，因此推测该间隙为腰 5 至骶 1 间隙

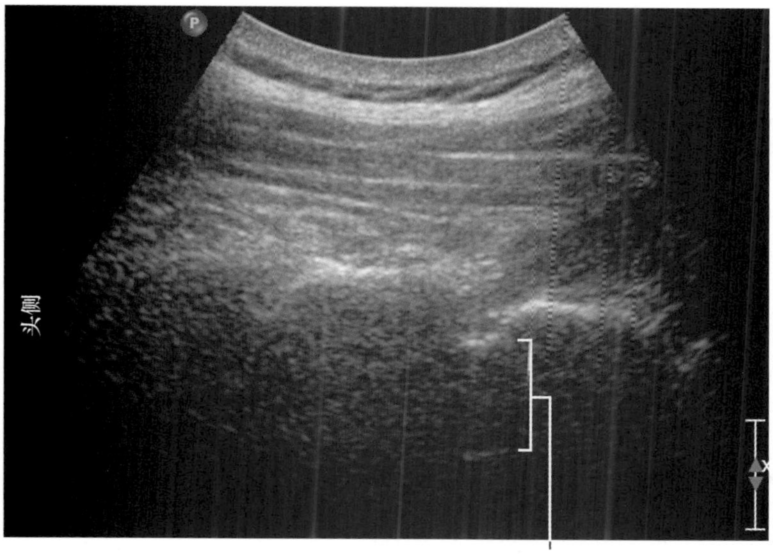

图 55-7 胸椎中线旁纵切面显示硬膜外导管置入的间隙更窄

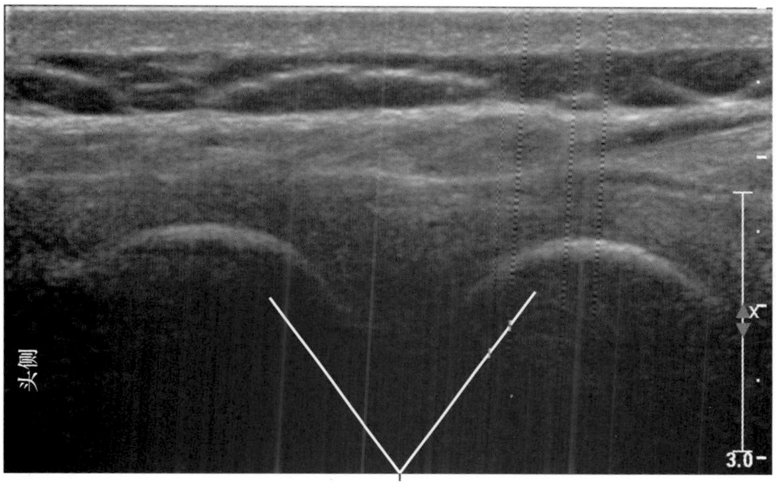

图 55-8 中线纵切面显示棘突和间隙。这一切面可用于肥胖患者离线标记辅助引导经中线椎管内阻滞

56 骶管硬膜外阻滞

脊柱硬膜外隙从枕骨大孔延伸到骶裂孔。骶管硬膜外隙可通过覆盖骶裂孔的骶尾韧带评估。骶管阻滞为泌尿生殖器和肛门直肠手术提供麻醉。该操作通常放置针或导管通过骶尾韧带注射局部麻醉药物。与蛛网膜下隙阻滞不同，骶管阻滞在俯卧位相对容易操作。骶管路径通常是进入硬膜外隙最浅表的方法。

骶裂孔是骶管的末端。骶管内的硬膜外隙体积变化很大，成人估计范围为 10 ～ 26 ml(表 56-1)[1]。该研究纳入 37 名成年人（23 名女性，14 名男性），发现女性骶尾膜比男性明显更厚（平均值分别为 3.6 mm 和 2.5 mm）[1]。骶管体积女性明显小于男性（平均值分别为 13.2 ml 和 16.5 ml）[1]。因为骶管的体积变化，达到一定水平的骶管硬膜外阻滞所需的剂量因人而异。

在成年人，蛛网膜下隙的硬膜囊在骶 1 和骶 2 骶骨节段之间结束。在这项研究中，硬膜囊与骶尾韧带之间的距离为 34 ～ 80 mm。骶 5 和尾骨神经通常经骶裂孔穿出骶管。骶骨与尾骨角关节形成拱形结构。表 56-2 根据几项研究总结了成年人硬膜囊尾端的水平。

表 56-1　磁共振成像评估成人骶尾部间隙解剖

	平均值	范围
患者数据		
身高（cm）	168	150 ～ 183
体重（kg）	72	49 ～ 120
骶尾膜		
缺失（%）	10.8	
厚度（mm）	3.2	1 ～ 5
骶管		
最大前后直径（mm）	4.6	1 ～ 8
角度（°）	57.9	40 ～ 74
体积（ml）	14.4	9.5 ～ 26.6
硬膜囊		
骶尾膜到硬膜囊的最短距离（mm）	60.5	34 ～ 80

Adapted from Crighton IM，Barry BP，Hobbs GJ. A study of the anatomy of the caudal space using magnetic resonance imaging. Br J Anaesth 1997；**78**：391-5.

表 56-2	成年人硬膜囊尾端的水平评估			
方法	平均水平	范围	患者	参考
脊髓造影	骶 2	骶 1 至骶 4	160	Evison 等[2]
脊髓造影	骶 1/ 骶 2	骶 1（U2）至骶 4/ 骶 5	121	Larsen 和 Olsen[3]
MRI	骶 2	骶 2 至骶 2/ 骶 3	20	Hirabayashi 等[4]
MRI	骶 2（M3）	骶 1（U3）至骶 4（U3）	37	Crighton 等[5]
MRI	骶 2（M3）	骶 1（U3）至骶 4（U3）	136	MacDonald 等[6]
MRI	骶 2（M3）	骶 1（U3）至骶 3（L3）	690	Kim 等[7]
MRI	骶 2（M3）	腰 5 / 骶 1 至骶 3（U3）	743	Binokay 等[8]

L3，下 1/3；M3，中 1/3；U2，上 1/2；U3，上 1/3

骶骨的解剖变异比较常见。一些情况可能使骶管阻滞困难，包括骶裂孔狭窄或完全缺失[9-10]。解剖标本中这些情况的发生率为 3% ～ 6%。骶骨角突出（每侧＞ 3 mm 的骨性突起）只发生在 21% 的成人骶骨[9]，因此通过触诊评估存在问题。

骶骨硬膜外隙富含血管。骶管阻滞时误入静脉注射比较常见，约占操作的 5% ～ 10%[11]。

传统上，骶管阻滞通过触诊体表标志引导。两侧髂后上棘（骶骨的外上骶嵴）与骶裂孔形成等边三角形[10]。虽然这个近似值很准确，但体标位置的临床评估可能还是很困难。传统技术也依赖于针进入骶管间隙的感觉。然而，骶尾韧带在儿童比较柔软，很难通过针头前进时的手感感知[12]。

超声可用于引导儿童和成人的骶管阻滞[13-14]。超声可以确定用于针尖置入的骶裂孔的位置和大小。此外，骶管硬膜外注射后可以使用超声对药液分布进行成像，但骶骨骨质阻碍了大部分骶管的超声成像。骶管阻滞需要关注的问题是前方骨质的声影可能影响血管内注射的发现，尤其是成年人。对于椎管闭合不全患者，超声成像引导骶管注射可能尤为实用[15]。

建议技术

超声引导下骶管阻滞最好在俯卧位进行，探头覆盖无菌套和皮肤消毒。对于骶管阻滞，探头可选择的种类繁多，取决于患者的体型[11]。成年较瘦患者适用 5 ～ 10 MHz 小接触面的“曲棍球棒”探头。中等体型的成年人使用标准线阵探头进行操作成像较好。对于肥胖患者，较低频率的凸阵探头是首选。

骶裂孔在中线横断切面最易显示[14]。骶骨角表现为两个反向的 U 形强回声结构。骶尾韧带和骶骨基底部表现为骶骨角之间的两条平行带状结构。骶裂孔位于这两条高回声带状结构之间。

可使用 21 G、5 ～ 7 cm 的穿刺针平面内法穿过骶裂孔行骶管阻滞。两种常见的路径是纵断面平面内法和横断面平面外法。

阻滞针刺过骶尾韧带时有一个特征性的隆起和反冲，相比于触觉，这更有可能被超声成像检测到。当针穿刺骶尾韧带时，由于前方骨的声影遮挡，针尖影像消失。

超声成像可用于评估骶管阻滞的注射药液分布[13]。一些研究人员倾向于横断切面评估注射药液分布[16]。探头横断面扫查时，可以观察到药液双侧分布。90% 以上的骶管硬膜外注射时会发生后硬膜前向移位[15]。注射产生的湍流在彩色多普勒超声表现为马赛克图像，也表明注射成功。在成人，以视野中的骶骨为参考点，采用中线旁纵向切面有利于评估注射药液的分布水平。

临床要点

一般内容

- 在部分成年人，传统方法进行骶管硬膜外阻滞可能具有挑战性，因为骶骨角很难触及。
- 藏毛囊肿是骶管阻滞的相对禁忌证。

骶管硬膜外解剖

- 骶管是椎管的延续，终止于骶裂孔。骶裂孔由未融合的第 5 骶椎弓形成，由骶尾膜覆盖。骶骨有广泛的解剖变异，特别是儿童[17-18]。骶管在骶裂孔处最窄。超声可以用来确定骶裂孔是否开放。

骶管硬膜外超声解剖

- 骶尾韧带在横断切面上可显示为单层或双层结构。这些层状结构的回声明显低于深方的骶管骨质。
- 探头必须倾斜以增强骶尾韧带的回声，因为其表现出高度的各向异性。由于同样的原因，很难显示骶尾韧带全长。
- 在纵向切面中，骶管硬膜外隙表现为低回声，在纤维层状骶尾韧带深方并逐渐变细。

重要的切面

- “两只织巢鸟”图像很重要，因为在横断切面，这一结构可以清晰显示骶裂孔。
- 在骶管前、后面之间最宽的间隔处进行骶管阻滞（最大落差处）。

针芯充填

- 减少组织充填针芯的可能策略包括使用带针芯的针、皮肤切口和药液预先充填针头。

进针角度

- 小角度进针对于针尖刺入骶管硬膜外隙至关重要。
- 针刺入的最佳角度由骶骨基底部和皮肤表面的夹角决定，儿童约为 21°[12]。

- 在成年人中，骶管的角度随性别而异。男性大约是20°，女性大约30°～45°。

进针

- 因为骶尾韧带较厚（成人约3 mm[3]），应在显示针尖后进针并触及韧带隆起和反冲，以确保整个针尖斜面开口位于骶管硬膜外隙内[19-20]。

骶管硬膜外针尖置入的验证

- 盐水柱波形随心动周期振荡也可用于确认针尖已置入骶管硬膜外隙，类似于硬膜外隙其他部位的描述[21]。

抽吸

- 抽吸可以帮助除外针尖置入血管内。反复抽吸是因为骶管硬膜外隙富含血管。
- 由于表面覆盖骶骨角，探头加压无助于确定硬膜外动脉和静脉。

注射

- 因为骶管硬膜外注射阻力很低，彩色多普勒超声显示的颜色分布在视野内应填充整个硬膜外隙。
- 骶管硬膜外注射的超声成像可与血管内注射相似。
- 骶尾韧带隆起和骶管向尾侧移位是正确的骶管硬膜外注射的征象。
- 注射后，彩色多普勒超声显示为一种主要颜色提示骶管硬膜外类固醇注射成功[19]。

临床评估

- 足的外侧面恒定由骶1支配，局部皮肤感觉评估可判断骶尾部阻滞向上分布的范围。
- 骶管狭窄与骶管硬膜外注射失败相关。具体来说，在临床病例中，没有骶管直径小于2 mm（在骶裂孔的尖部测量）的患者获得成功阻滞[22]。

参考文献

1. Crighton IM, Barry BP, Hobbs GJ. A study of the anatomy of the caudal space using magnetic resonance imaging. *Br J Anaesth* 1997;**78**:391–5.
2. Evison G, Windsor P, Duck F. Myelographic features of the normal sacral sac. *Br J Radiol* 1979;**52**:777–80.
3. Larsen JL, Olsen KO. Radiographic anatomy of the distal dural sac. A myelographic investigation of dimensions and termination. *Acta Radiol* 1991;**32**:214–19.
4. Hirabayashi Y, Shimizu R, Saitoh K, et al. Anatomical configuration of the spinal column in the supine position. I. A study using magnetic resonance imaging. *Br J Anaesth* 1995;**75**:3–5.
5. Crighton IM, Barry BP, Hobbs GJ. A study of the anatomy of the caudal space using magnetic resonance imaging. *Br J Anaesth* 1997;**78**:391–5.

6. MacDonald A, Chatrath P, Spector T, et al. Level of termination of the spinal cord and the dural sac: a magnetic resonance study. *Clin Anat* 1999;**12**:149–52.
7. Kim JT, Bahk JH, Sung J. Influence of age and sex on the position of the conus medullaris and Tuffier's line in adults. *Anesthesiology* 2003;**99**:1359–63.
8. Binokay F, Akgul E, Bicakci K, et al. Determining the level of the dural sac tip: magnetic resonance imaging in an adult population. *Acta Radiol* 2006;**47**:397–400.
9. Sekiguchi M, Yabuki S, Satoh K, et al. An anatomic study of the sacral hiatus: a basis for successful caudal epidural block. *Clin J Pain* 2004;**20**:51–4.
10. Senoglu N, Senoglu M, Oksuz H, et al. Landmarks of the sacral hiatus for caudal epidural block: an anatomical study. *Br J Anaesth* 2005;**95**:692–5.
11. Klocke R, Jenkinson T, Glew D. Sonographically guided caudal epidural steroid injections. *J Ultrasound Med* 2003;**22**:1229–32.
12. Park JH, Koo BN, Kim JY, et al. Determination of the optimal angle for needle insertion during caudal block in children using ultrasound imaging. *Anaesthesia* 2006;**61**:946–9.
13. Rapp HJ, Grau T. Ultrasound imaging in pediatric regional anesthesia. *Can J Anaesth* 2004;**51**:277–8.
14. Chen CP, Tang SF, Hsu TC, et al. Ultrasound guidance in caudal epidural needle placement. *Anesthesiology* 2004;**101**:181–4.
15. Roberts SA, Guruswamy V, Galvez I. Caudal injectate can be reliably imaged using portable ultrasound: a preliminary study. *Paediatr Anaesth* 2005;**15**:948–52.
16. Schwartz D, Raghunathan K, Dunn S, et al. Ultrasonography and pediatric caudals. *Anesth Analg* 2008;**106**:97–9.
17. Adewale L, Dearlove O, Wilson B, et al. The caudal canal in children: a study using magnetic resonance imaging. *Paediatr Anaesth* 2000;**10**:137–41.
18. Beek FJ, Bax KM, Mali WP. Sonography of the coccyx in newborns and infants. *J Ultrasound Med* 1994;**13**:629–34.
19. Yoon JS, Sim KH, Kim SJ, et al. The feasibility of color Doppler ultrasonography for caudal epidural steroid injection. *Pain* 2005;**118**:210–14.
20. Broadman L, Ivani G. Caudal blocks. *Tech Reg Anesth Pain Med* 1999;**3**:150–6.
21. Ghia JN, Arora SK, Castillo M, et al. Confirmation of location of epidural catheters by epidural pressure waveform and computed tomography cathetergram. *Reg Anesth Pain Med* 2001;**26**:337–41.
22. Chen CP, Wong AM, Hsu CC, et al. Ultrasound as a screening tool for proceeding with caudal epidural injections. *Arch Phys Med Rehabil* 2010;**91**(3):358–63.

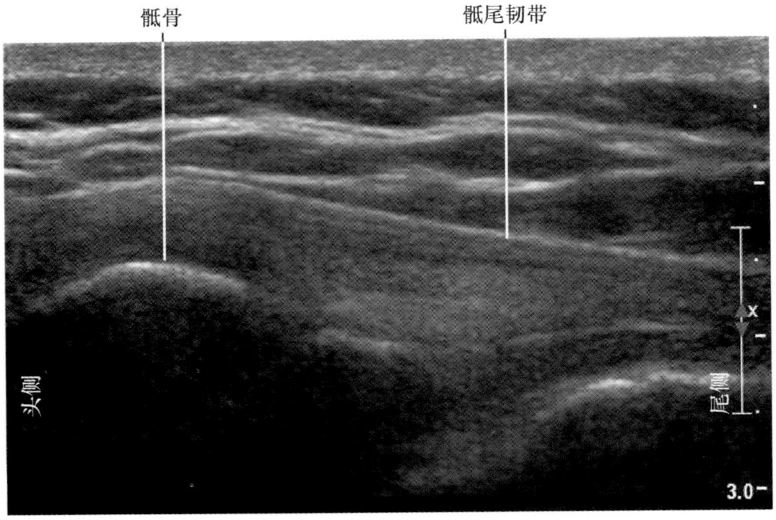

图 56-1 纵切平面内法骶管硬膜外阻滞。针置入前的超声图像，可见骶尾韧带覆盖骶裂孔

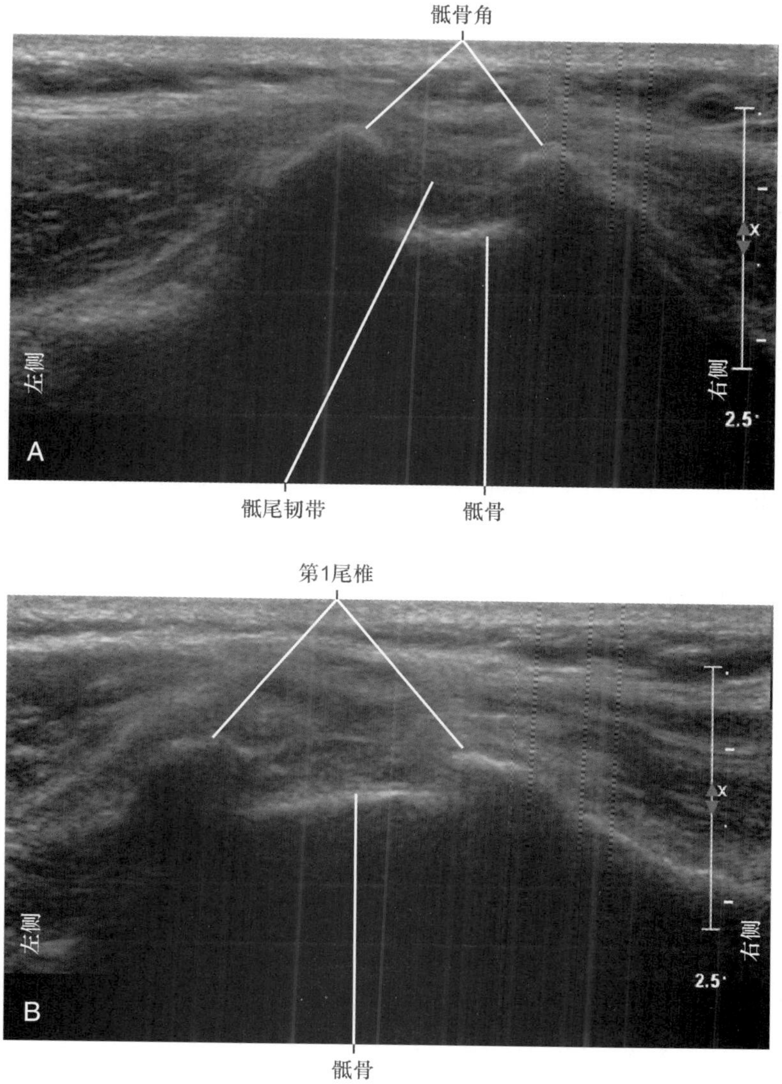

图 56-2 骶骨角的横断图像（**A**）。在横断切面，这些骨骼表现为反向的 U 形伴声影。骶骨角之间的高回声线是骶尾韧带和深方的骶骨骨质，骶裂孔位于这两个结构之间。在更远端，第 1 尾椎横突显示时，骶管硬膜外隙变窄（**B**）。这提示探头位于骶裂孔尾侧

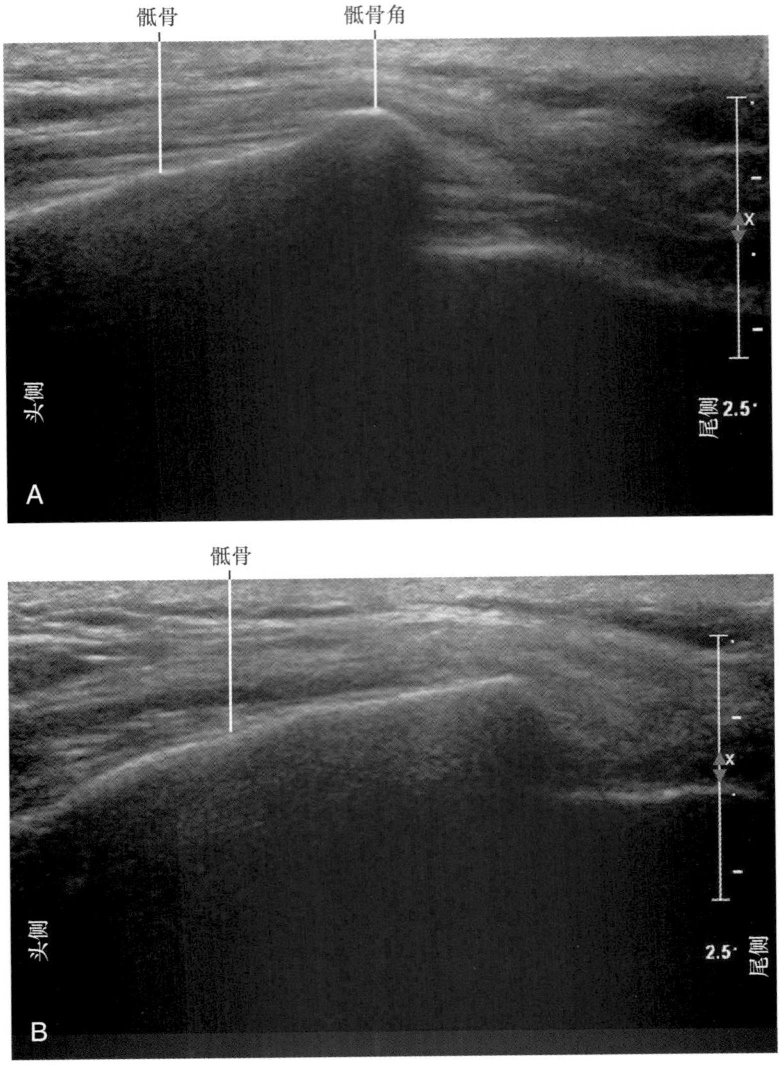

图 56-3　骶骨长轴切面成像，显示骶骨角出现（**A**）和消失（**B**）

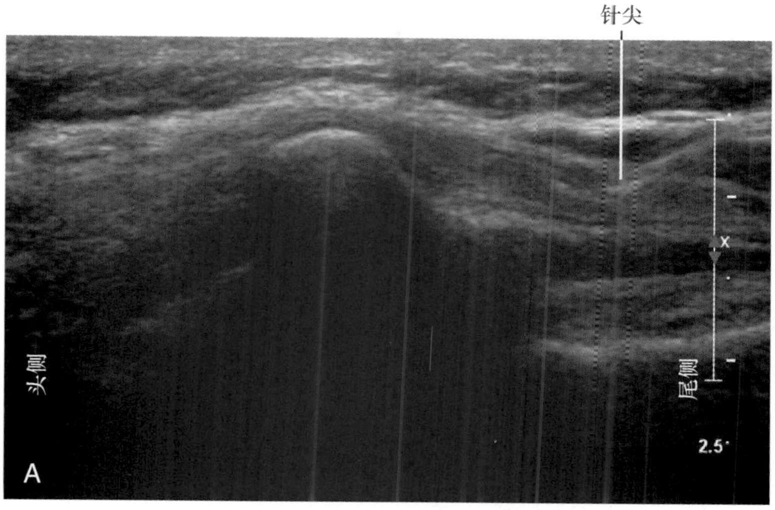

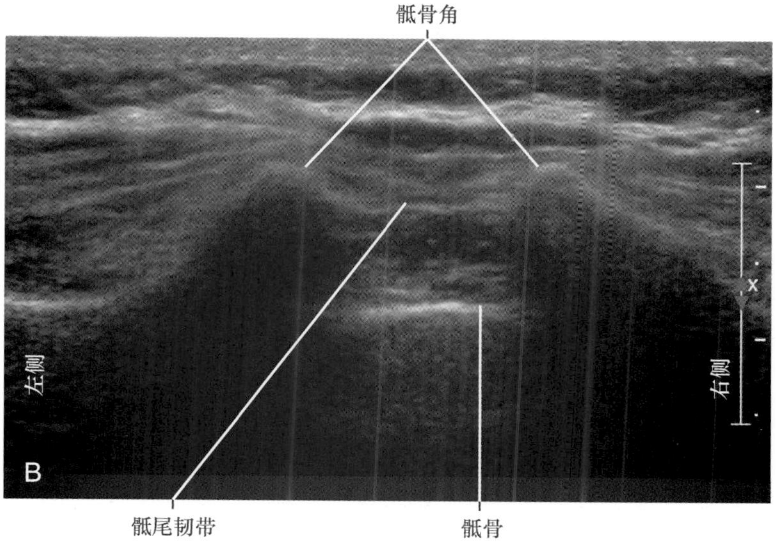

图 56-4 **A**. 纵切平面内法骶管硬膜外阻滞；**B**. 对应的横断切面图像

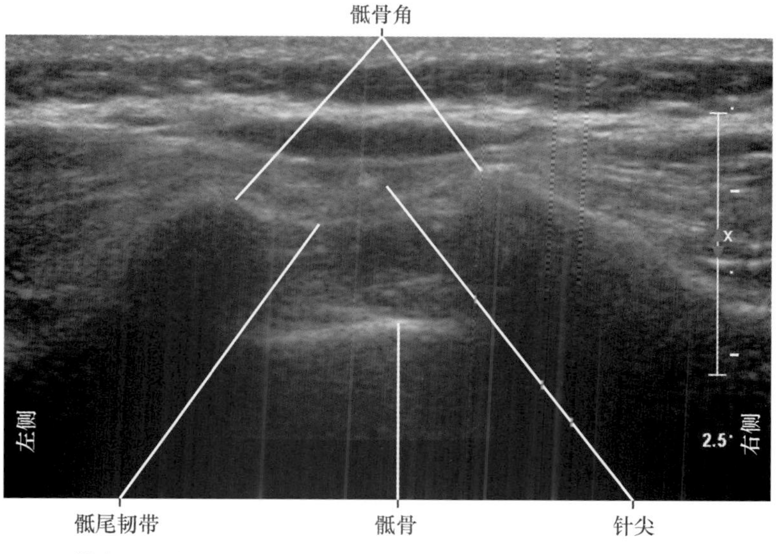

图 56-5 横断平面外法骶管硬膜外阻滞。针尖显示为强回声点穿过成像平面

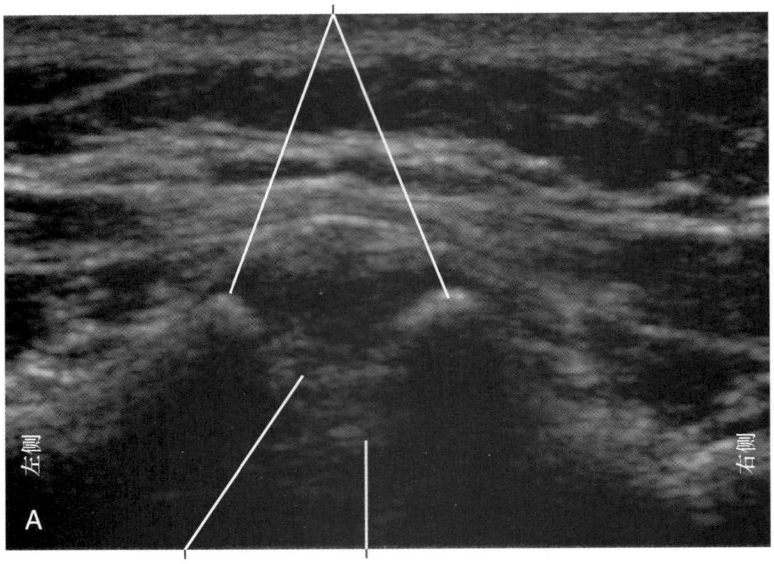

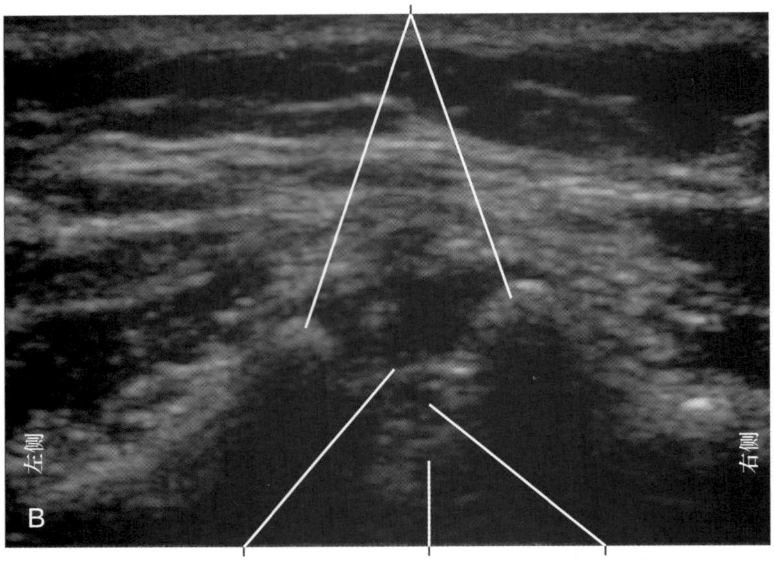

图 56-6　超声引导下儿童骶管硬膜外阻滞。横断超声图像显示局部麻醉药注射前（**A**）和注射后（**B**）的骶骨角和骶管硬膜外隙。注射的局部麻醉药沿骶骨硬膜外隙分布并使骶尾韧带隆起

第六部分

头颈部阻滞

57 颏神经阻滞

颏神经是发自三叉神经第三分支的下齿槽神经的分支。下齿槽神经进入下颌孔，在下颌管内走行并形成颏神经。当从颏孔穿出后，颏神经分为几个分支[1]。颏神经从颏孔发出，支配下颏、下唇和牙齿。颏神经可以为下门齿提供神经支配[2]。

颏孔位于下颌骨上下边缘之间的中间位置，虽然颏孔的位置相对于下颌骨随年龄不同而变化[3-4]。牙齿脱落的老年患者存在牙槽嵴的衰退，这使颏孔更接近下颌骨的上缘。严重牙槽嵴吸收可使颏孔识别困难。

建议技术

超声成像可以确定颏孔的位置和形态以达到最佳阻滞路径。如能将穿刺针适当置于颏管内，可以获得更广泛的阻滞。

颏孔通常向后成角或直角倾斜[5]。当神经以直角方式走行时，其形态呈漏斗状。颏孔最长径线约 3 mm[6]。多发颏孔很少见，约在 2% 的病例中可观察到[3-5，7]。

颏神经阻滞时，操作者站在床头并面向患者足部。阻滞针进入颏管（≈ 6 mm）可成功阻滞并实现下门齿麻醉。一般需要注射 1 ～ 2 ml 局部麻醉药。阻滞针进入颏管需穿过颈阔肌和降口角肌。需要注意，不要穿刺通常位于颏孔后面的面动脉。

关键点

颏神经阻滞	要点
解剖	颏神经从颏孔发出，邻近面动脉 颏孔直径约 3 mm
体位	仰卧位
操作者	站在患者一侧
显示	经过操作台
探头	高频线阵，23 ～ 38 mm 的接触面
初始深度设定	20 mm

关键点

颏神经阻滞	要点
穿刺针	25 G，38 mm 长
解剖位置	位于下颌骨上下边缘之间的中间位置，邻近口角
方法	横断显示颏孔，从外到内平面内法 将针尖置于颏孔内
超声评估	在颏孔内观察注射药液分布
解剖变异	多发颏孔（2%）

临床要点

- 将阻滞针向颏管内推进 6 mm 进行成功阻滞。
- 局部麻醉药在颏孔内注射，药液沿下颌管内的下齿槽神经向心性分布。
- 使用 25 G、38 mm 的针置入颏管内。
- 面部毛发可能使颏孔成像困难。
- 面动脉和静脉位于颏孔附近。

参考文献

1. Hu KS, Yun HS, Hur MS, et al. Branching patterns and intraosseous course of the mental nerve. *J Oral Maxillofac Surg* 2007;**65**:2288–94.
2. Pogrel MA, Smith R, Ahani R. Innervation of the mandibular incisors by the mental nerve. *J Oral Maxillofac Surg* 1997;**55**:961–3.
3. Vayvada H, Demirdover C, Yilmaz M, et al. An anatomic variation of the mental nerve and foramina: a case report. *Clin Anat* 2006;**19**:700–1.
4. Oktem H, Oktem F, Sanli E, et al. An anatomic variation of mental nerve. *Plast Reconstr Aesthet Surg* 2008;**61**:1408–9.
5. Kieser J, Kuzmanovic D, Payne A, et al. Patterns of emergence of the human mental nerve. *Arch Oral Biol* 2002;**47**:743–7.
6. Song WC, Kim SH, Paik DJ, et al. Location of the infraorbital and mental foramen with reference to the soft-tissue landmarks. *Plast Reconstr Surg* 2007;**120**:1343–7.
7. Agthong S, Huanmanop T, Chentanez V. Anatomical variations of the supraorbital, infraorbital, and mental foramina related to gender and side. *J Oral Maxillofac Surg* 2005;**63**:800–4.

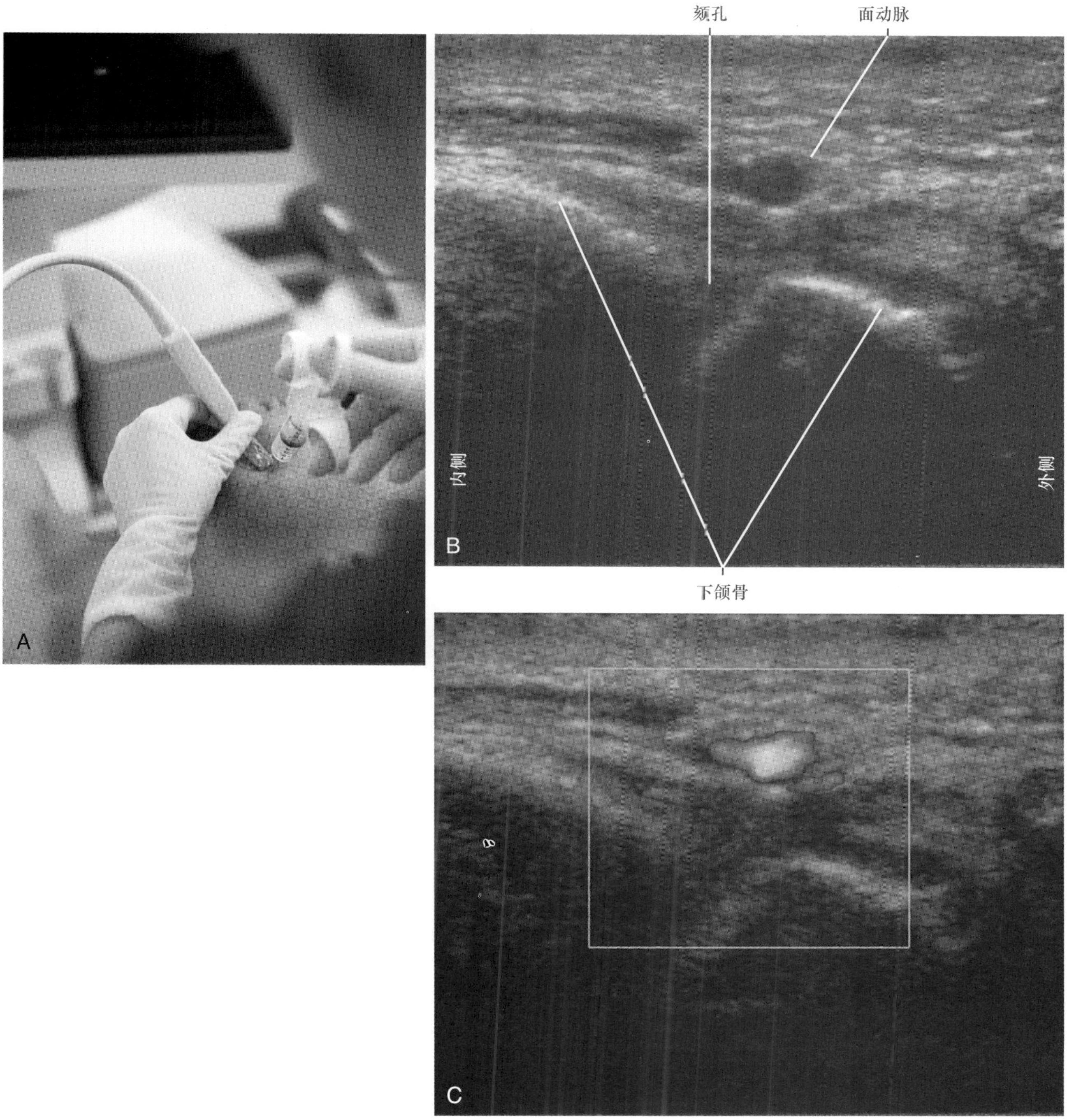

图 57-1 体表照片显示颏神经阻滞。**A**. 从下颌骨后面的平面内法；**B**. 对应的超声图像显示颏孔；**C**. 能量多普勒证实颏孔浅方存在血管（见彩图）

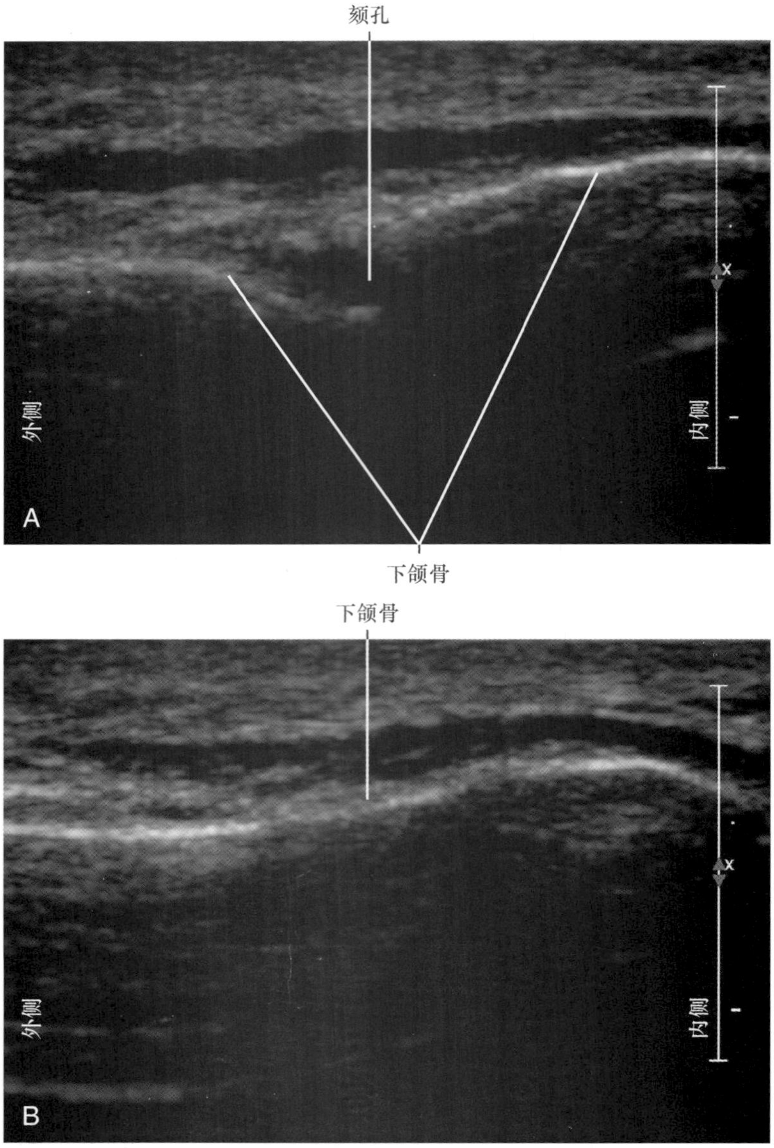

图 57-2　A. 颏孔的超声图像；B. 光滑的下颌骨轮廓

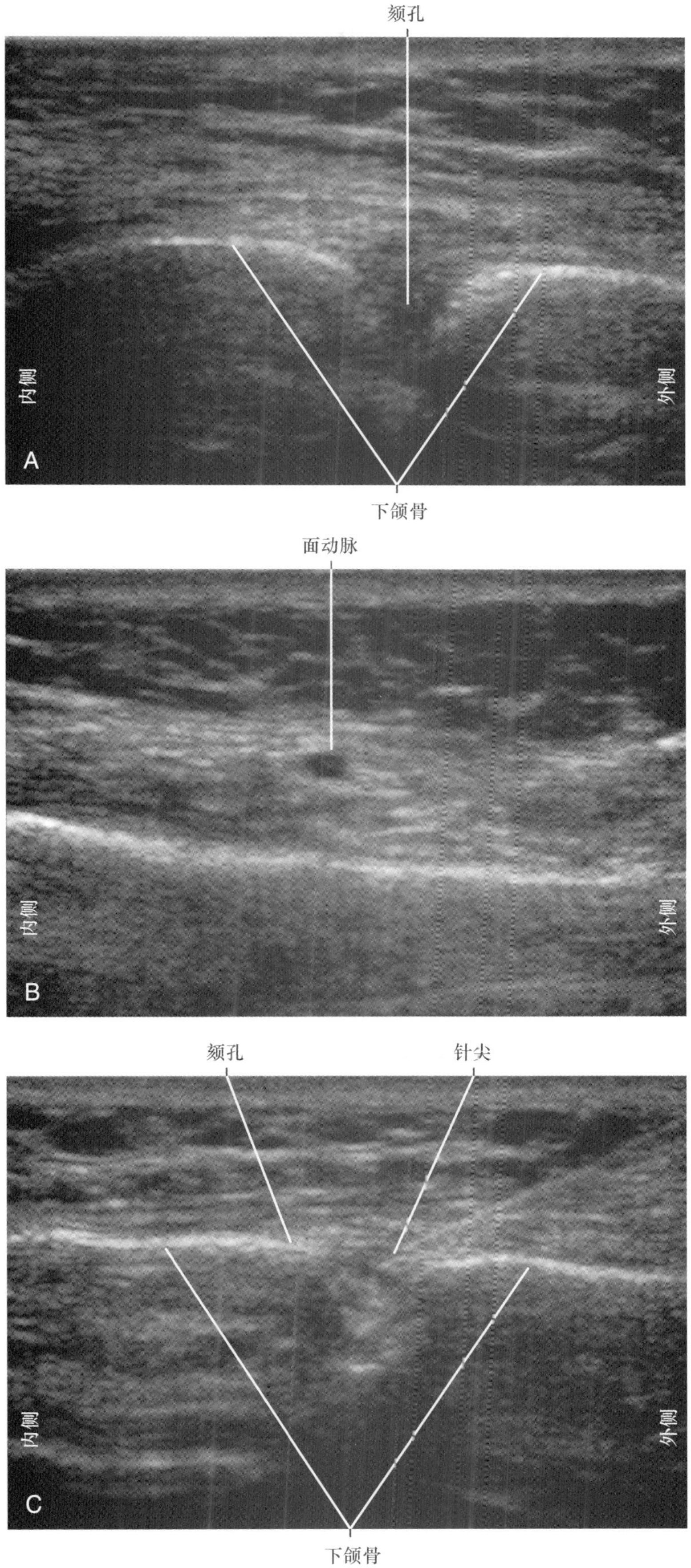

图 57-3 图像序列显示颏孔颏神经阻滞。**A**. 首先识别颏孔并计划穿刺针刺入角度；**B**. 识别颏孔后方的面动脉；**C**. 阻滞针置入颏孔并注射局部麻醉药

58 喉上神经阻滞

喉上神经是迷走神经的一个分支（第 10 脑神经）。喉上神经在颈部分支位置存在变异，分为内侧支和外侧支。内侧支提供声带上方喉部的感觉支配。外侧支支配环甲肌，后者是声带的内收张肌。

喉上神经靠近喉上动脉。喉上神经的内侧支位于舌骨大角下方平均约 2.4 mm 处[1]。舌骨在颈部横向扫查呈 U 形。喉上神经通过甲状舌骨膜的孔（口）与喉上动、静脉伴行进入喉。

喉上神经阻滞有时用于辅助清醒时气道插管或经食管超声心动图检查。

建议技术

可以使用小接触面的曲棍球棒探头进行成像。27 G、1.25 英寸（约 3.18 cm）皮下注射针可用于阻滞。注射时指导患者不要吞咽，因为会引起舌骨的移动。喉上神经比较表浅，因此可以使用平面外法来引导邻近舌骨区域浸润阻滞。

导声垫可用于改善浅表神经的成像。此外，有型的导声垫会在更大区域上分散探头压力，这提高了患者对颈部敏感区域放置探头的耐受性。

临床要点

- 喉上神经外侧支位于甲状腺上极附近。即使直接解剖和采用神经刺激，可能也难以识别[2]。
- 喉上神经内侧支紧邻舌骨大角的下方和深方[3]。在这一位置，该分支直径约 2 mm。内侧支走行 7 mm 后穿过甲状舌骨膜，提供声带以上喉部感觉支配。
- 喉上神经位于喉上动脉上方[4]。在舌骨大角（下角）以下，喉上神经下降与喉上动脉伴行。可以在喉上动脉上方使用超声引导下注射局部麻醉药进行阻滞。
- 需要关注的是，在整个喉上神经阻滞过程中的任何时间，患者都存在自主呼吸[5]。这一阻滞最好要求患者禁食。

- 通过测试发音（支配环甲肌的喉上神经外侧运动支）或通过气道检查进行阻滞评估。如果喉上神经外侧支被阻滞，则声带在气道插管期间不会关闭。
- 舌骨，特别是舌骨大角，超声成像可能很难显示。

参考文献

1. Furlan JC. Anatomical study applied to anesthetic block technique of the superior laryngeal nerve. *Acta Anaesthesiol Scand* 2002;**46**:199–202.
2. Page C, Laude M, Legars D, et al. The external laryngeal nerve: surgical and anatomic considerations. Report of 50 total thyroidectomies. *Surg Radiol Anat* 2004;**26**:182–5.
3. Stephens RE, Wendel KH, Addington WR. Anatomy of the internal branch of the superior laryngeal nerve. *Clin Anat* 1999;**12**:79–83.
4. Furlan JC, Brandão LG, Ferraz AR, et al. Surgical anatomy of the extralaryngeal aspect of the superior laryngeal nerve. *Arch Otolaryngol Head Neck Surg* 2003;**129**:79–82.
5. McLoughlin AL. Superior laryngeal nerve block as a supplement to total intravenous anesthesia for rigid laser bronchoscopy in a patient with myasthenic syndrome: risk of aspiration? *Anesth Analg* 1993;**76**:903–4.

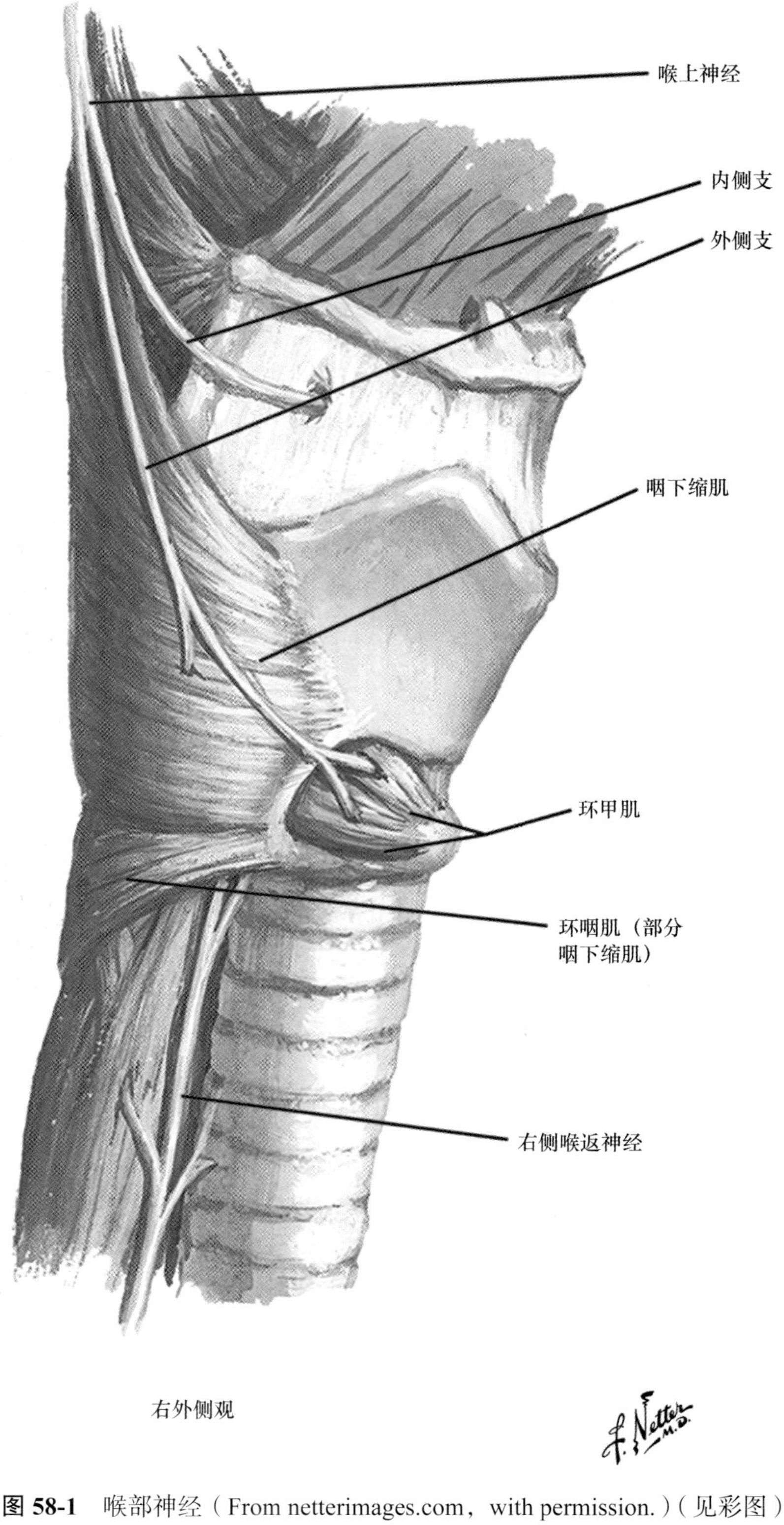

图 58-1　喉部神经（From netterimages.com，with permission.）（见彩图）

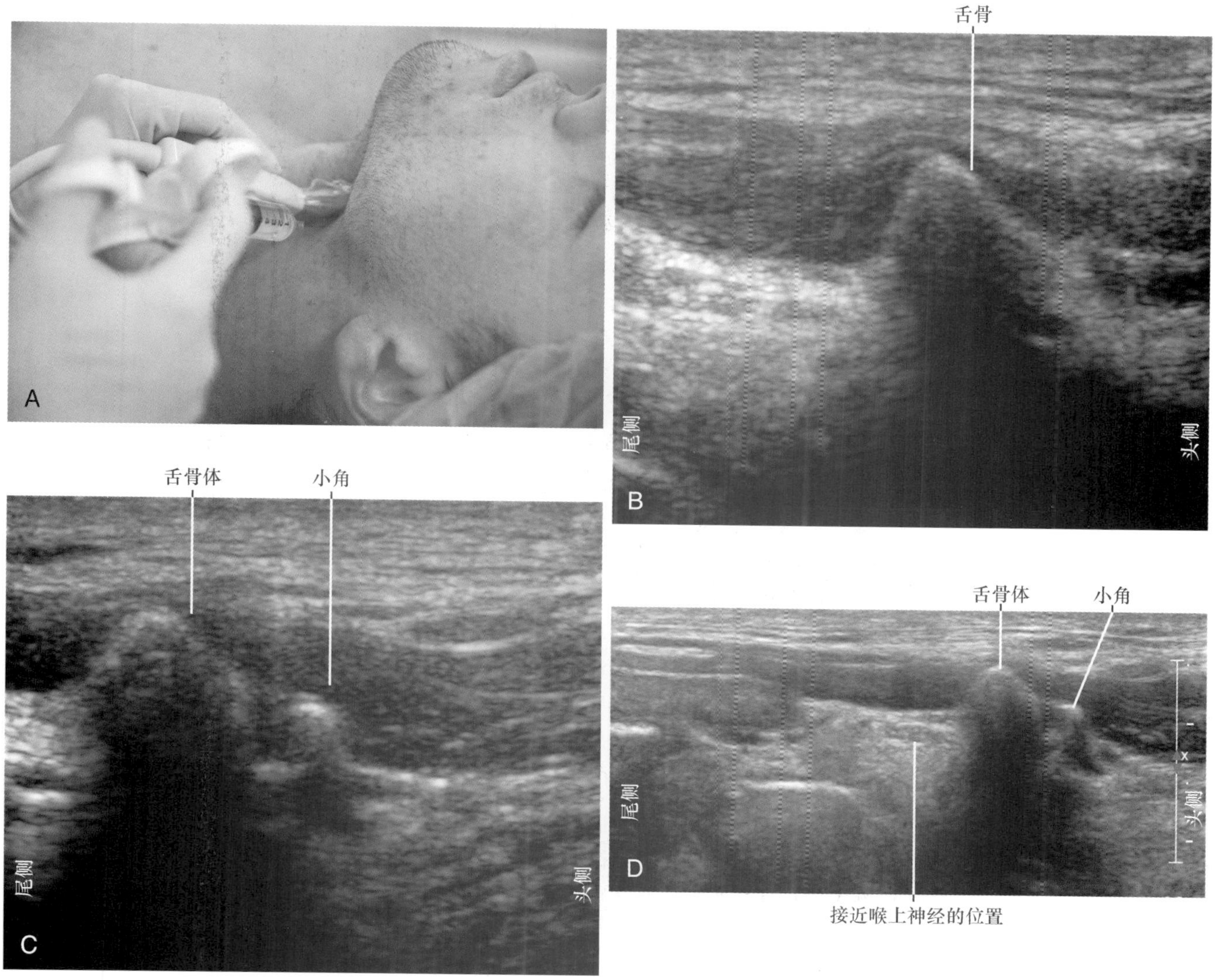

图 58-2 体表照片显示超声成像引导喉上神经阻滞。采用从颈部外侧进针的平面外法（**A**）。对应的超声图像显示舌骨短轴切面（**B**），在舌骨小角水平（**C**），使用宽线阵探头（**D**）。在短轴成像时，舌骨可产生三角形的声影，可帮助确定其位置。舌骨有两个角，分别为小（上）角和大（下）角。舌骨上角是强回声。尽管被称作大角，但舌骨大角很难显示，因为舌骨向后方明显变窄

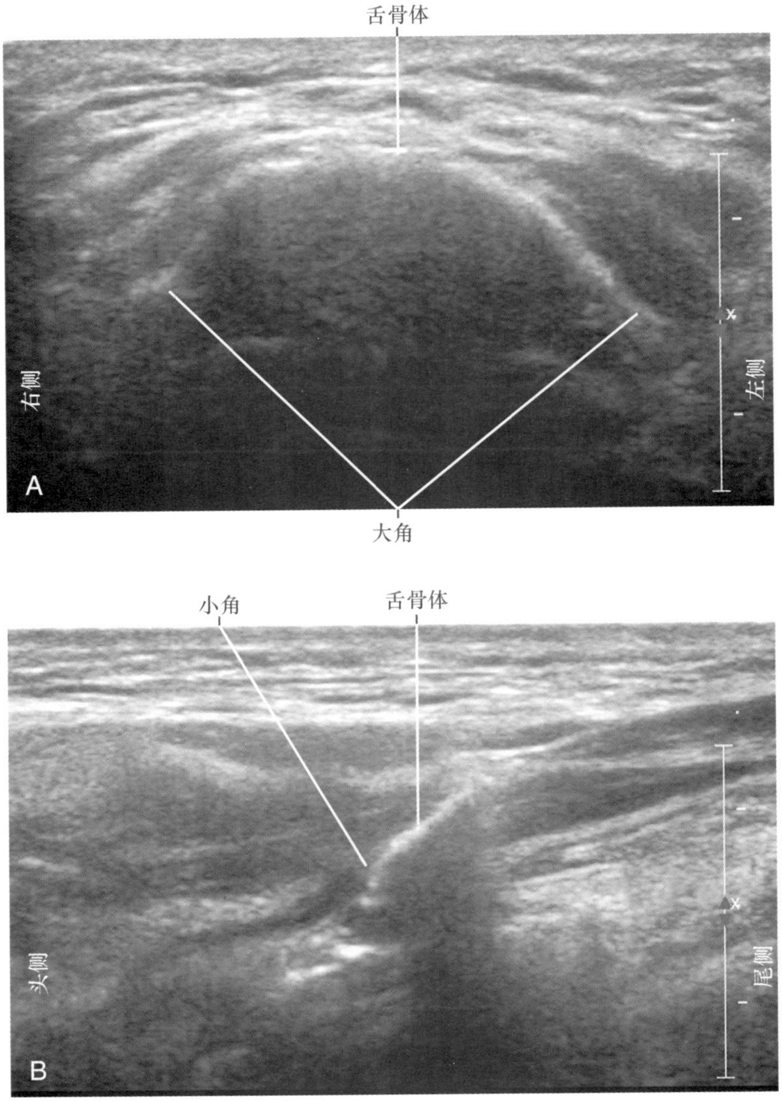

图 58-3　舌骨长轴切面（**A**），短轴切面显示小角斜形走行（**B**）。在长轴图像上舌骨显示为 U 形骨。喉上神经内侧支紧邻舌骨大角的下方和深方

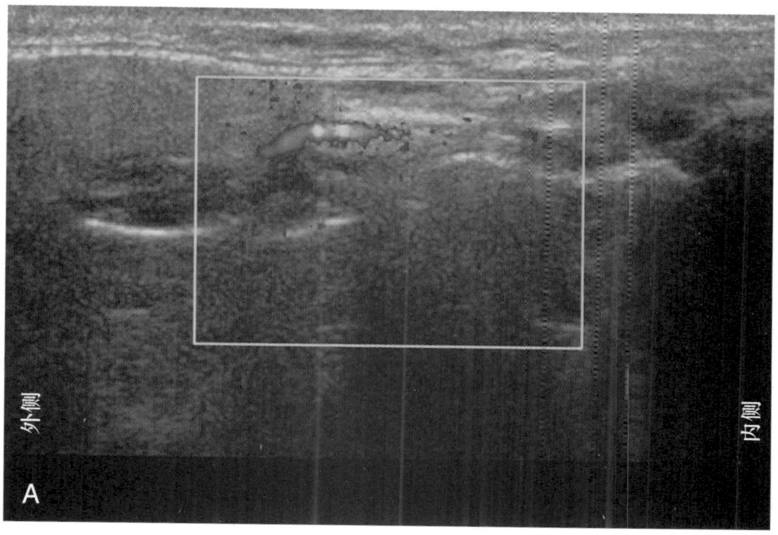

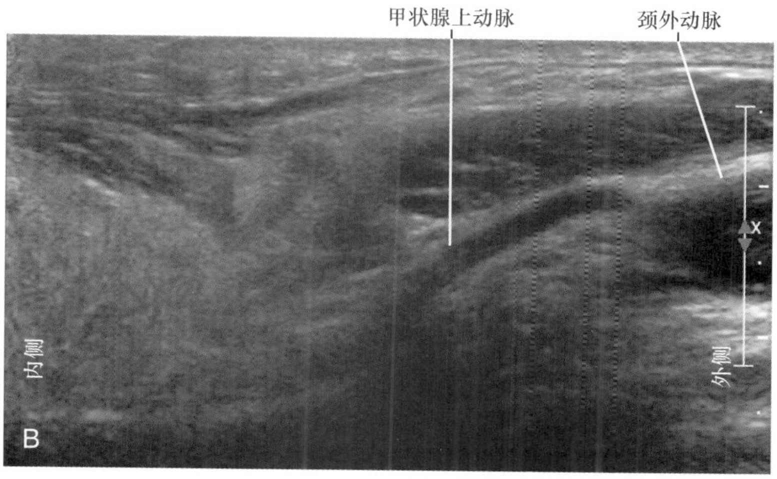

图 58-4 能量多普勒图像显示下行到喉部的喉上动脉（**A**）。喉上神经位于喉上动脉上方。超声图像显示甲状腺上动脉发自颈外动脉（**B**）。甲状腺上动脉是颈外动脉的第一分支，其发出喉上动脉（见彩图）

59 耳大神经阻滞

耳大神经（great auricular nerve，GAN）是颈浅丛最大的分支（见第 60 章，图 60-1），它提供耳周区域的皮肤神经支配[1]。耳大神经绕过胸锁乳突肌的后缘，然后沿其浅方向前走行，并分为前支和后支[2]。由于位置浅表，颈部手术过程中耳大神经可能受损[3]。颈浅丛自颈丛发出后，首先位于颈阔肌的深方，但在椎前筋膜浅方。

耳大神经位于胸锁乳突肌外缘的浅方，可以追溯到耳周区域或回到颈浅丛。

除不走行到耳后，枕小神经具有相似的解剖走行。

建议技术

耳大神经越过胸锁乳突肌的部位，超声扫查具有特征性的单束或双束表现。在胸锁乳突肌浅方，耳大神经形态呈扁平状，在胸锁乳突肌外角变得难以显示。该点大约是在环状软骨的水平。单独的耳大神经阻滞可行，但其较大的尺寸和特征性的超声表现使其成为识别其余颈浅丛位置的便捷方式。

因为耳大神经非常浅表，经常使用神经短轴成像平面外法进行耳大神经阻滞。耳大神经邻近颈外静脉，因此可能出现血管穿刺和轻微出血。

临床要点

- 耳大神经由颈 2 和颈 3 神经分支组成。耳大神经分为前支和后支。
- 经常可以在一个成像平面内显示耳大神经位于胸锁乳突肌的浅方和深方，因为神经环绕胸锁乳突肌的后外侧缘。
- 外耳皮肤神经支配的主要模式已被确定[4]。大多数模式是枕小神经或耳大神经为主。

参考文献

1. Thallaj A, Marhofer P, Moriggl B, et al. Great auricular nerve blockade using high resolution ultrasound: a volunteer study. *Anaesthesia* 2010;**65**:836–40.
2. Ginsberg LE, Eicher SA. Great auricular nerve: anatomy and imaging in a case of perineural tumor spread. *AJNR Am J Neuroradiol* 2000;**21**:568–71.
3. Nusair YM, Dickenson AJ. Great auricular causalgia: an unusual complication of excision of the submandibu-

lar gland. *Br J Oral Maxillofac Surg* 2003;**41**:334–5.
4. Pantaloni M, Sullivan P. Relevance of the lesser occipital nerve in facial rejuvenation surgery. *Plast Reconstr Surg* 2000;**105**:2594–9.

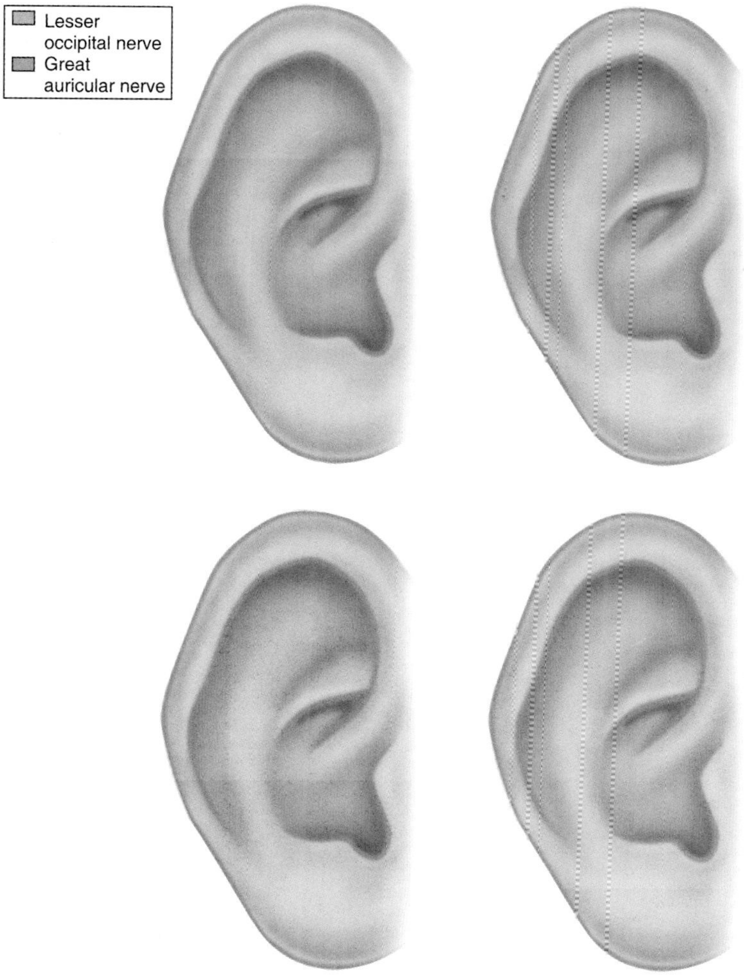

图 59-1 *Above*, *left*, In 11 of 19 hemifaces（58%）, the lesser occipital nerve innervated the superior one third of the ear. *Above*, *right*, In 3 of 19 hemifaces（16%）, the great auricular nerve provided sensorysupply to the entire ear. *Below*, *left*, In 4 of 19 hemifaces（21%）, the lesser occipital nerve supplied the superior two thirds of the ear. *Below*, *right*, In 1 of 19 hemifaces（5%）, the lesser occipital nerve innervated the majority of the ear, and the great auricular nerve supplied the earlobe.（出版者注：由于授权限制，本图题保留英文）（From Pantaloni M, Sullivan P. Relevance of the lesser occipital nerve in facial rejuvenation surgery. Plast Reconstr Surg2000；105（7）：2594-9.）（见彩图）

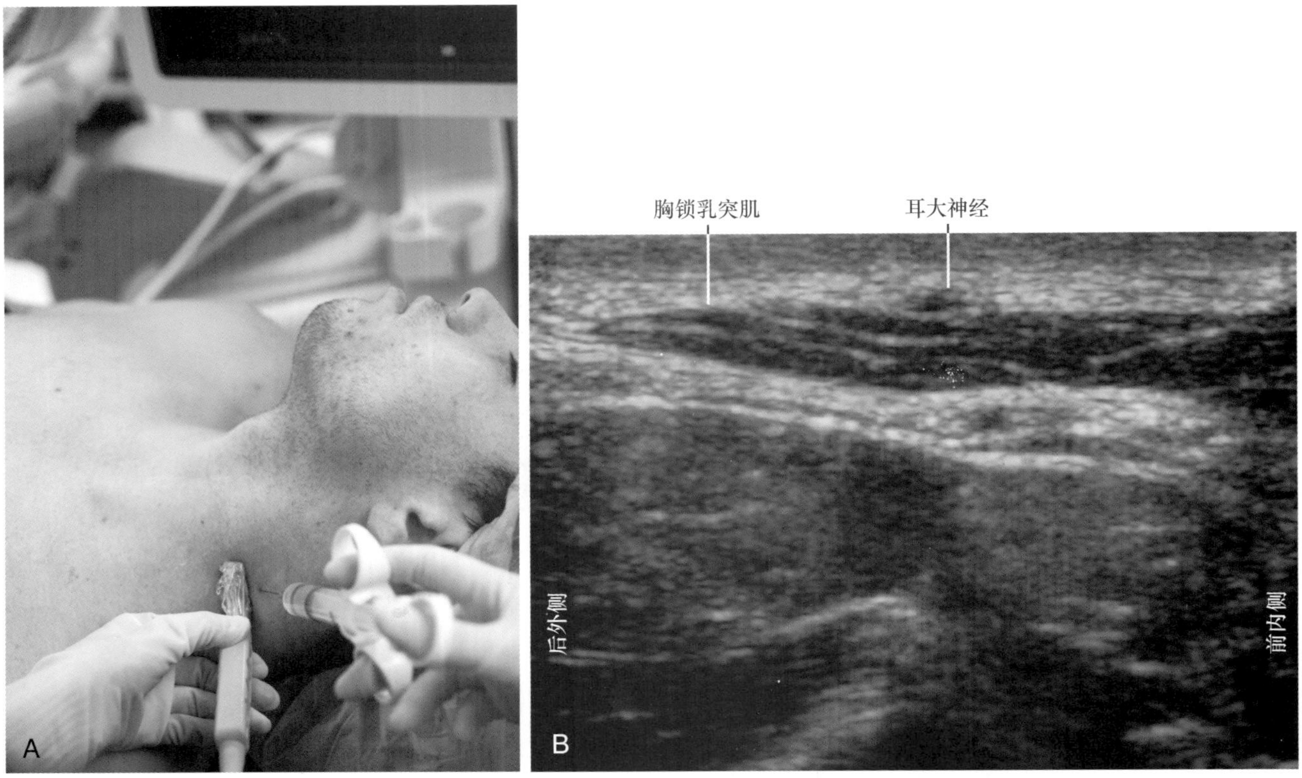

图 59-2　A. 体表照片显示平面外法耳大神经阻滞；**B**. 针置入前对应的超声图像

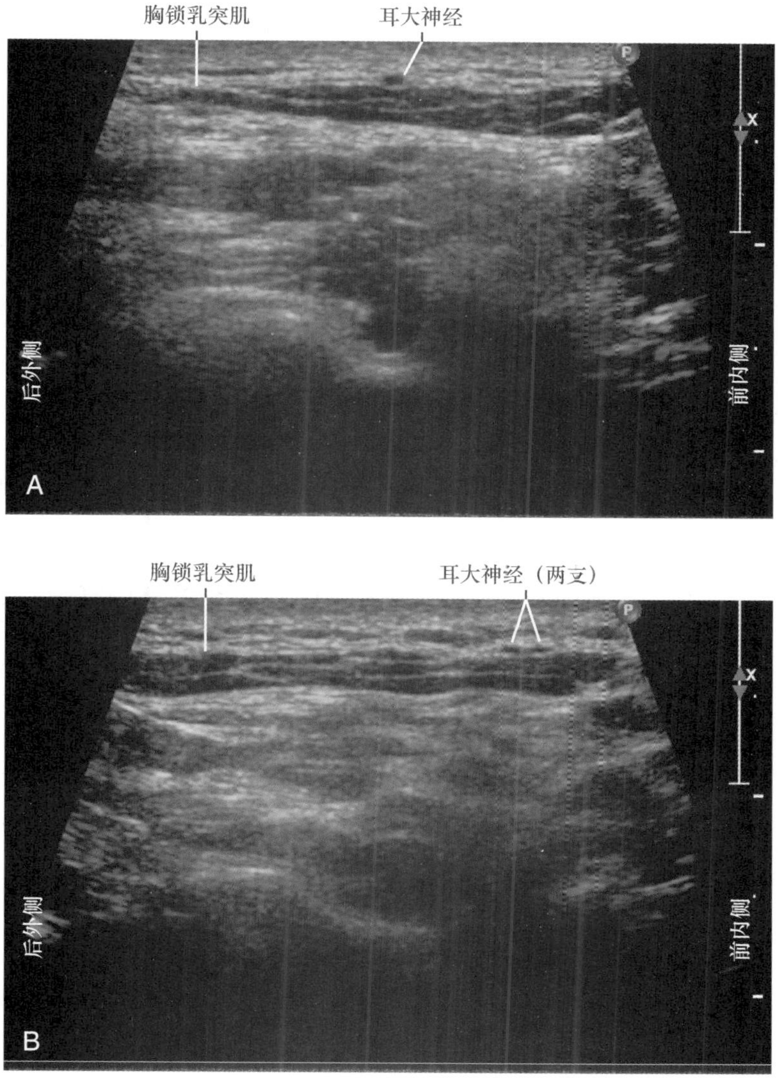

图 59-3　A. 胸锁乳突肌后外侧缘附近耳大神经短轴图像；B. 耳大神经分为前支和后支

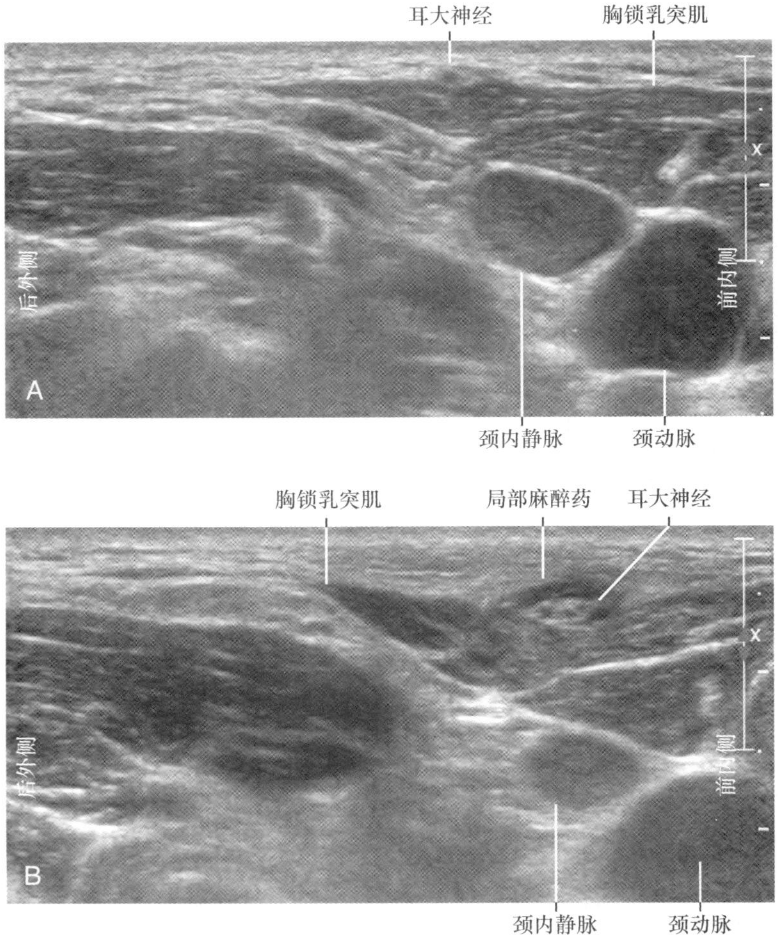

图 59-4　局部麻醉药注射前（**A**）和注射后（**B**）耳大神经短轴图像。可见局部麻醉药包绕神经

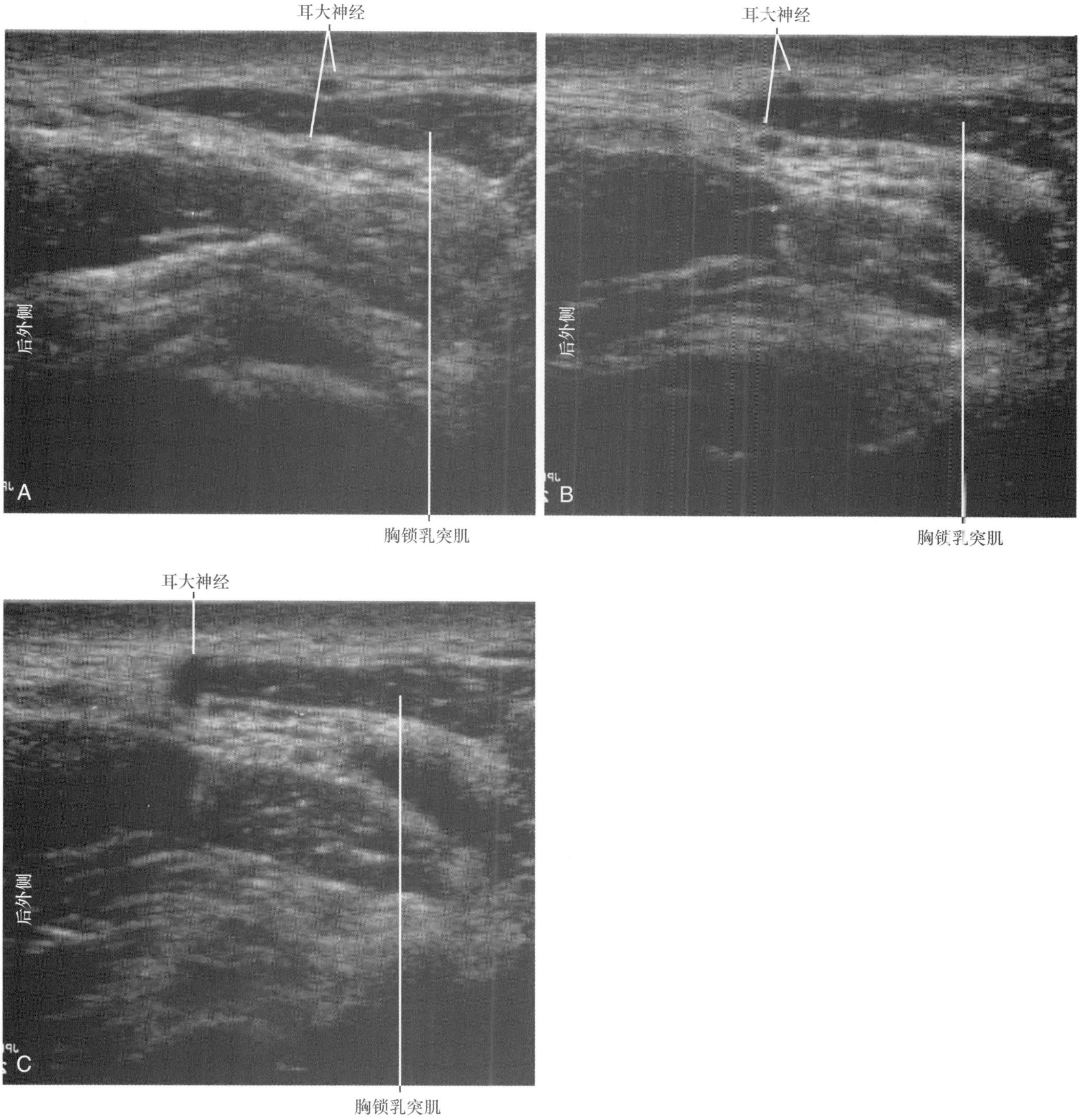

图 59-5 耳大神经下降环绕胸锁乳突肌后外侧缘，因此可以在肌肉的前面和后面采用同一个横断切面显示神经。向尾侧滑动探头证实两支神经在肌肉边缘汇合。可以在胸锁乳突肌深方阻滞耳大神经，以获得完全麻醉

60 颈丛阻滞

颈丛源自颈 2、颈 3、颈 4 神经前支。其浅支包括枕小神经、耳大神经、颈横神经和锁骨上神经，这些神经支配颈部和肩部皮肤。颈丛神经在胸锁乳突肌后外侧缘汇合，可在此处进行颈丛阻滞。颈丛阻滞的常见适应证包括颈动脉内膜切除术、甲状腺和甲状旁腺手术以及锁骨手术[1]。

超声成像可用于引导颈丛阻滞。通过识别超声标志，一些病例可以直接显示神经。首选使用平面内法引导针尖置入，进行靶向阻滞，并可避免并发症[2]。颈丛阻滞有时根据注射位置处的神经是否穿过椎前筋膜分为浅层阻滞和深层阻滞。中间层颈丛阻滞定位于胸锁乳突肌深方[3]，这种技术非常适合超声引导下并在本章中描述。

建议技术

颈丛阻滞在仰卧位进行，头部略转向对侧，手臂置于体侧。头部可以用蓝色泡沫圈或凝胶圈固定。在颈部中间（乳突和锁骨之间的中点），胸锁乳突肌后外侧缘横断成像。

几个超声标志可以更精确地确定颈丛阻滞注射的水平（表 60-1）：

1. 耳大神经是颈丛的最大分支，通常可以在胸锁乳突肌浅方显示。颈丛阻滞可以在紧邻耳大神经包绕胸锁乳突肌后外侧缘的尾侧进行，此处也是耳大神经与颈丛其他分支交汇处。
2. 颈外静脉经过胸锁乳突肌后外侧缘。颈丛从肌肉边缘发出，位于颈外静脉深方。该静脉可作为导管，促进注射药液分布到深方的颈神经丛。
3. 颈部节段定位可以通过超声扫查颈椎形态确定[4-5]。颈 7 椎体横突的前结节发育不全。相比之下，颈 6 椎体横突前结节（有时称为 Chassaignac 结节）与其后结节相比明显突出。当进行颈丛阻滞时，可以使用骨的形态确定高位颈椎水平。此外，椎动脉第一段在进入颈椎横突孔之前位于颈 7 椎体横突前方。当探头向头侧移动时，前后结节之间的间隙（沟）逐渐变小。这是因为在高位颈椎发出的颈神经前支比较细小。可在颈 4 椎体椎间孔水平，胸锁乳突肌深方横断成像进行颈丛阻滞。
4. 在颈丛阻滞水平，臂丛的前支并不显示，斜角肌逐渐变小。在这一水平，头长肌和肩胛提肌更为明显。

表 60-1 中间层颈丛阻滞的超声标志 *	
中间层颈丛阻滞的位置	超声标志的注释
颈外静脉经过胸锁乳突肌后外侧缘	颈丛发出，位于颈外静脉深方
耳大神经包绕胸锁乳突肌的后外侧缘	耳大神经是颈丛的最大分支，因此相对容易识别
颈 4 横突水平	颈 4 前后结节之间的间隙较小 颈 4 神经前支比组成臂丛的颈神经前支细小 或者从颈 7 横突开始计数，其与其他椎体形态不同
不显示臂丛和斜角肌	颈丛在头长肌和肩胛提肌之间发出

* 这一阻滞使用胸锁乳突肌的后外侧缘横断切面引导肌肉深方颈丛注射，此处颈丛聚集。选择阻滞的平面，以确保注射药液完全分布到整个颈丛区域。探头沿头尾方向滑动以识别颈丛中间阻滞的标志。尽管这些超声标志的成像质量可能因患者而异，但这四个位置彼此非常接近

使用横断图像平面内法（由内向外或由外向内）引导针尖穿过胸锁乳突肌后外侧缘。使用 25 G、1.5 英寸（约 3.81 cm）的皮下注射针伴延长管或可控注射器注射 10 ml 的局部麻醉药进行阻滞。控制针的手尺侧应放在颈部，固定和牵拉移动的皮肤。颈丛阻滞时，注射药液应沿胸锁乳突肌的深方呈月牙形分布[6]。颈丛阻滞的程度可以通过测试锁骨上皮肤（锁骨上神经区域）、耳后（枕小神经区域）和耳背（耳大神经区域）进行临床评估。

由于位置邻近，颈丛阻滞的副作用包括膈神经阻滞（可导致呼吸困难）、喉返神经阻滞（可导致声音嘶哑或气道梗阻）和臂丛阻滞（可能导致上肢无力）。为减少这些副作用，大多数操作者限制注射药液的浓度和剂量，特别是双侧注射时。

关键点

颈丛阻滞	要点
解剖	颈丛位于胸锁乳突肌深方 颈丛分支位于肌间沟（尾侧位于前斜角肌和中斜角肌之间，头侧位于头长肌和肩胛提肌之间） 颈丛皮支在胸锁乳突肌后外侧缘发出 颈丛在胸锁乳突肌边缘位于颈外静脉深方 颈 4 神经前支和椎间孔径线小于低位水平
图像方向	胸锁乳突肌后外侧缘逐渐变细
体位	仰卧位，手臂放于同侧，头转向对侧 使用胶圈保持头的位置
操作者	站在患者侧

关键点

颈丛阻滞	要点
显示	经过操作台
探头	高频线阵，23 ～ 38 mm 的接触面
初始深度设定	20 ～ 25 mm
穿刺针	25 G，38 mm 长
解剖位置	从识别胸锁乳突肌后外侧缘开始扫查 颈丛阻滞通常在颈 4 椎体水平进行，此时臂丛不显示
方法	横断切面显示胸锁乳突肌，平面内法从内到外 针尖邻近胸锁乳突肌后外侧缘刺入 穿刺针可能穿过中斜角肌或头长肌 针缓慢回撤时注射
超声评估	注射药液应位于胸锁乳突肌深方
解剖变异	颈丛组成存在变化

关键点

颈丛阻滞	要点
浅层	局部麻醉药沿胸锁乳突肌后外侧缘浸润到颈阔肌和颈外静脉深方
中间层	在胸锁乳突肌中部后外侧缘深方注射局部麻醉药
深层	在发出颈神经前支相应的椎间孔周围注射局部麻醉药

关键点

颈丛区域	皮肤评估
枕小神经	外耳上部的后方
耳大神经	沿耳轮后缘及邻近区域
颈横神经	下颌体下方
锁骨上神经	锁骨上区域

临床要点

- 对于一些手术（如肩关节手术），需要同时麻醉颈丛和臂丛时，可以使用大剂量局部麻醉药进行斜角肌间隙阻滞。使用这一技术时，当针头回撤时注射局部麻醉药浸润颈丛浅层分支。
- 在胸锁乳突肌深方筋膜层内注射非常重要。实现这一层次注射的最佳方式是将针尖穿过胸锁乳突肌后外侧角，然后边缓慢回撤针边轻推注射，使用 25 G 或 27 G 细针。不要将针刺入前斜角肌，因为膈神经位于前斜角肌表面[7]。膈神经不向外经过斜角肌间沟。
- 耳大神经和颈外静脉在胸锁乳突肌表面平行走行，耳大神经位于静脉头侧。可以追踪耳大神经，以帮助定位颈丛其他细小的神经。因为耳大神经环绕胸锁乳突肌边缘，可以在一个横断切面同时显示神经位于肌肉的表面和深方。
- 因为中斜角肌比前斜角肌止于更高的颈椎横突，所以超声扫查中斜角肌止点位置更偏头侧。
- 与臂丛不同，颈丛神经自脊髓发出后向头、尾双侧走行，所以它们不聚集成一个整体的形式，而是由环绕和发散的分支组成。颈部的神经支配有脑神经的下行分支和与交感神经伴行的上行分支参与。因此，颈丛阻滞通常不用作决定性的麻醉，同时要考虑气道控制。

参考文献

1. Roessel T, Wiessner D, Heller AR, et al. High-resolution ultrasound-guided high interscalene plexus block for carotid endarterectomy. *Reg Anesth Pain Med* 2007;**32**(3):247–53.
2. Fredrickson MJ. Superficial cervical plexus neuropathy with chronic pain after superficial cervical plexus block and interscalene catheter placement. *Reg Anesth Pain Med* 2011;**36**(2):206.
3. Choquet O, Dadure C, Capdevila X. Ultrasound-guided deep or intermediate cervical plexus block: the target should be the posterior cervical space. *Anesth Analg* 2010;**111**(6):1563–4.
4. Martinoli C, Bianchi S, Santacroce E, et al. Brachial plexus sonography: a technique for assessing the root level. *AJR Am J Roentgenol* 2002;**179**(3):699–702.
5. Soeding P, Eizenberg N. Review article: anatomical considerations for ultrasound guidance for regional anesthesia of the neck and upper limb. *Can J Anaesth* 2009;**56**(7):518–33. Epub 2009, May 28. Review.
6. Tran de QH, Dugani S, Finlayson RJ. A randomized comparison between ultrasound-guided and landmark-based superficial cervical plexus block. *Reg Anesth Pain Med* 2010;**35**(6):539–43.
7. Kessler J, Schafhalter-Zoppoth I, Gray AT. An ultrasound study of the phrenic nerve in the posterior cervical triangle: implications for the interscalene brachial plexus block. *Reg Anesth Pain Med* 2008;**33**(6):545–50.

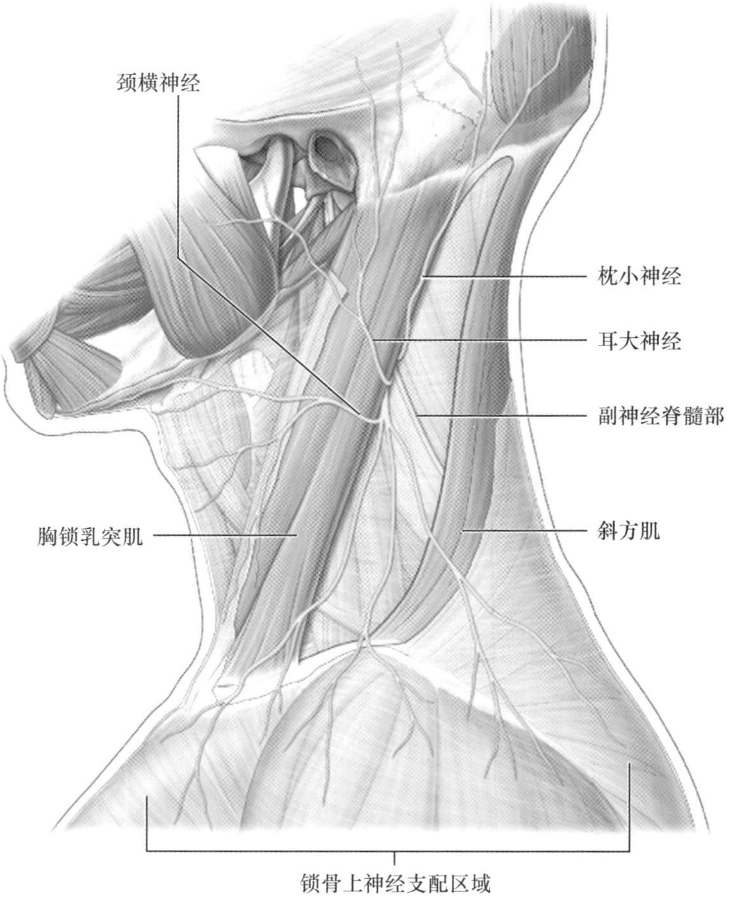

图 60-1　颈丛的皮肤分支。同时显示支配斜方肌的副神经脊髓部越过颈后三角。注意胸锁乳突肌上部止点和斜方肌之间的间隔通常不像本图所示那样广泛（From Standring S. Gray's anatomy. 40th ed. Philadelphia：Elsevier；2009. 见图 28.1）（见彩图）

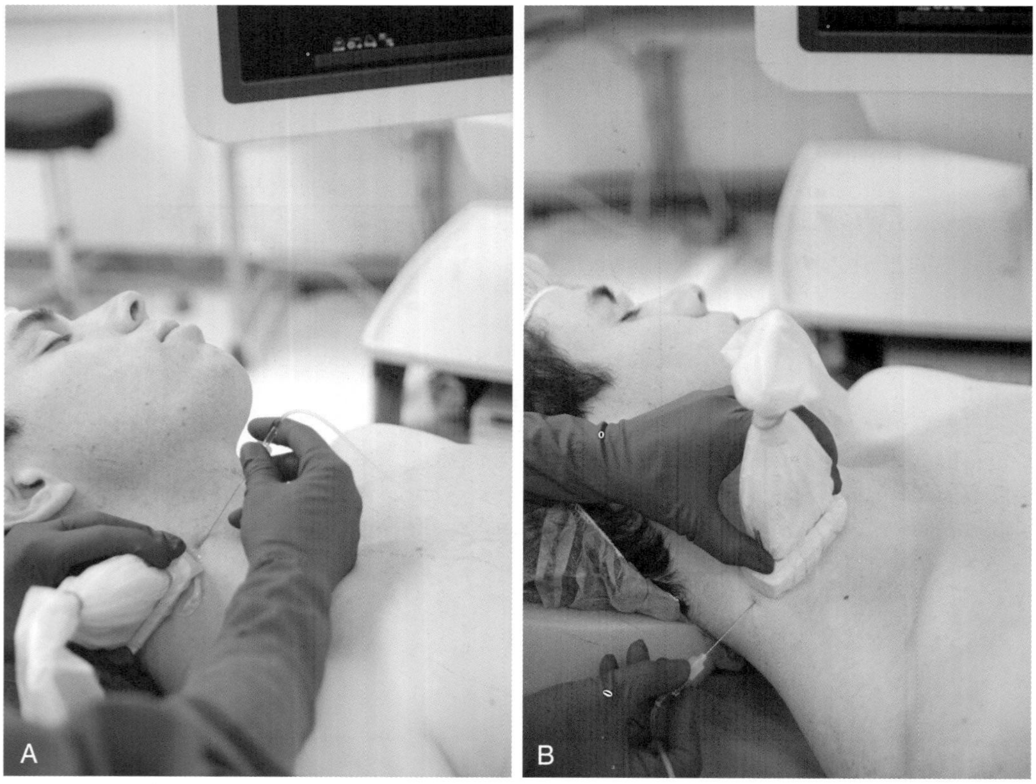

图 60-2　体表照片显示颈浅丛阻滞方法。**A**. 从内到外平面内法；**B**. 从外到内平面内法

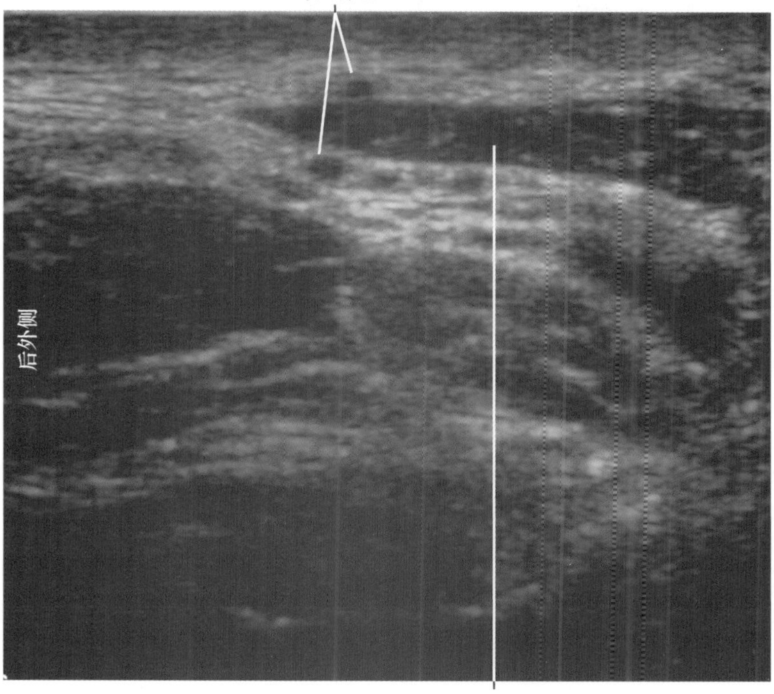

图 60-3 耳大神经可以作为颈丛其他部分的重要定位标志。在此超声图像上可见耳大神经位于胸锁乳突肌后外侧缘的浅方和深方。一个横断切面可能同时显示神经的两个部分，因为神经下行包绕肌肉边缘

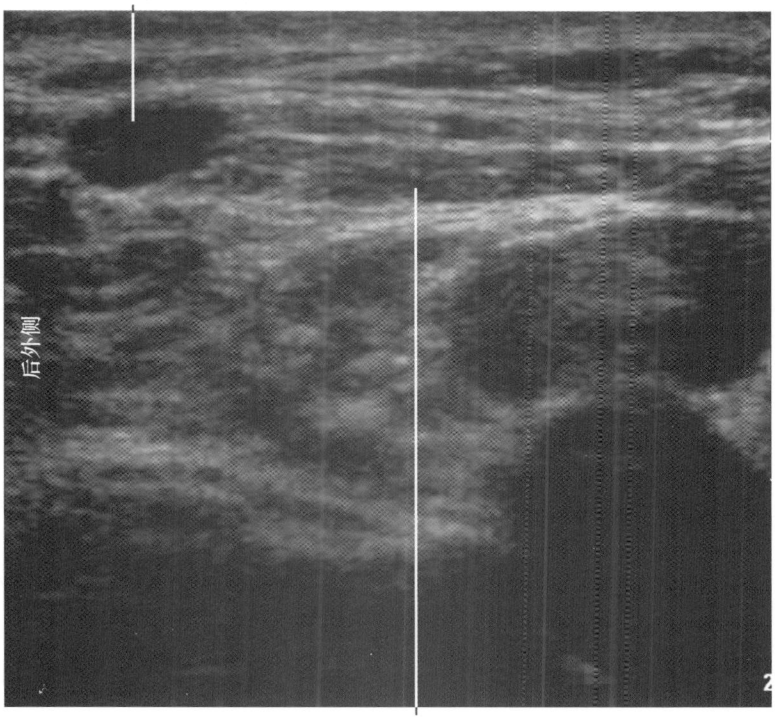

图 60-4 颈丛位于颈外静脉深方，因此可以在静脉经过胸锁乳突肌后外侧缘处进行注射。胸锁乳突肌后外侧缘是进行中间层颈丛阻滞的定位标志之一

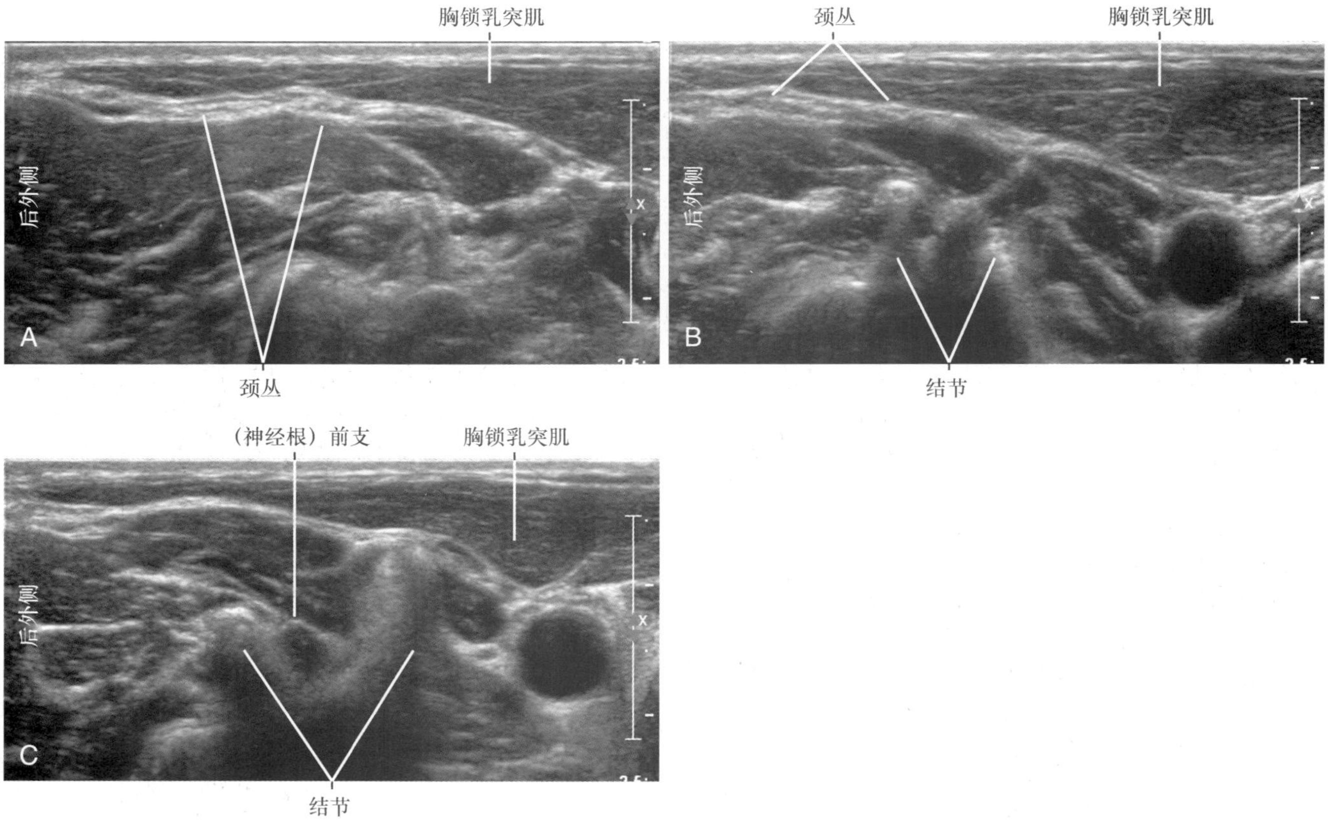

图 60-5　颈椎横突可用作评估颈丛的位置。图像显示颈 4 横突以上（**A**）和颈 4 横突水平（**B**）。颈 5 横突水平作为对比（**C**）。在颈 4 和以上水平观察颈丛位于胸锁乳突肌深方，表现为深方筋膜增厚

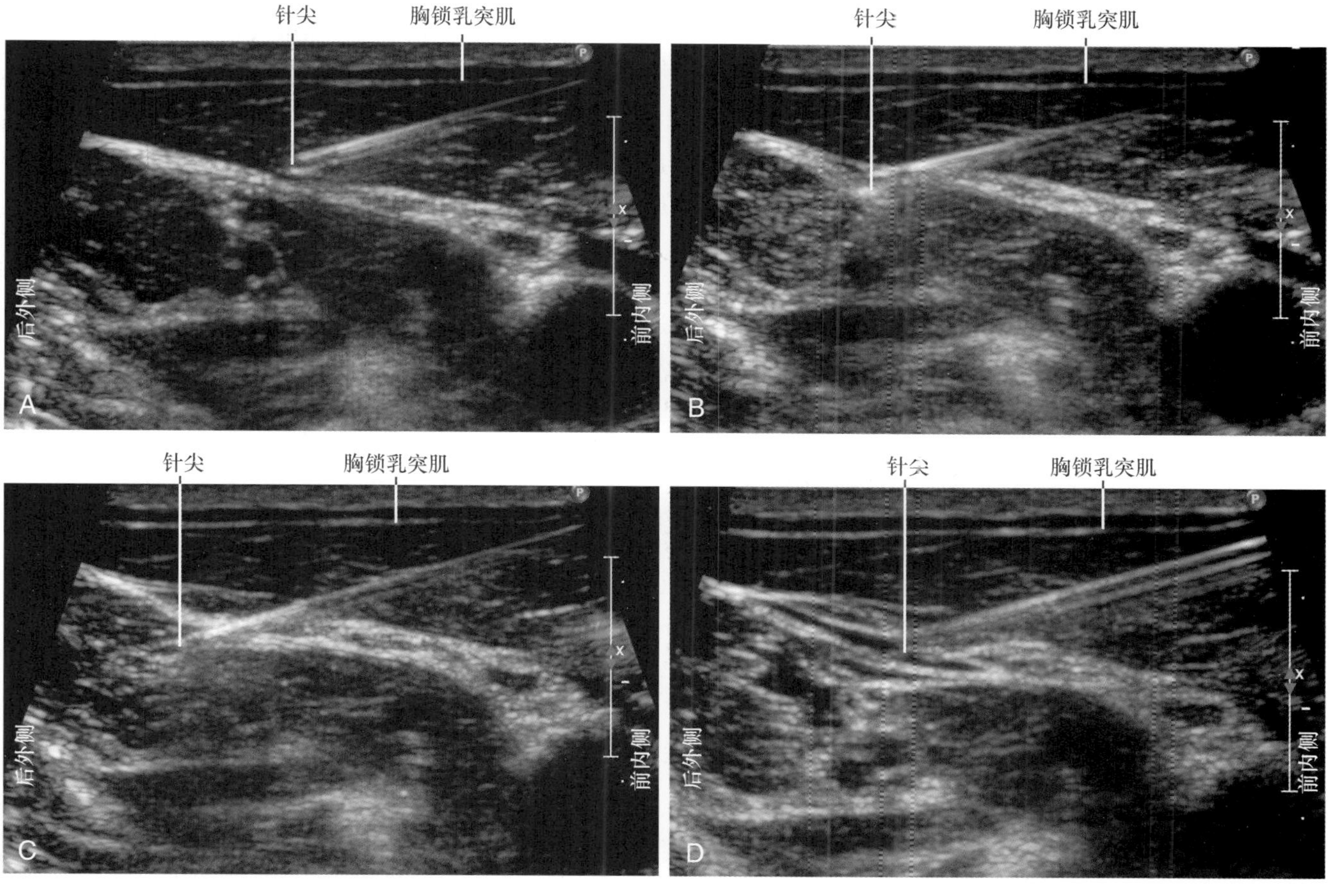

图 60-6 中间层颈丛阻滞，局部麻醉药注射至胸锁乳突肌后外侧缘深方。图像序列显示穿刺针置入和注射药液的过程（**A** ～ **D**）。注意避开膈神经、副神经脊髓部和臂丛

61 星状神经节阻滞（颈胸交感神经节阻滞）

星状神经节阻滞可用于治疗交感神经维持性疼痛（反射性交感神经营养不良、灼性神经痛、Ⅰ型复杂区域性疼痛综合征）。星状神经节是颈下和胸 1 交感神经节的融合。几乎所有支配头、颈和上肢的交感神经都通过星状神经节通路。星状神经节的大小约为 0.5 ～ 2.5 cm[1]。虽然被称作星状，但星状神经节在磁共振扫描呈梭形、三角形或球状[2]。星状神经节阻滞用于诊断和治疗上肢和头、颈部慢性疼痛综合征。

在胸 1 椎体水平，星状神经节位于颈长肌外缘的外侧和后方。随着向头侧走行，颈交感神经链转至颈长肌的前方[3-4]。颈长肌位于颈椎横突的前表面。

星状神经节阻滞时需要识别的解剖结构

食管

食管通常为中线结构，但可以偏离，最常见偏向左侧。下颌上扬拉直食管将其移向中线。食管相对容易识别，因为它具有肌肉形成的壁。超声成像时任何涉及食管识别的问题都可以通过要求患者吞咽来解决。这促使食管腔内气泡移动，增强其显著性。超声扫查时识别食管很重要，如果被穿刺会增加纵隔风险。

甲状腺下动脉

甲状腺下动脉走行迂曲（因此也被称为“蛇形动脉”）[5]。这条动脉从外向内经过颈长肌的表面。

椎动脉和静脉

随着椎动脉上升，椎动脉在进入横突孔之前从内到外经过颈长肌的表面。通常在第 6 颈椎水平进入横突孔。椎静脉位于椎动脉浅方。

前、后结节

颈 6 和颈 7 横突的前、后结节可以通过其形态来识别。颈 6 的前结节突出（Chassaignac 结节），而颈 7 的前结节发育不全。这有助于确定阻滞的水平。

膈神经

膈神经从外到内经过前斜角肌表面。超声扫查时，膈神经表现为纤小的（直径＜ 1 mm）单束结构[6]。膈神经在环状软骨水平（颈 6）邻近颈 5 神经前支。在这一水平尾侧由外向内进行星状神经节阻滞有助于避开针道上的膈神经。同样，位于前斜角肌前面的颈浅动脉（颈横动脉）也可通过这种方式避开。

颈长肌

颈长肌在超声扫查时回声很低（相对较黑）。

建议技术

确认禁食状态，并在操作前开放周围静脉。一些患者在针头刺入部位可能需要涂抹 EMLA（局部麻醉药的共溶混合物），对操作起镇静作用。

在仰卧位进行星状神经节阻滞，手臂位于体侧。在手术台上进行操作是最理想的，因为它允许操作者接近患者并可调整床头高度。患者的头部应转向对侧，蓝色泡沫头枕有助于在这一位置固定头部。应记录术前和术后疼痛评分。同侧和对侧手背应固定皮肤测温电极进行温度监测。在操作时应指导患者不要讲话、吞咽、咳嗽或移动（必要时使用手势）。

使用由外向内的平面内法，针穿过前斜角肌进入颈长肌。这通常在颈 6 和颈 7 或颈 7 和胸 1 椎体之间完成。当针缓慢回撤时，在注射器上保持轻柔压力，直至看到局部麻醉药沿颈长肌外侧缘分布。关于成功的星状神经节阻滞时正确的层次是在覆盖颈长肌的筋膜的浅方、深方还是内部[7]，尚存在争论。无论如何，局部麻醉药液能够描记出颈长肌的表面即预示阻滞成功。因为注射位置远离星状神经节（更接近胸 1 的水平），阻滞通常需要 5 ～ 15 ml 局部麻醉药。注射后床头抬高以促进药液向尾侧和后方分布至星状神经节。

操作后进行神经系统检查，以除外躯体臂丛神经阻滞。成功阻滞后会出现同侧上肢温度升高和霍纳综合征。手臂的交感神经传出主要位于颈 8 和胸 1 根[8]。因此，局部麻醉药分布到这些交感神经链水平或低于这些水平很重要。应避免同时进行双侧星状神经节阻滞或至少在时间上错开，因为存在双侧气胸、心脏起博神经纤维阻滞、喉返神经阻滞和膈神经阻滞的风险。

关键点

星状神经节阻滞	要点
解剖	颈交感神经节在颈 7 水平位于颈长肌的后外侧缘 星状神经节邻近第 1 肋头部 甲状腺下动脉、椎动脉、食管、膈神经位于针道上
体位	仰卧位，手放于体侧，蓝色泡沫头圈
操作者	站在患者侧
显示	经过操作台
探头	高频线阵，38 ～ 50 mm 的接触面
初始深度设定	35 ～ 50 mm
穿刺针	21 G，70 mm 长
解剖位置	从颈 6 和颈 7 横突开始扫查 在颈 6 和颈 7 之间或颈 7 和胸 1 之间进行阻滞
方法	平面内法，从外到内 针穿过前斜角肌进入颈长肌 针回撤时缓慢注射
超声评估	注射药液应环绕颈长肌外缘
解剖变异	常见（20% 不出现明显的星状神经节）

参考文献

1. Erickson SJ, Hogan QH. CT-guided injection of the stellate ganglion: description of technique and efficacy of sympathetic blockade. *Radiology* 1993;**188**(3):707–9.
2. Hogan QH, Erickson SJ. MR imaging of the stellate ganglion: normal appearance. *AJR Am J Roentgenol* 1992;**158**(3):655–9.
3. Ebraheim NA, Lu J, Yang H, et al. Vulnerability of the sympathetic trunk during the anterior approach to the lower cervical spine. *Spine* 2000;**25**(13):1603–6.
4. Civelek E, Karasu A, Cansever T, et al. Surgical anatomy of the cervical sympathetic trunk during antero-lateral approach to cervical spine. *Eur Spine J* 2008;**17**(8):991–5.
5. Narouze S. Beware of the "serpentine" inferior thyroid artery while performing stellate ganglion block. *Anesth Analg* 2009;**109**(1):289–90.
6. Kessler J, Schafhalter-Zoppoth I, Gray AT. An ultrasound study of the phrenic nerve in the posterior cervical triangle: implications for the interscalene brachial plexus block. *Reg Anesth Pain Med* 2008;**33**:545–50.
7. Gofeld M, Bhatia A, Abbas S, et al. Development and validation of a new technique for ultrasound-guided stellate ganglion block. *Reg Anesth Pain Med* 2009;**34**(5):475–9.
8. Hogan QH, Erickson SJ, Haddox JD, et al. The spread of solutions during stellate ganglion block. *Reg Anesth* 1992;**17**(2):78–83.

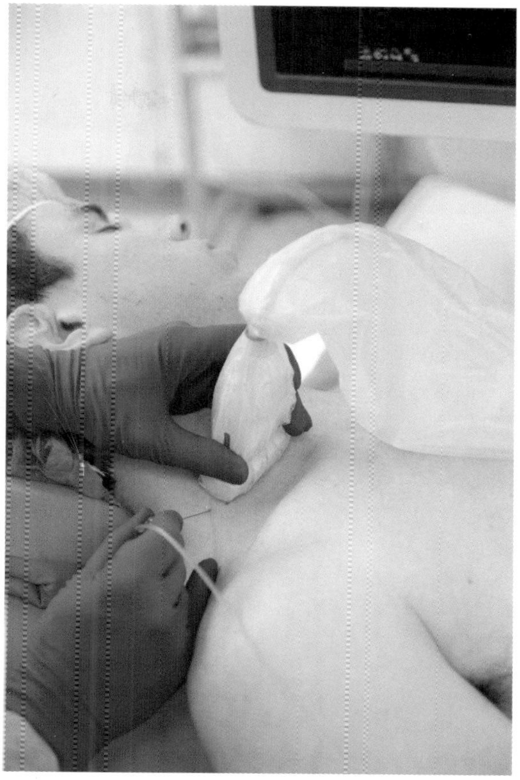

图 61-1 体表照片显示在颈 6 和颈 7 横突之间，从外侧平面内法行星状神经节阻滞

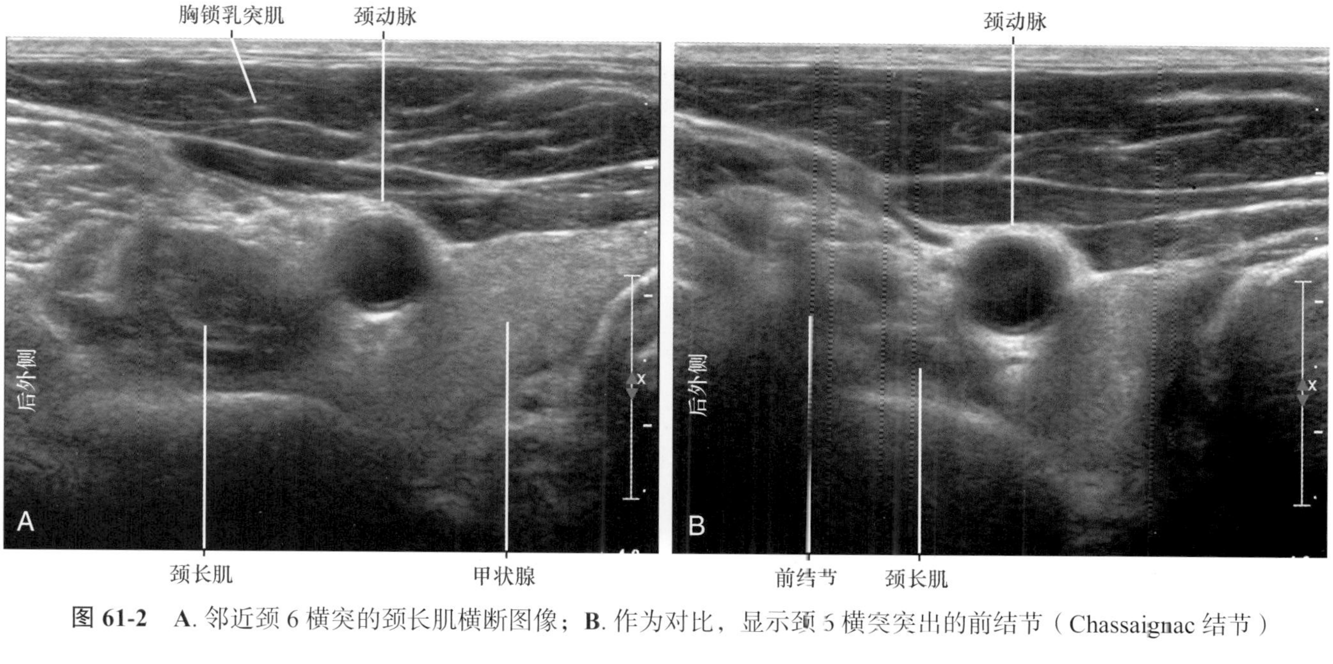

图 61-2 **A**. 邻近颈 6 横突的颈长肌横断图像；**B**. 作为对比，显示颈 5 横突突出的前结节（Chassaignac 结节）

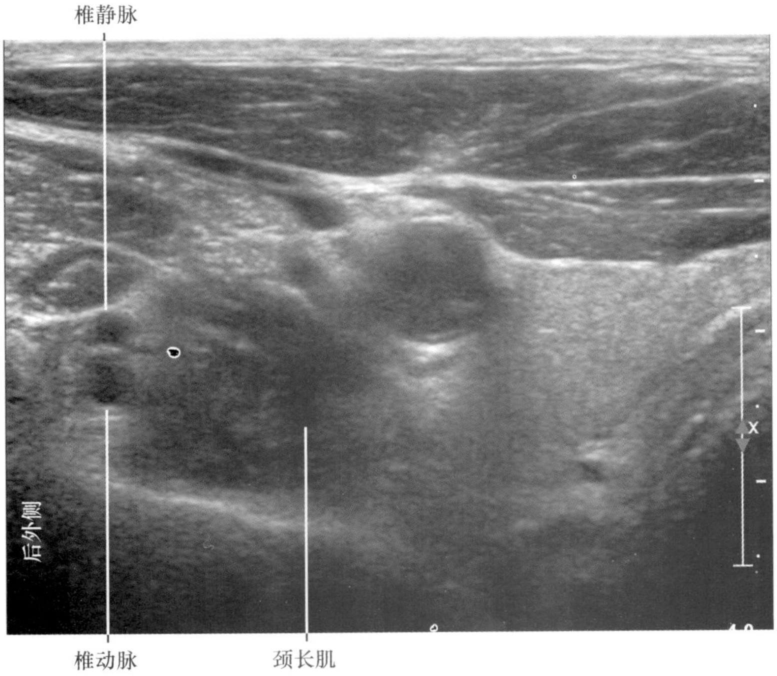

图 61-3　颈长肌横断图像显示椎动脉和静脉。这一切面邻近第 7 颈椎

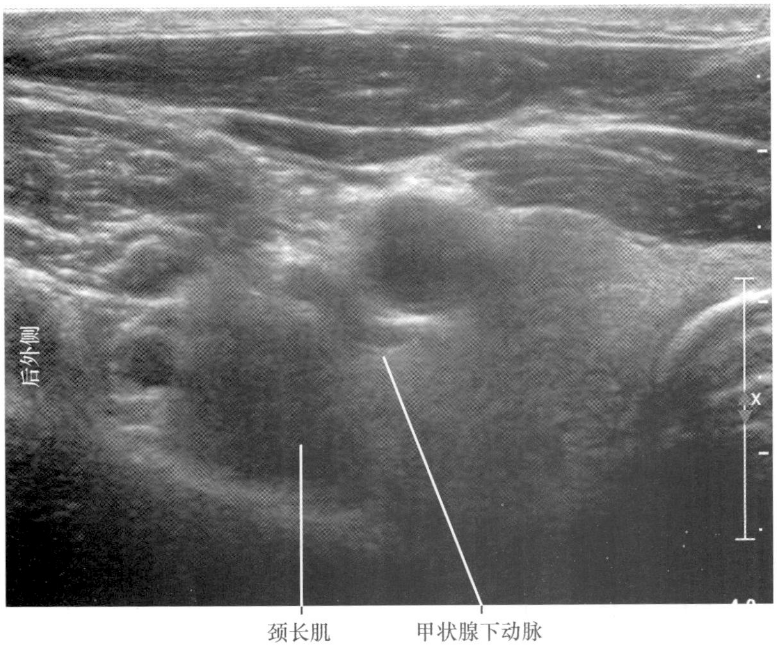

图 61-4　甲状腺下动脉长轴图像。因为动脉走行迂曲（"蛇形动脉"），成像区域内只包含动脉的一部分（部分长轴图像）

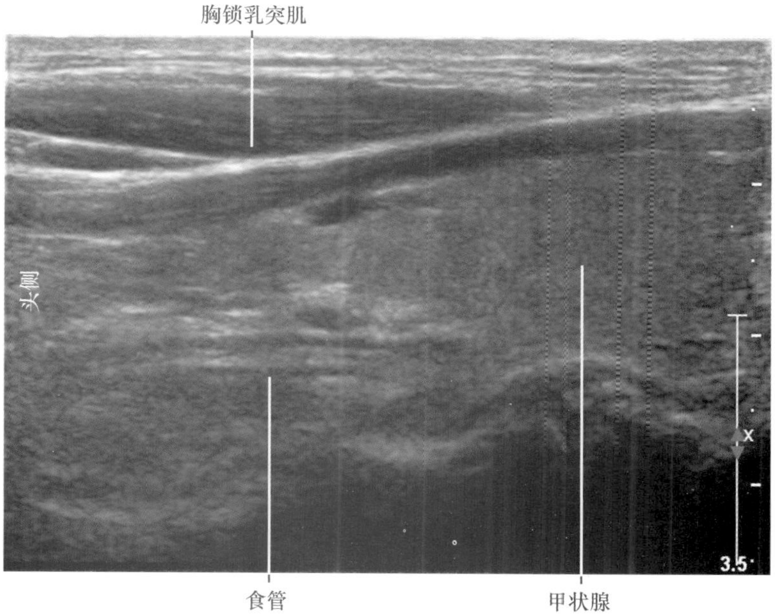

图 61-5 超声扫查显示食管呈管状外观。高频超声可以分辨肌性食管壁的层次。食管通常位于甲状腺左侧叶的后方，可以通过空腔脏器的黏膜形态特征识别。在此例，长轴图像显示食管腔伴高回声带

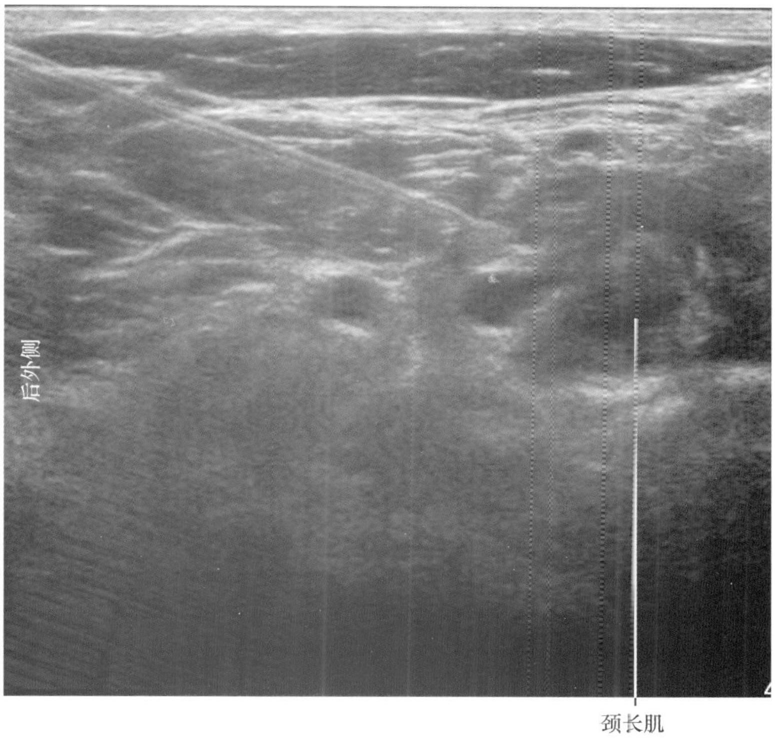

图 61-6 由外向内平面内法星状神经节阻滞。阻滞针尖已置于颈长肌。当针回撤到肌肉表面时开始注射

第七部分

安全问题

62 不良反应

能够预防和识别超声引导下区域阻滞过程中可能发生的不良反应非常重要。超声引导下区域疼痛阻滞已经证明有效，现在安全问题需要仔细检查。因为不良反应不常见，所以这些问题在广泛的临床实践中需要时间来评估。虽然大多数证据表明超声引导下提高了安全性，但这一技术还存在很大的局限性[1]。教育和培训在超声引导下介入安全方面发挥重要作用。在与组织相似的模型上模拟超声引导下介入操作，是演示针尖可见性和其他培训问题的优良工具。

临床要点

- 超声成像可以发现血管内注射和神经内注射。
- 超声确定神经边界和单个神经束的能力有限。
- 需要开发反映临床成像复杂性的培训模型。

参考文献

1. Nolsoe C, Nielsen L, Torp-Pedersen S, et al. Major complications and deaths due to interventional ultrasonography: a review of 8000 cases. *J Clin Ultrasound* 1990;**18**:179–84.

63 血管内注射

超声引导下区域阻滞可以减少但不能完全去除血管穿刺的风险。这与已经报道的超声引导下其他介入相似[1]。

小剂量试验性注射（0.5 ～ 1 ml）有助于发现血管内注射[2]。如果注射药液不可见，应立即停止注射。最好假定发生了血管内注射或其他不良事件。

超声引导下区域阻滞降低局部麻醉药的系统性毒性大概有如下几个原因：首先，有证据表明区域阻滞可以使用较低剂量的局部麻醉药；第二，针尖刺入血管的机会较少；第三，可以识别血管内注射，这种识别可在线动态检测（实时有效，超声图像帧频＞ 30 帧 / 秒）。

尽管有良好的安全性，但超声引导下发生血管内注射引起的系统性毒性已有报道[3-4]。另一个需要关注的是探头加压引起静脉塌陷，可能会影响操作者对穿刺后发生的静脉内注射的察觉[5]。从病例报道难以评估这些问题的发生率，但这些事件可能不常见，并且主要与针尖显示受限有关。超声引导下区域阻滞的临床研究中，血管穿刺发生率详见表 63-1[6-11]。

表 63-1 超声引导下区域阻滞临床研究报道的血管穿刺发生率

阻滞	超声	对照组	参考文献
锁骨上区域	1/40（2.5%）	无	Chan 等[6]
锁骨下区域	8/1146（0.7%）	无	Sandhu 等[7]
腋神经	0/146（0）	0/72（0）	Chan 等[8]
股神经	0/20（0）	3/20（15%）	Marhofer 等[9]
股神经	0/20（0）	4/40（10%）	Marhofer 等[10]
复合神经	3/124（2.4%）	12/124（9.7%）	Orebaugh 等[11]

参考文献

1. Randolph AG, Cook DJ, Gonzales CA, et al. Ultrasound guidance for placement of central venous catheters: a meta-analysis of the literature. *Crit Care Med* 1996;**24**:2053–8.
2. VadeBoncouer TR, Weinberg GL, Oswald S, et al. Early detection of intravascular injection during ultrasound-guided supraclavicular brachial plexus block. *Reg Anesth Pain Med* 2008;**33**:278–9.
3. Loubert C, Williams SR, Hélie F, et al. Complication during ultrasound-guided regional block: accidental intravascular injection of local anesthetic. *Anesthesiology* 2008;**108**:759–60.
4. Zetlaoui PJ, Labbe JP, Benhamou D. Ultrasound guidance for axillary plexus block does not prevent intravascular injection. *Anesthesiology* 2008;**108**:761.
5. Robards C, Clendenen S, Greengrass R. Intravascular injection during ultrasound-guided axillary block:

negative aspiration can be misleading. *Anesth Analg* 2008;**107**:1754–5.
6. Chan VW, Perlas A, Rawson R, et al. Ultrasound-guided supraclavicular brachial plexus block. *Anesth Analg* 2003;**97**:1514–17.
7. Sandhu NS, Manne JS, Medabalmi PK, et al. Sonographically guided infraclavicular brachial plexus block in adults: a retrospective analysis of 1146 cases. *J Ultrasound Med* 2006;**25**:1555–61.
8. Chan VW, Perlas A, McCartney CJ, et al. Ultrasound guidance improves success rate of axillary brachial plexus block. *Can J Anaesth* 2007;**54**:176–82.
9. Marhofer P, Schrogendorfer K, Wallner T, et al. Ultrasonographic guidance reduces the amount of local anesthetic for 3-in-1 blocks. *Reg Anesth Pain Med* 1998;**23**:584–8.
10. Marhofer P, Schrögendorfer K, Koinig H, et al. Ultrasonographic guidance improves sensory block and onset time of three-in-one blocks. *Anesth Analg* 1997;**85**:854–7.
11. Orebaugh SL, Williams BA, Kentor ML. Ultrasound guidance with nerve stimulation reduces the time necessary for resident peripheral nerve blockade. *Reg Anesth Pain Med* 2007;**32**:448–54.

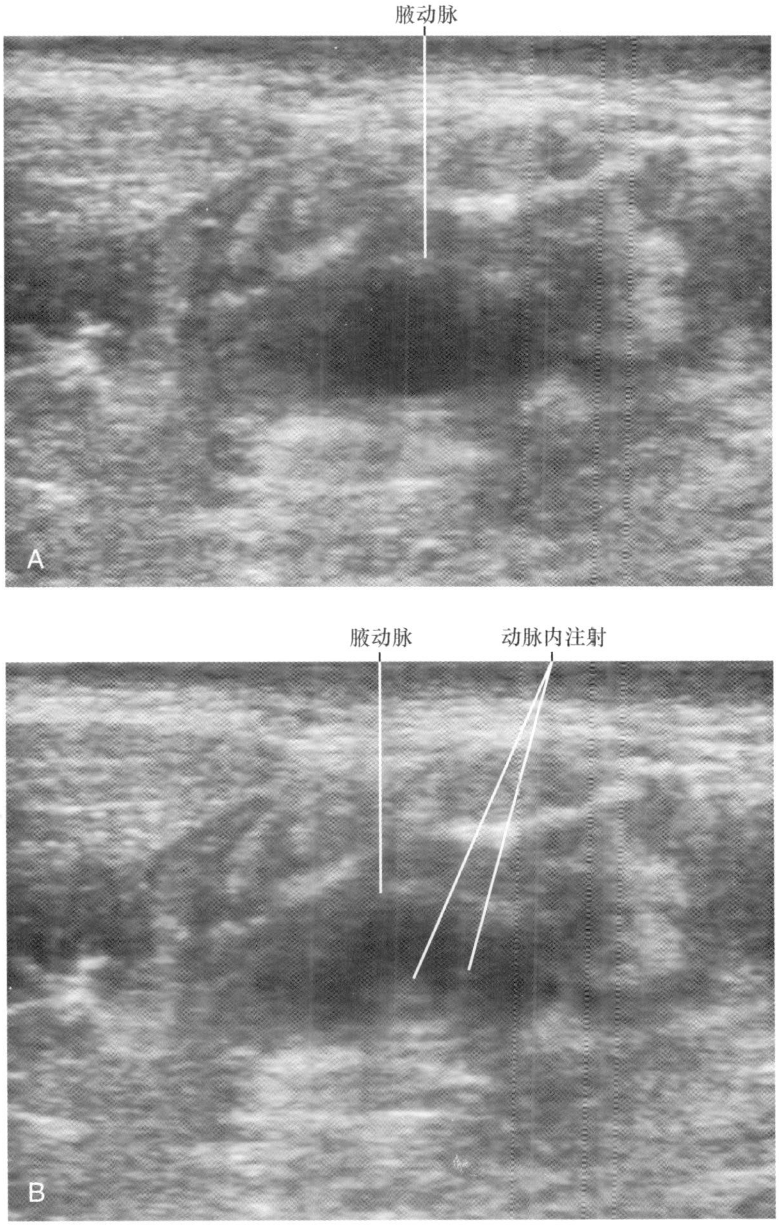

图 63-1 超声发现动脉内注射局部麻醉药。平面外法腋神经阻滞时短轴显示腋动脉注射局部麻醉药前（**A**）和注射局部麻醉药后（**B**）

64 神经内注射

超声在区域疼痛阻滞实践中的安全问题已被几个作者提出[1-2]。这个领域存在巨大的争议和讨论，特别是关于神经内注射的问题。

大量超声成像看似无害的神经内注射已有报道[1, 3-4]。在这些病例，虽然报道了注射引起的神经肿胀，但并未发现神经边缘完整性的丧失。所有这些神经内注射被认为压力较低。这些无害的神经内注射大多数是通过回顾阻滞时的超声记录被发现，而没有被实时在线识别。所有这些神经内注射均发生在具有高胶原含量和多束结构的神经。目前尚没有单束神经内注射的病例报道，这种注射更有可能导致神经功能损害。

外周神经通常具有很强的再生能力。然而，在许多临床情况下，这种能力受限（例如，糖尿病引起的神经病变、酒精中毒）。

目前还没有确立产生功能损害的神经内注射的超声征象。到目前为止，只有一篇关于穿刺针注射引起神经损伤的超声神经影像的报道[5]。超声不能鉴别神经外膜下和神经束膜下的针尖置入。神经束膜注射被认为损伤更大[6]。

神经内注射被分为高压和低压两种类型[7-8]。低压型与损伤无关，可能在临床实践中很常见。高压注射后的相邻神经纤维损伤可能是源自附带损害机制（高压引起神经冲击损伤，合并周围神经束受损）。

超声可能能够识别区域疼痛阻滞时造成神经损伤的一些影响因素。神经回声可能在围术期神经损伤中起重要作用。多束神经比单束神经含有更多的保护性结缔组织。单束神经损伤可能比多束神经损伤后果更严重[9]。

神经通常是可移动和可扩张的结构。但是，如果神经束被困在前进针的两侧，针刺入甚至穿过神经时经常有感觉异常。周围神经关于躯体定位的运动和感觉纤维的复杂结构可以解释机械和电子诱发反应的多样性。超声也可以识别神经与深方致密结构的距离。在骨骼附近进行神经阻滞时，神经功能障碍的发生率很高[10]。

神经形状也可能在神经损伤中发挥作用。圆形神经不太可能被刺伤，因为针前进时会沿神经滑动到侧面。神经内注射可类似于吹起一个泄气的气球，注射时神经变得更圆。注射时神经形状的任何变化或横截面积增加应严肃对待，此时注射应该停止，因为进一步神经内注射没有好处并有潜在的危害。神经束自身总是圆形，因此单束神经通常是圆形的。

通过识别针刺引起神经损伤的超声特征，我们可以有效减少区域阻滞神经系统并发症的发生率。可以发展超声阻滞技术的新策略，尽量减少未来的风险。

临床要点

- 创伤性神经病变的特征是神经肿大、神经充血、神经束结构消失、损伤节段近端肿胀和神经直径变化。
- 神经内针尖置入通常在注射后才被识别（甚至是通过对记录的图像进行回顾性分析才发现，而不是在线即刻发现）。
- 影响周围神经再生能力的因素包括糖尿病、预先存在的神经病变、年龄和其他因素。
- 故意神经内注射局部麻醉药后的不良反应已有报道[11]。
- 与穿刺针注射相关的不良神经系统结果已有报道，但并无神经内注射的超声证据[12]。

参考文献

1. Schafhalter-Zoppoth I, Zeitz ID, Gray AT. Inadvertent femoral nerve impalement and intraneural injection visualized by ultrasound. *Anesth Analg* 2004;**99**:627–8.
2. Chan VW, Brull R, McCartney CJ, et al. An ultrasonographic and histological study of intraneural injection and electrical stimulation in pigs. *Anesth Analg* 2007;**104**:1281–4.
3. Bigeleisen PE. Nerve puncture and apparent intraneural injection during ultrasound-guided axillary block does not invariably result in neurologic injury. *Anesthesiology* 2006;**105**:779–83.
4. Russon K, Blanco R. Accidental intraneural injection into the musculocutaneous nerve visualized with ultrasound. *Anesth Analg* 2007;**105**:1504–5.
5. Graif M, Seton A, Nerubai J, et al. Sciatic nerve: sonographic evaluation and anatomic-pathologic considerations. *Radiology* 1991;**181**:405–8.
6. Gentili F, Hudson A, Kline DG, et al. Peripheral nerve injection injury: an experimental study. *Neurosurgery* 1979;**4**:244–53.
7. Selander D, Sjostrand J. Longitudinal spread of intraneurally injected local anesthetics: an experimental study of the initial neural distribution following intraneural injections. *Acta Anaesthesiol Scand* 1978;**22**: 622–34.
8. Hadzic A, Dilberovic F, Shah S, et al. Combination of intraneural injection and high injection pressure leads to fascicular injury and neurologic deficits in dogs. *Reg Anesth Pain Med* 2004;**29**:417–23.
9. Sunderland S. The anatomy and physiology of nerve injury. *Muscle Nerve* 1990;**13**:771–84.
10. Lofstrom B, Wennberg A, Wien L. Late disturbances in nerve function after block with local anaesthetic agents: an electroneurographic study. *Acta Anaesthesiol Scand* 1966;**10**:111–22.
11. Lee J, Lee YS. Percutaneous chemical nerve block with ultrasound-guided intraneural injection. *Eur Radiol* 2008;**18**:1506–12.
12. Koff MD, Cohen JA, McIntyre JJ, et al. Severe brachial plexopathy after an ultrasound-guided single-injection nerve block for total shoulder arthroplasty in a patient with multiple sclerosis. *Anesthesiology* 2008;**108**:325–8.

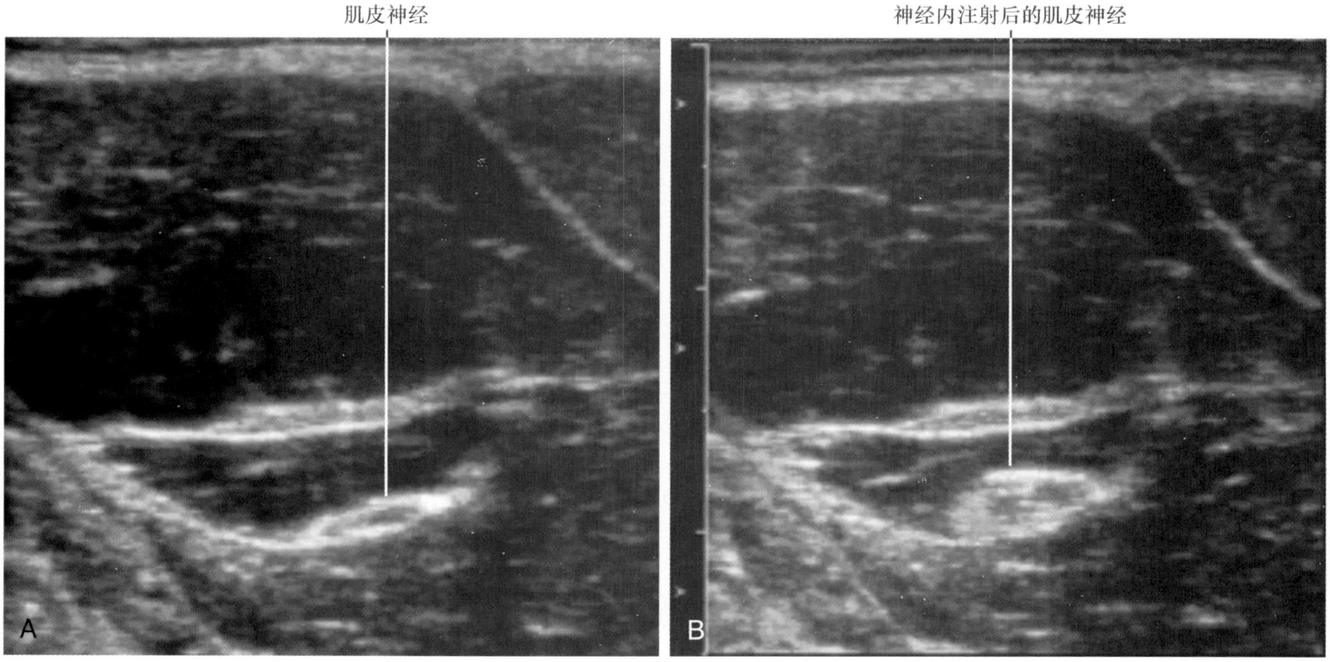

图 64-1　腋窝肌皮神经阻滞时神经内注射的短轴图像。注射前（**A**）和注射后（**B**）。这一事件后来在回顾阻滞记录的图像时发现

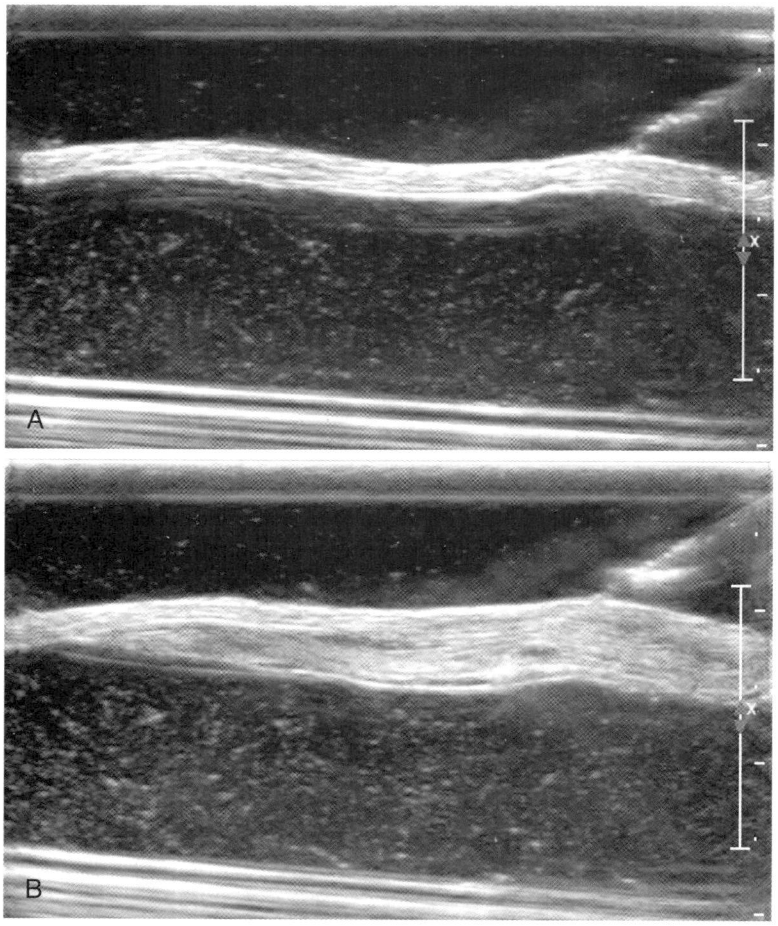

图 64-2　在切除的体外标本中模拟神经内注射，图中显示注射前（**A**）和注射后（**B**）。平面内法神经内注射后，周围神经的长轴图像显示梭形肿大，在注射区域，神经直径改变

65 气胸和其他胸部并发症

超声成像可以预防和诊断气胸。因此，胸部超声检查对于进行区域阻滞的操作者来说是一项基本技能。区域疼痛阻滞是麻醉期间气胸的主要原因，发生率可能是次要原因的 2 倍[1]。特别令人惊讶的是，中心静脉置管是围，术期气胸的另一个潜在原因。

据报道，传统的锁骨上阻滞后气胸的发生率高达 0.5% ～ 6%[2]。这一高发生率引起了人们的关注，人们认为不应对门诊患者进行锁骨上阻滞。超声引导下区域阻滞引起气胸已有报道[3]。

在接受介入操作的患者中，引起气胸和胸导管置入的危险因素已明确[4]。这些因素包括针穿过充气肺或肺裂、慢性阻塞性肺疾病引起的肺过度充气，以及正压通气。

令人吃惊的是，即使针穿过充气肺，气胸风险也只有约 50%，可能是因为在许多情况下肺自身愈合。在一些研究中，慢性阻塞性肺疾病引起气胸的风险增加了 1 倍，胸导管置入的风险更高。这一风险认为与肺过度充气和肺组织脆弱有关。

由于与软组织有明显的声阻抗不匹配，胸膜产生比第一肋骨表面更强的回声。彗星尾伪像可以在强反射结构（如肺）的深方出现[5-6]。彗星尾伪像通常表现为密集、连续的回声。

肺滑动是由呼吸引起的肺的往复运动。因为通气肺的大部分平移运动是由

隔肌的下降引起，肺滑动在尖部最弱、底部最明显。因此，锁骨上区域臂丛成像时可能很难观察到肺滑动。在这个位置，第一肋骨和胸膜最好识别，其特征在于超声波被骨骼吸收和胸膜线发出的彗星尾伪像。出现肺滑动或彗星尾伪像可以除外气胸[7-8]。

临床要点

- 介入操作后需要超声检查以排除气胸[9]。
- 超声可用于显示肺点，这是充气肺和气胸的边界。

参考文献

1. Cheney FW, Posner KL, Caplan RA. Adverse respiratory events infrequently leading to malpractice suits: a closed claims analysis. *Anesthesiology* 1991;**75**:932–9.
2. Brown DL, Cahill DR, Bridenbaugh LD. Supraclavicular nerve block: anatomic analysis of a method to prevent pneumothorax. *Anesth Analg* 1993;**76**:530–4.
3. Bryan NA, Swenson JD, Greis PE, et al. Indwelling interscalene catheter use in an outpatient setting for shoulder surgery: technique, efficacy, and complications. *J Shoulder Elbow Surg* 2007;**16**:388–95.
4. Cox JE, Chiles C, McManus CM, et al. Transthoracic needle aspiration biopsy: variables that affect risk of pneumothorax. *Radiology* 1999;**212**:165–8.
5. Ziskin MC, Thickman DI, Goldenberg NJ, et al. The comet tail artifact. *J Ultrasound Med* 1982;**1**:1–7.

6. Thickman DI, Ziskin MC, Goldenberg NJ, et al. Clinical manifestations of the comet tail artifact. *J Ultrasound Med* 1983;**2**:225–30.
7. Lichtenstein DA, Menu Y. A bedside ultrasound sign ruling out pneumothorax in the critically ill: lung sliding. *Chest* 1995;**108**:1345–8.
8. Lichtenstein D, Meziere G, Biderman P, et al. The comet-tail artifact: an ultrasound sign ruling out pneumothorax. *Intensive Care Med* 1999;**25**:383–8.
9. Reissig A, Kroegel C. Accuracy of transthoracic sonography in excluding post-interventional pneumothorax and hydropneumothorax: comparison to chest radiography. *Eur J Radiol* 2005;**53**:463–70.

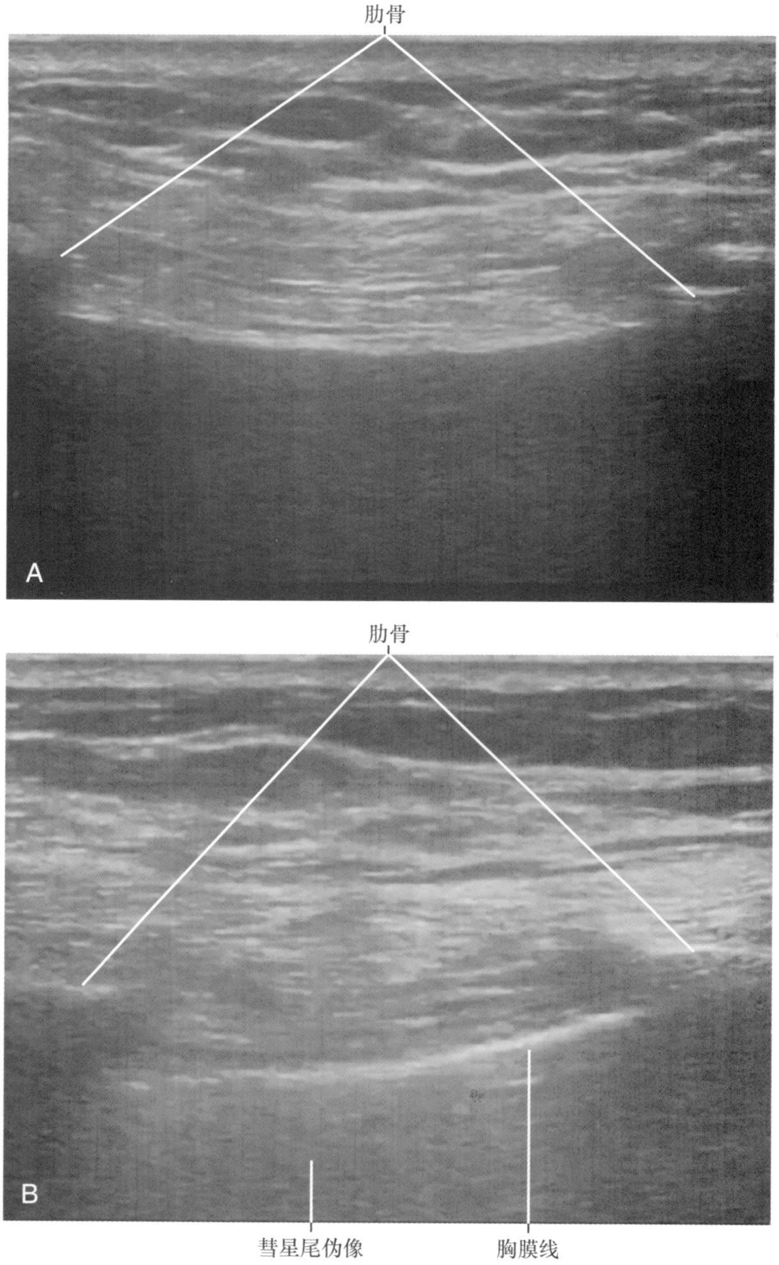

图 65-1　**A**. 胸膜线处彗星尾伪像消失；**B**. 采用对侧肺的超声图像进行对比。本例彗星尾伪像消失是由于大量胸腔积液

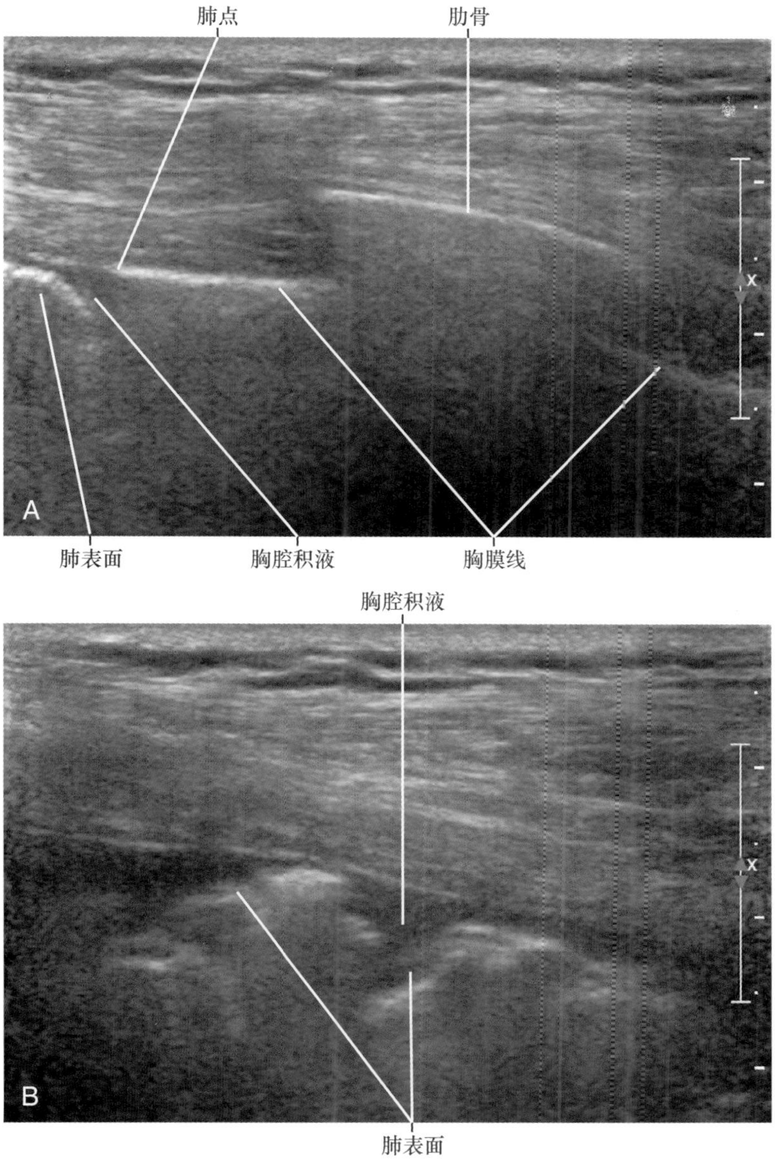

图 65-2 超声可用于发现肺点，肺点是指充气肺和塌陷肺的边界（**A**）（译者注：本例肺点定义不恰当）。在此例，形成肺点的原因是胸腔积液（**B**）

彩　图

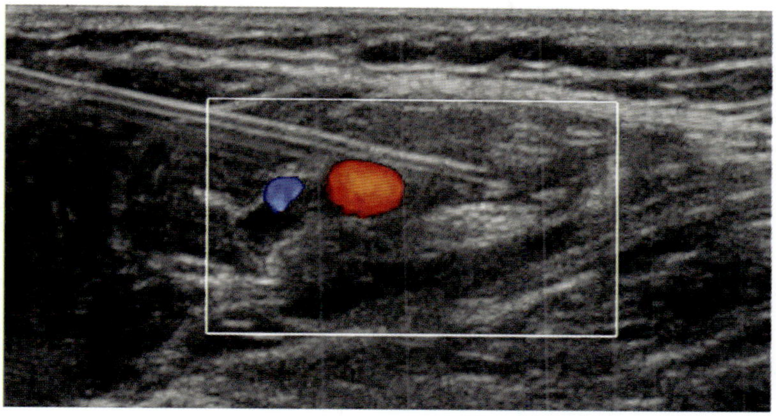

彩图 8-1　腋神经阻滞时的彩色多普勒图像。图中显示血管神经束的短轴切面

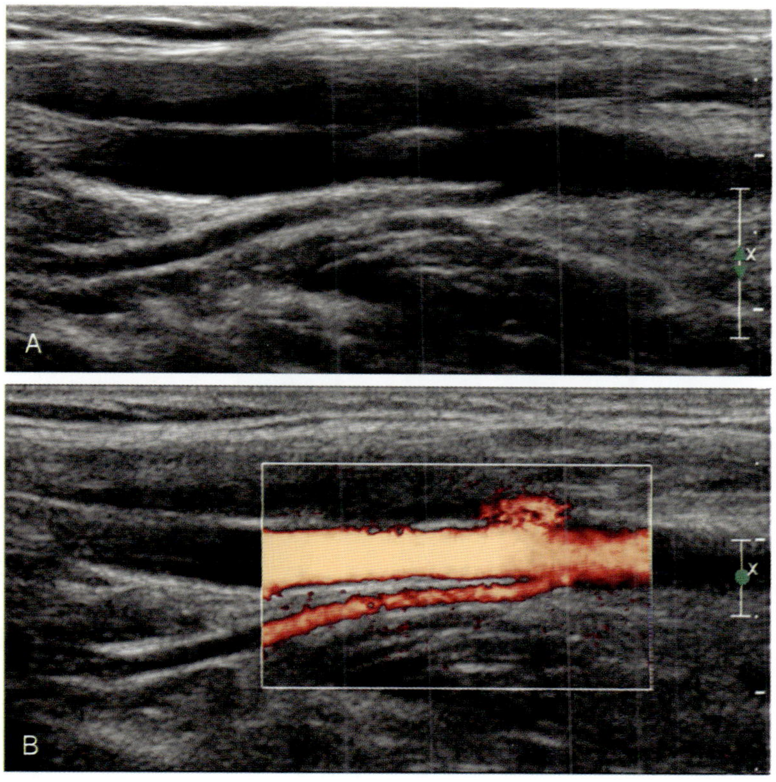

彩图 8-2　常规 B 型超声图像（A）及能量多普勒图像（B）中的腋动脉及其深支的长轴切面

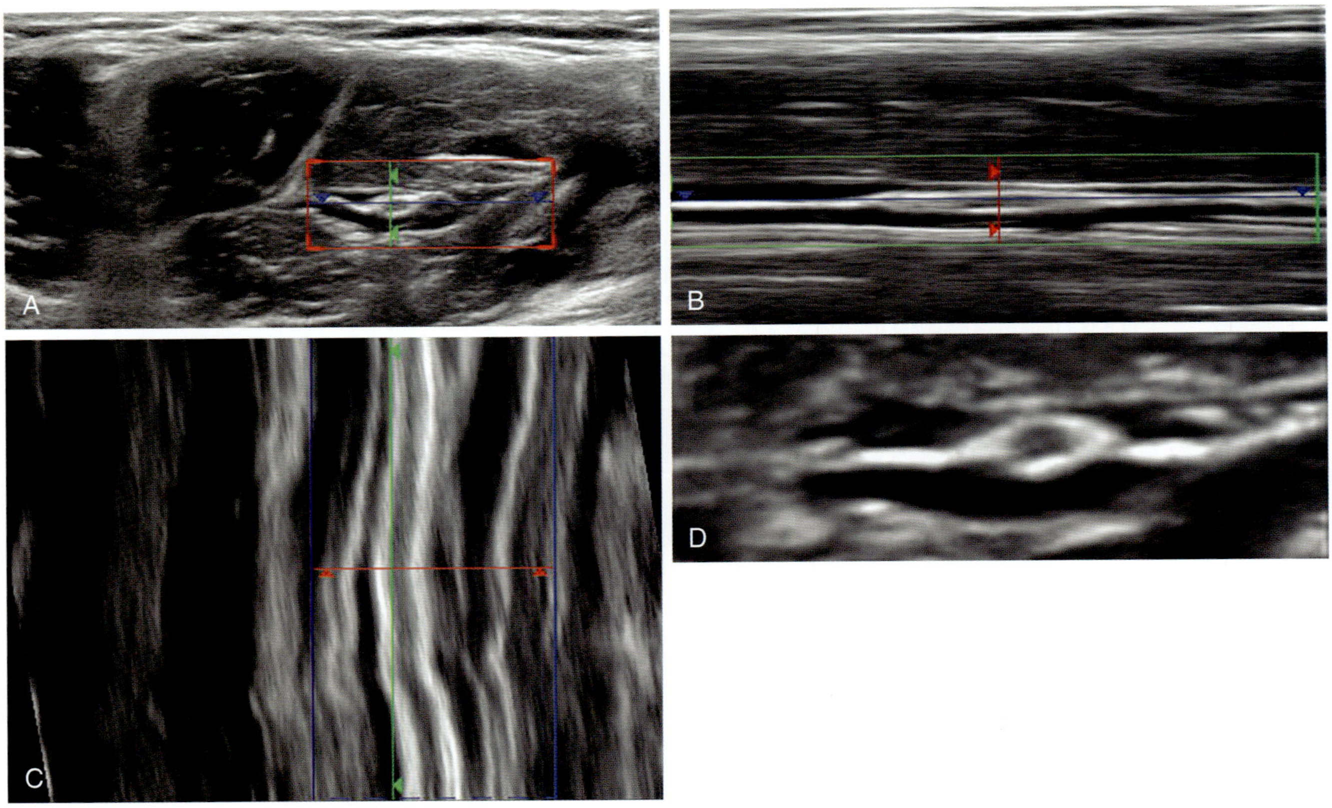

彩图 15-2 肌皮神经和局部麻醉药注射的临床三维成像。神经分别见于短轴成像（**A**）、长轴成像（**B** 和 **C**）和容积重建成像（**D**）

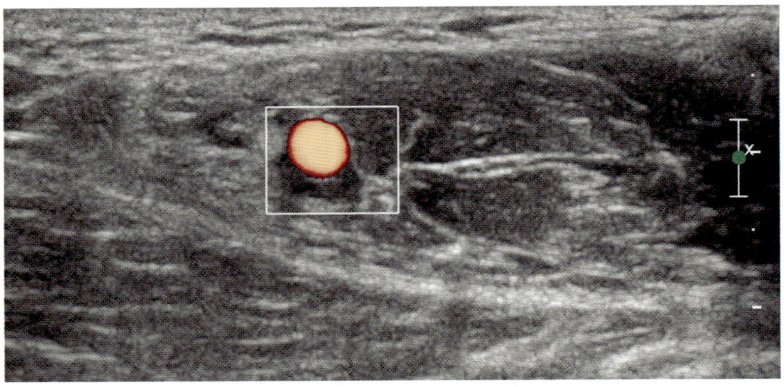

彩图 20-1 腋窝区腋动脉的短轴能量多普勒图像

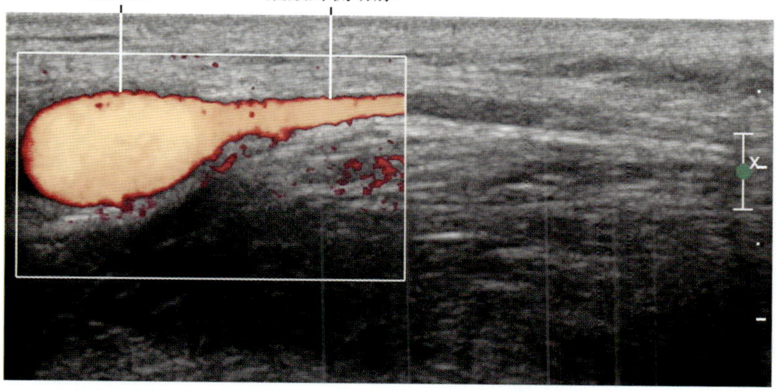

彩图 20-2 股动脉和旋股外侧动脉的能量多普勒图像。旋股外侧动脉位于股神经浅方，是出血并发症的一个潜在位置

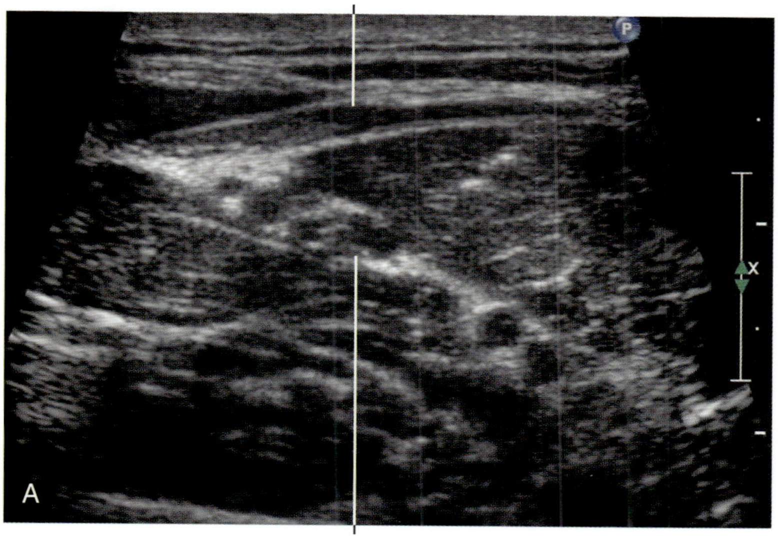

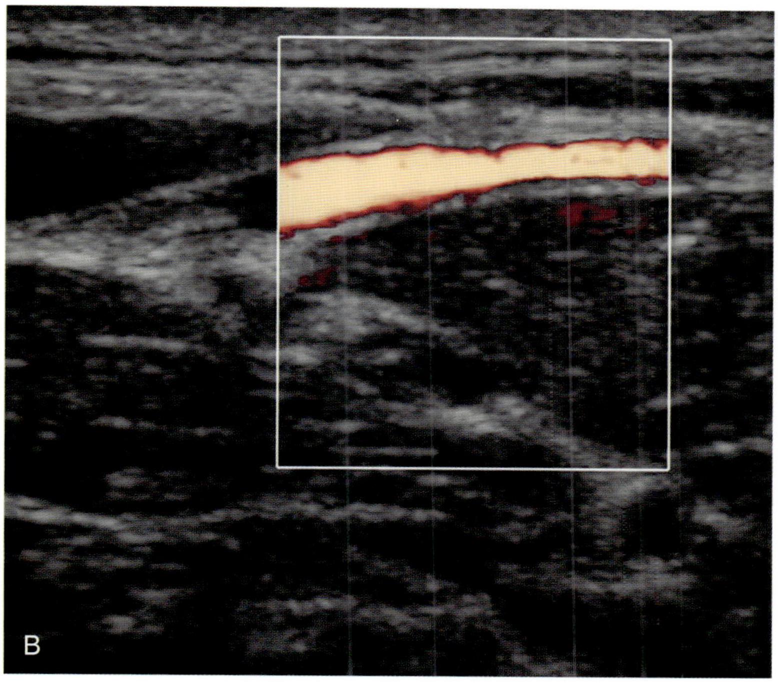

彩图 20-3 斜角肌间隙阻滞时可见颈浅动脉位于臂丛浅方。**A**. 二维超声；**B**. 能量多普勒

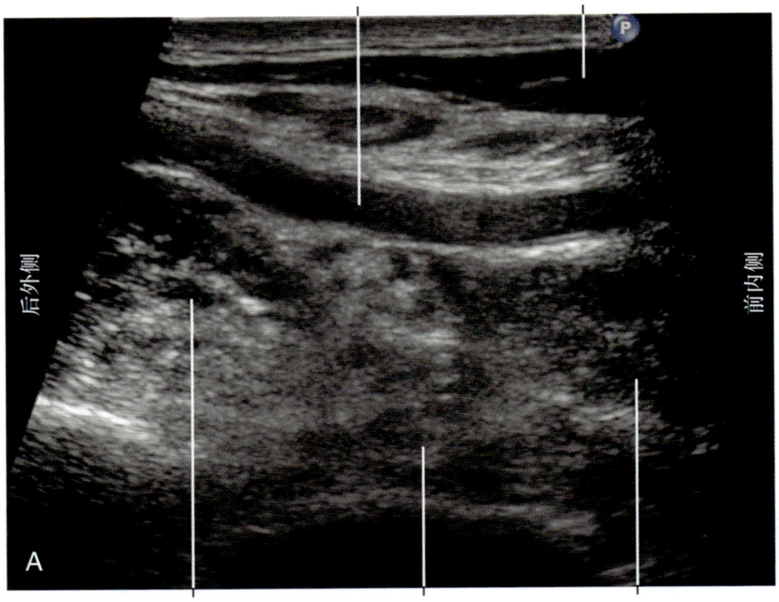

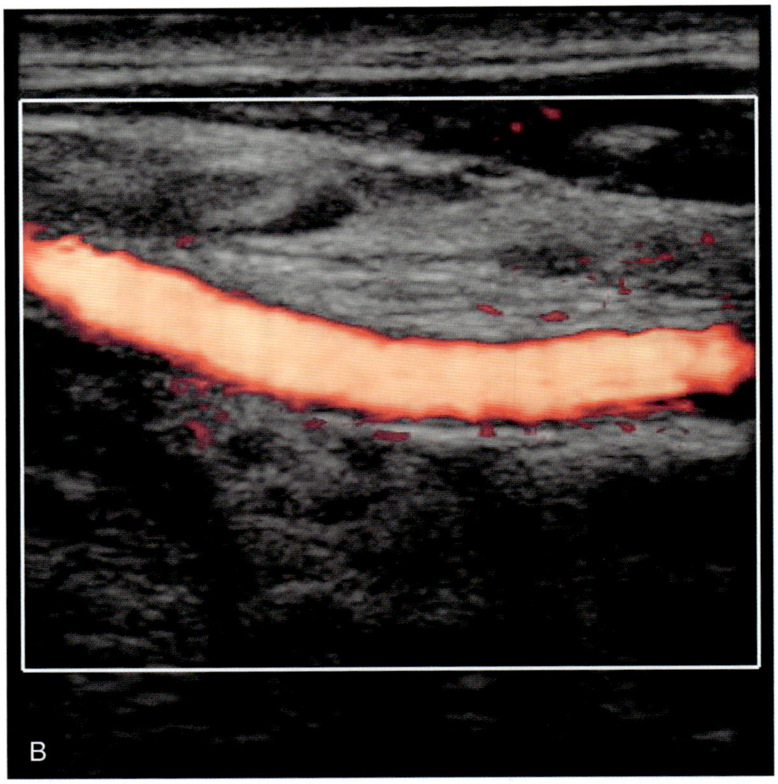

彩图 27-4 灰阶超声（**A**）和能量多普勒（**B**）显示颈浅动脉。斜角肌间区域富含血管。当这些血管显示时，斜角肌间隙阻滞时的探头位置应适当向头侧或足侧移动

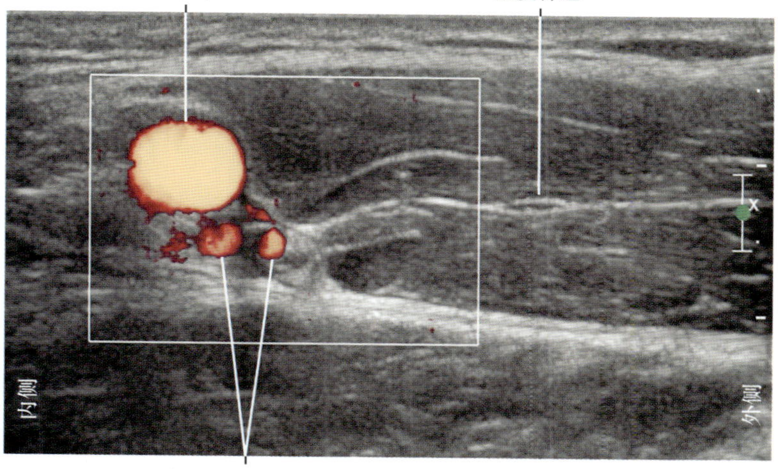

彩图 32-5 能量多普勒图像显示肱深动脉短轴。肱深动脉自腋动脉后壁发出，伴桡神经走行于肱骨桡神经沟

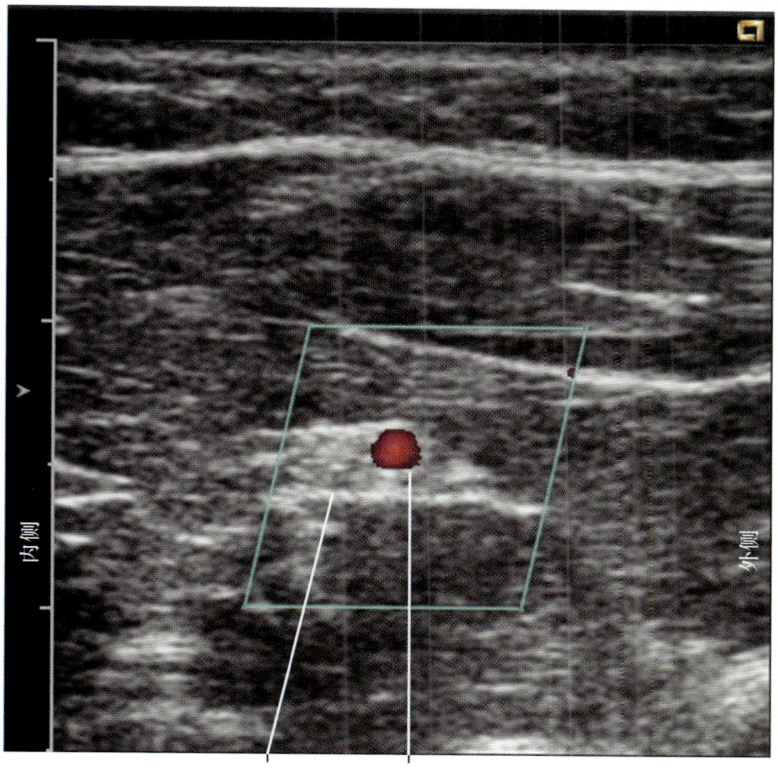

彩图 36-4 相对常见的解剖变异是永存正中动脉。对于本例变异，永存正中动脉与正中神经位于同一结缔组织束内，并将正中神经分为两部分。当识别这一变异后，针尖应置于神经旁，远离动脉

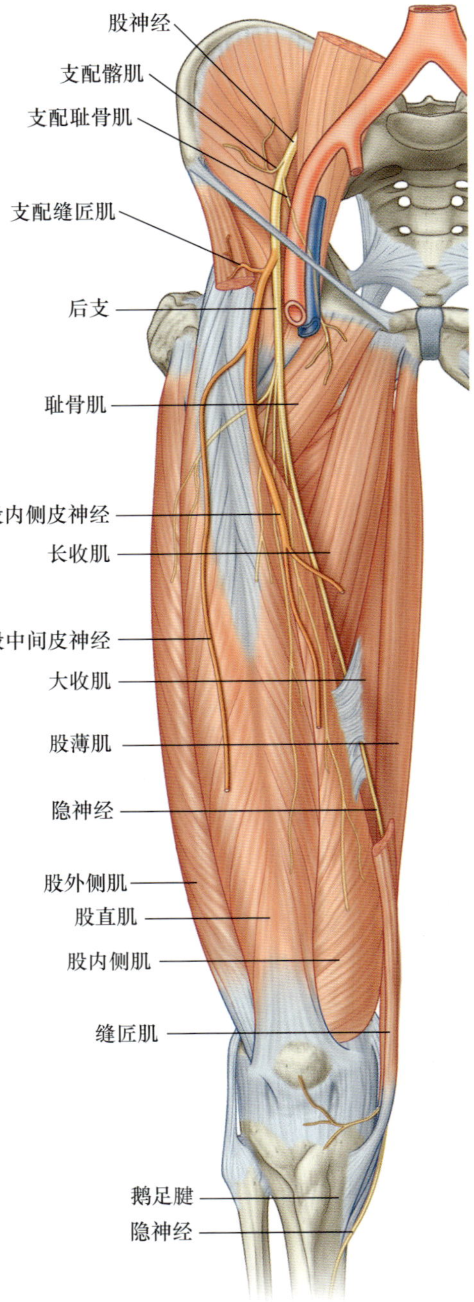

彩图 40-1 股神经走行（From Drake RL，Vogl W，Mitchell AWM. Gray’s anatomy for students. Philadelphia：Churchill Livingstone；2004.）

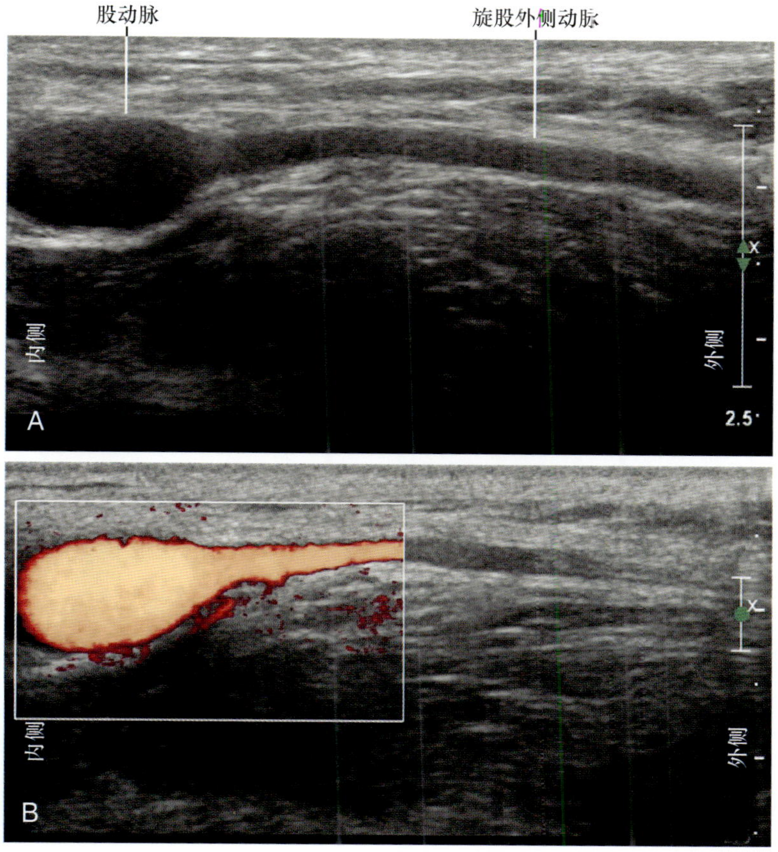

彩图 40-6 **A**. 股动脉短轴图像和旋股外侧动脉的长轴图像；**B**. 能量多普勒彩色充盈管腔，证实为血管

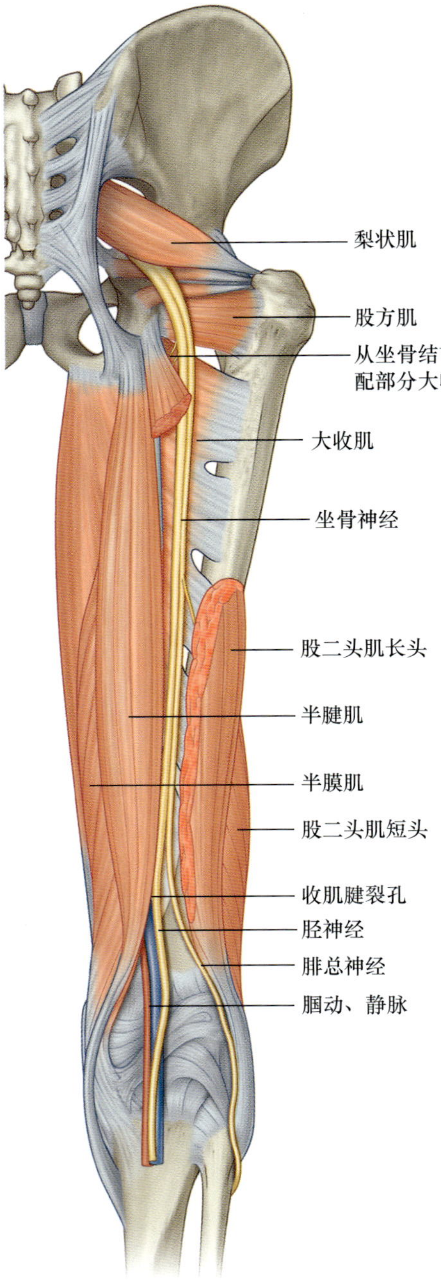

彩图 43-1 坐骨神经走行（From Drake RL，Vogl W，Mitchell AWM. Gray's anatomy for students. Philadelphia：Churchill Livingstone；2004.）

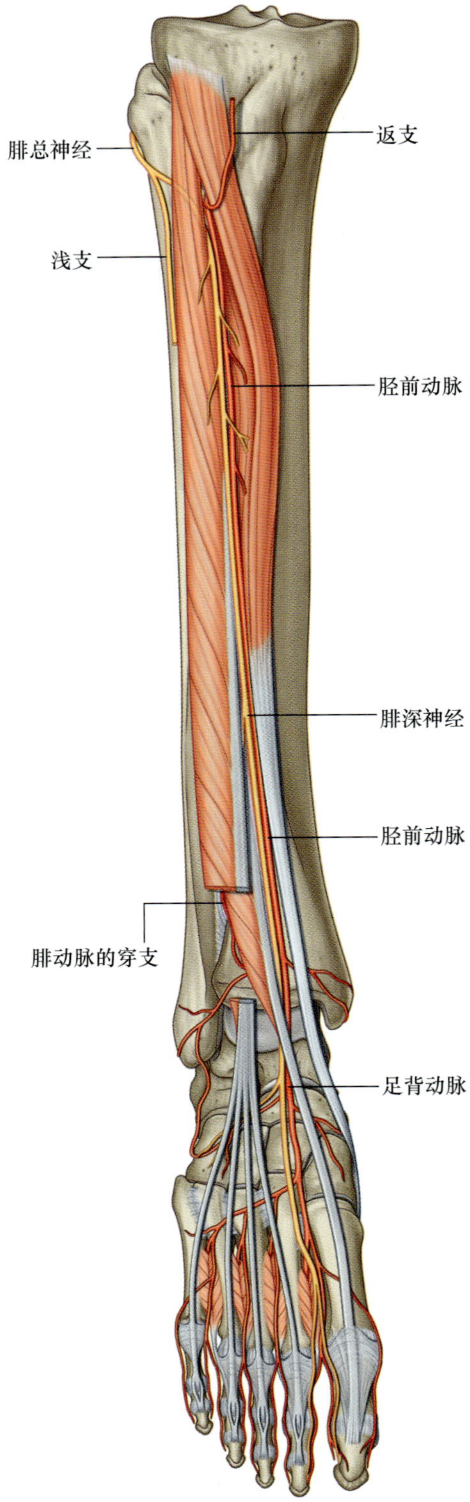

彩图 47-1 腓深神经走行（Adapted from Drake RL，Vogl W，Mitchell AWM. Gray's anatomy for students. Philadelphia：Churchill Livingstone；2004.）

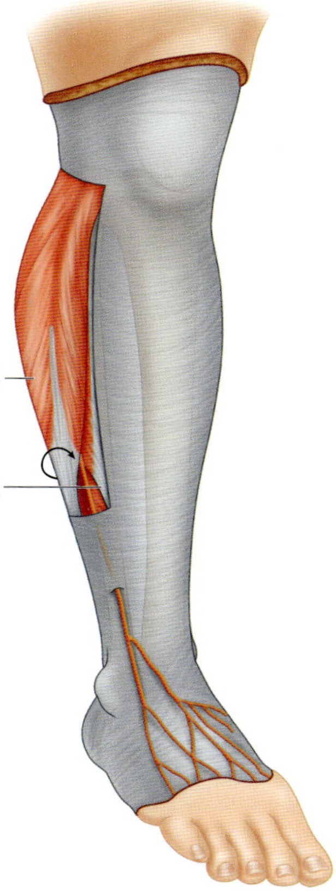

彩图 48-1 小腿腓浅神经的解剖走行（Adapted from Canella C，Demondion X，Guillin R，et al. Anatomic study of the superficial peroneal nerve using sonography. AJR Am J Roentgenol 2009；193（1）：174-9.）

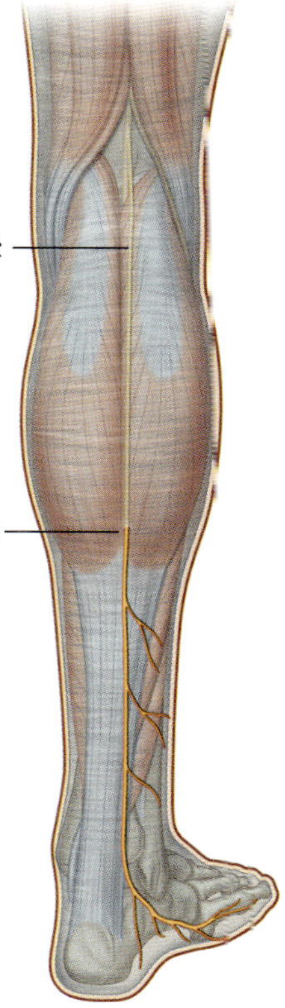

彩图 49-1 腓肠神经走行（From Drake RL，Vogl W，Mitchell AWM. Gray's anatomy for students. Philadelphia：Churchill Livingstone；2004.）

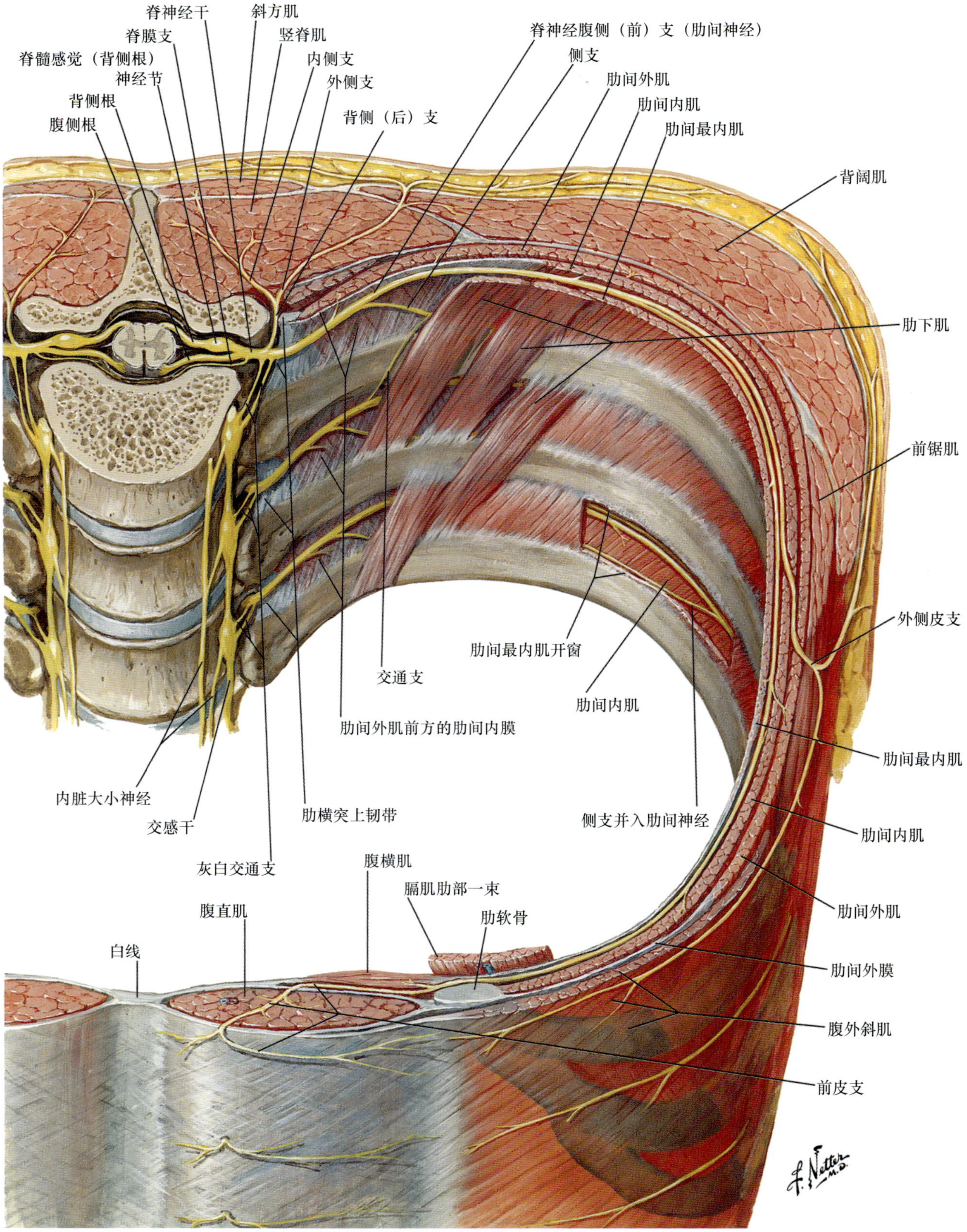

彩图 52-1　胸腹神经。注意肋间神经前皮支穿过腹直肌的路径（From netterimages.com，with permission）

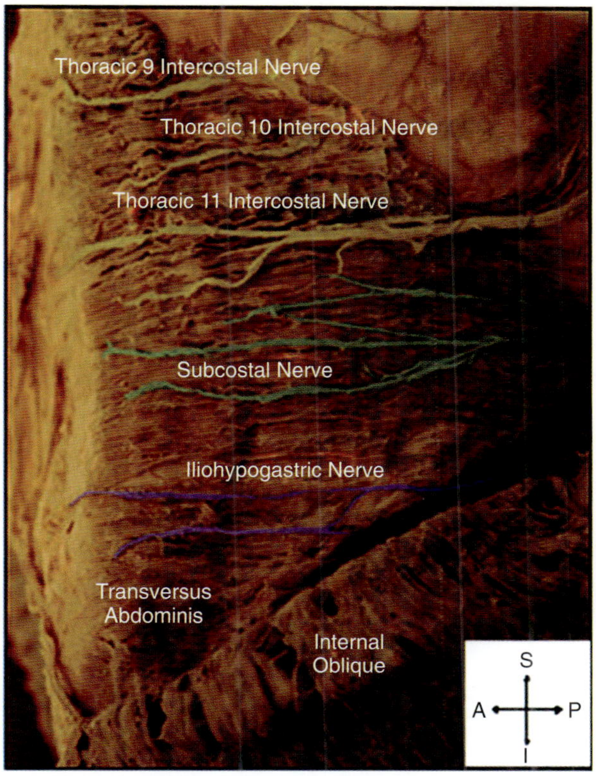

彩图 54-1 Anatomic dissection of the anterolateral abdominal wall showing the long running course of nerves within the transversus abdominis plane between internal oblique muscle（reflected away）and the underlying transversus abdominis muscle.（出版者注：由于授权限制，本图题保留英文）（From Jankovic ZB，du Feu FM，McConnell P. An anatomical study of the transversus abdominis plane block：location of the lumbar triangle of Petit and adjacent nerves. Anesth Analg 2009；109［3］：981-5.）

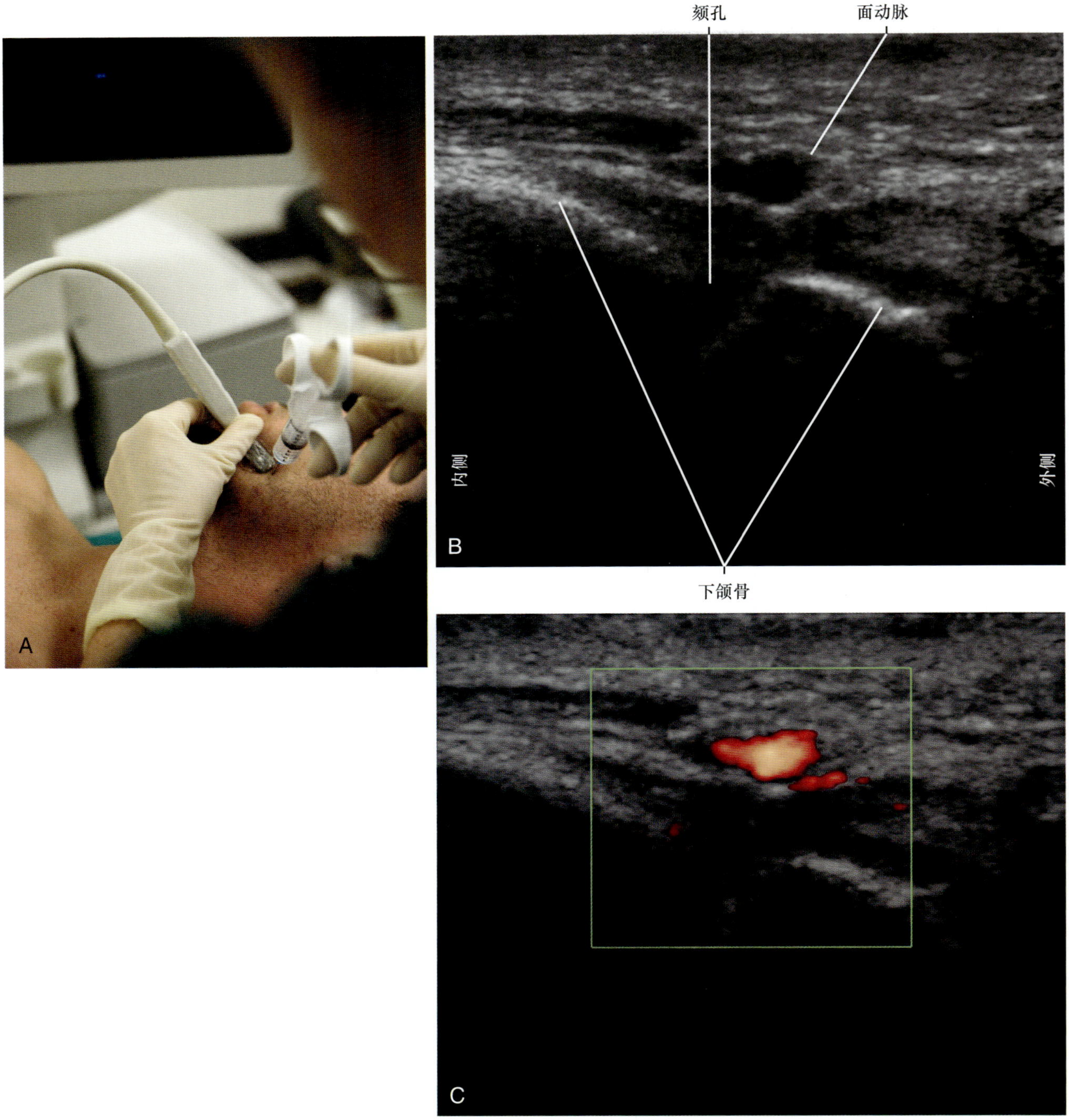

彩图 57-1 体表照片显示颏神经阻滞。**A**. 从下颌骨后面的平面内法；**B**. 对应的超声图像显示颏孔；**C**. 能量多普勒证实颏孔浅方存在血管

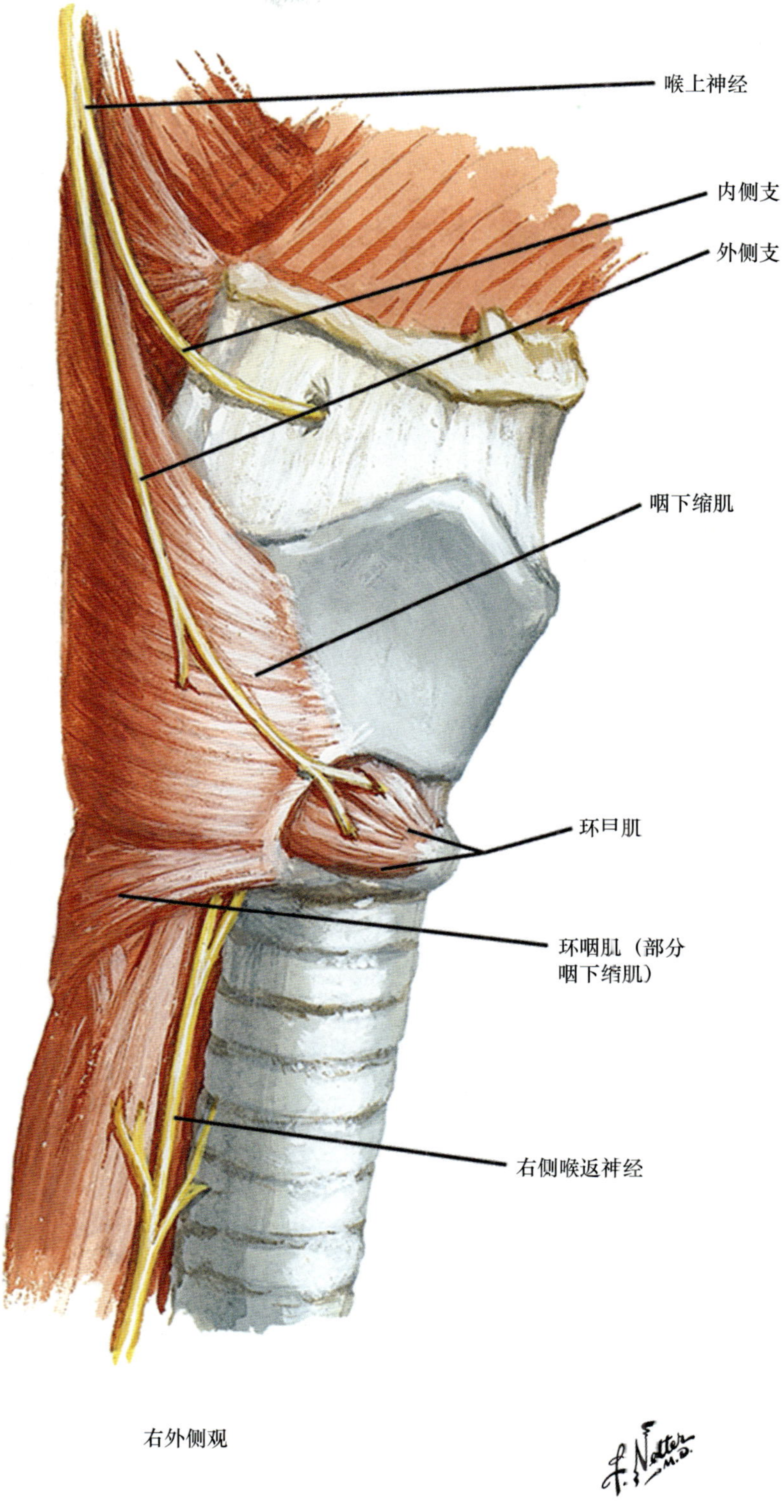

彩图 58-1　喉部神经（From netterimages.com，with permission.）

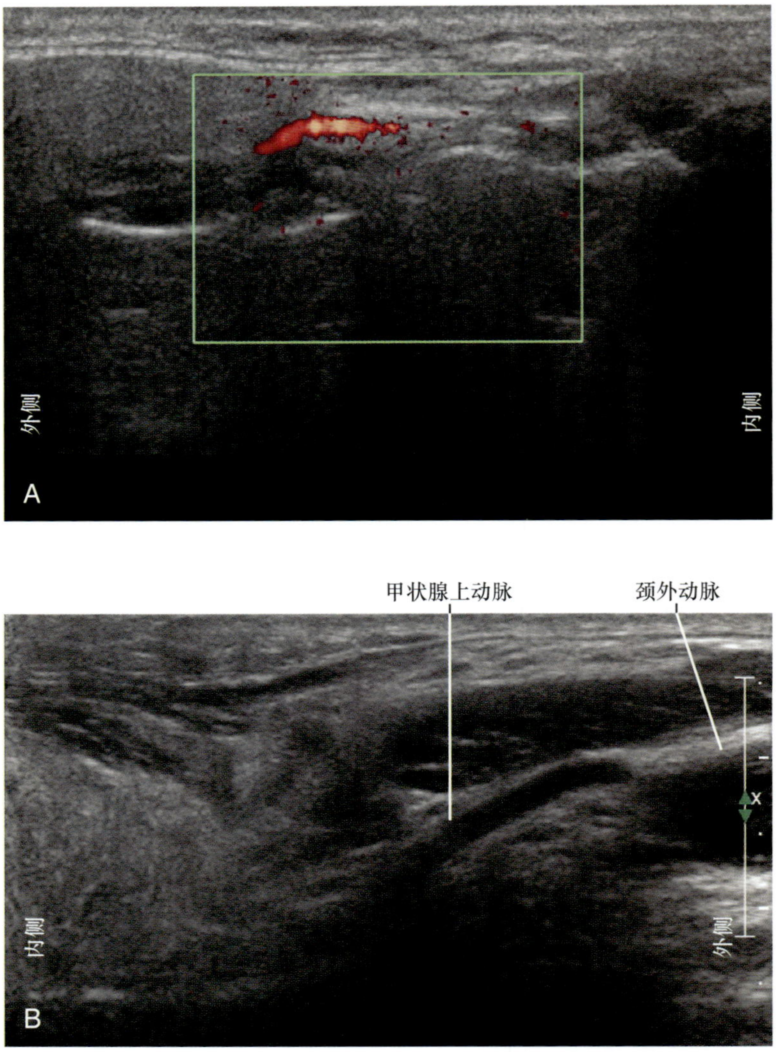

彩图 58-4 能量多普勒图像显示下行到喉部的喉上动脉（**A**）。喉上神经位于喉上动脉上方。超声图像显示甲状腺上动脉发自颈外动脉（**B**）。甲状腺上动脉是颈外动脉的第一分支，其发出喉上动脉

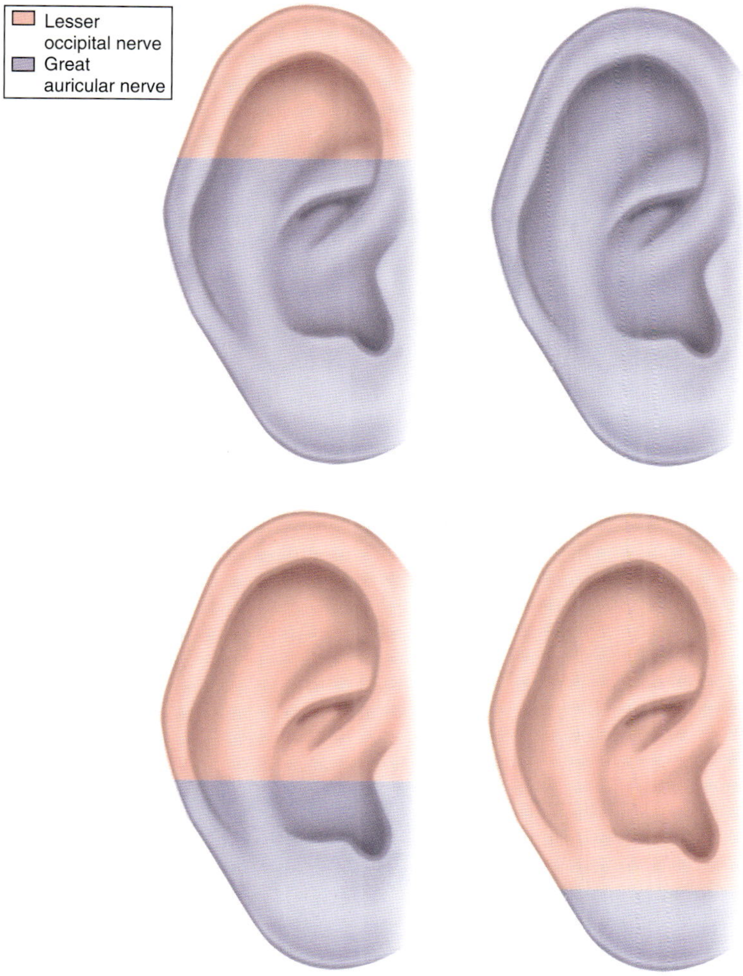

彩图 59-1 *Above*, *left*, In 11 of 19 hemifaces（58%）, the lesser occipital nerve innervated the superiorone third of the ear. *Above*, *right*, In 3 of 19 hemifaces（16%）, the great auricular nerve provided sensorysupply to the entire ear. *Below*, *left*, In 4 of 19 hemifaces（21%）, the lesser occipital nerve suppliedthe superior two thirds of the ear. *Below*, *right*, In 1 of 19 hemifaces(5%), the lesser occipital nerveinnervated the majority of the ear, and the great auricular nerve supplied the earlobe.（出版者注：由于授权限制，本图题保留英文）(From Pantaloni M, Sullivan P. Relevance of the lesser occipital nerve in facial rejuvenation surgery. Plast Reconstr Surg2000；105（7）：2594-9.）

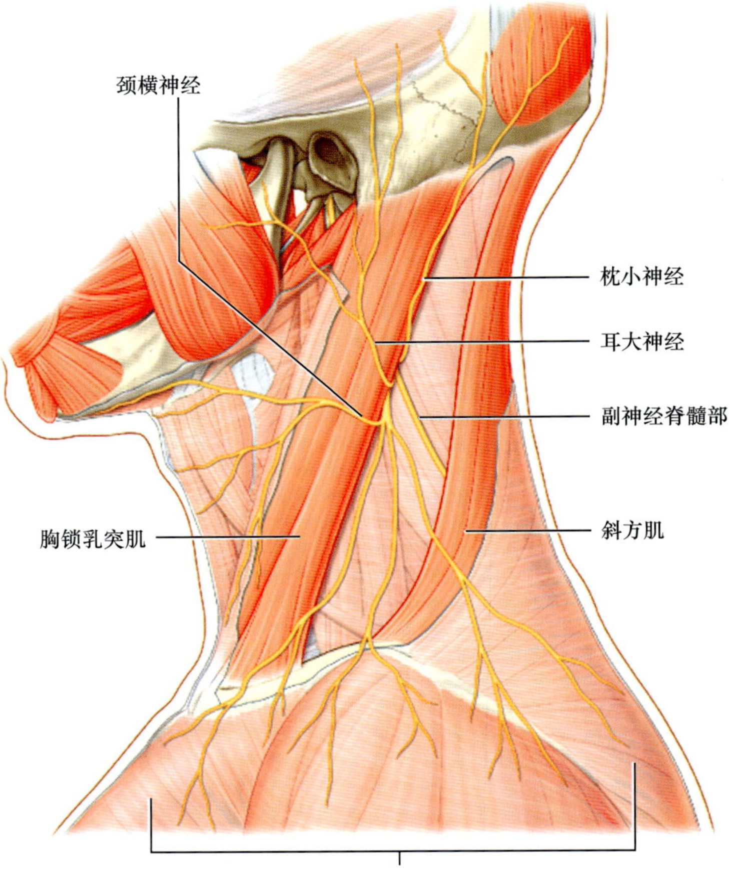

彩图 60-1 颈丛的皮肤分支。同时显示支配斜方肌的副神经脊髓部越过颈后三角。注意胸锁乳突肌上部止点和斜方肌之间的间隔通常不像本图所示那样广泛（From Standring S. Gray's anatomy. 40th ed. Philadelphia：Elsevier；2009. 见图 28.1）